国家医师资格考试用书

U0746192

中西医结合执业医师(含助理)
实践技能考试题卡全集

医师资格考试命题研究组　组织编写

中国健康传媒集团

中国医药科技出版社

内 容 提 要

本书是中西医结合执业医师(含助理) 实践技能考试的考前辅导题库,由长期从事国家执业医师资格考试命题研究的专家编写而成。针对考试中出现的辨证论治、中医操作及答辩、西医操作及答辩、中医问诊答辩等题设置涵盖考点全面的题卡集锦,旨在通过题卡全集帮助考生顺利通过考试。考生可通过本书进行实际检测,评估自己的水平,及时查缺补漏,并举一反三。本书有较强的针对性和实用性,适合参加中西医结合执业医师 (含助理) 实践技能考试的考生参阅。

图书在版编目(**CIP**) 数据

中西医结合执业医师(含助理)实践技能考试题卡全集／医师资格考试命题研究组组织编写. -- 北京：中国医药科技出版社,2025.4. --（国家医师资格考试用书）. -- ISBN 978-7-5214-4900-6

Ⅰ. R2-031

中国国家版本馆 CIP 数据核字第 2024BH0189 号

美术编辑　陈君杞
责任编辑　李红日
版式设计　友全图文

出版　**中国健康传媒集团**｜中国医药科技出版社
地址　北京市海淀区文慧园北路甲 22 号
邮编　100082
电话　发行：010－62227427　邮购：010－62236938
网址　www.cmstp.com
规格　787×1092 mm $\frac{1}{16}$
印张　21 $\frac{1}{4}$
字数　478 千字
版次　2025 年 5 月第 1 版
印次　2025 年 5 月第 1 次印刷
印刷　北京侨友印刷有限公司
经销　全国各地新华书店
书号　ISBN 978-7-5214-4900-6
定价　**65.00 元**

获取新书信息、投稿、为图书纠错,请扫码联系我们。

编写说明

医师资格考试为行业准入考试，是评价申请医师资格者是否具备从事医师工作所必需的专业知识与技能的考试，包括实践技能考试和医学综合笔试。只有通过了实践技能考试，才有机会参加医学综合笔试。医师资格实践技能考试采取"三站式"。目前主要采用纸笔作答、动手操作、口述答辩的方式考核，第一站为病案（例）分析，考试时间60分钟，分值占总分的40%。第二站为中医临证，要求考生实际操作，时间约15分钟，分值占总分的30%。第三站为西医临床，时间约15分钟，分值占总分的30%。总分值为100分，合格分数线为60分。实践技能考试的具体内容包括病（案）分析、中医基本操作、体格检查、西医基本操作、病史采集、临床问题答辩、辅助检查结果判读、医学人文素养等。

为了帮助广大考生顺利通过中西医结合执业医师（含助理）实践技能考试，我们组织有丰富教学和考前辅导经验的专家，紧扣新版考纲，根据考试规律和命题趋势，精心编写了《中西医结合执业医师（含助理）实践技能考试题卡全集》一书，为诸位考生提供助力。

新大纲及新的考试模式调整后，本书编者及时进行了全新的结构调整和内容编写，力图与实际考试密切接轨。

本书内容分为六个单元，以历年真题为基准，提炼编排，【参考答案】详细讲解，紧扣"题眼"；【考点链接】全面深度解析考点，针对性强，帮助进一步加深对试题的理解和对考点的掌握，做到举一反三，触类旁通，使复习事半功倍。本书是中西医结合执业医师（含助理）实践技能考试考前复习合用本。中西医结合执业助理医师实践技能考试大纲较中西医结合执业医师实践技能考试大纲要求范围略窄，请参加助理医师级别考试的考生参阅考纲复习。

为帮助考生高效备考，本书免费赠送实践技能操作视频讲解课程，供拓展知识使用，扫描图书封底二维码即可获取。

祝愿各位考生复习顺利，考试通关！

目 录

第一单元 病案（例）分析－中西医结合辨证论治

题卡 ①——急性上呼吸道感染

病例摘要：

葛某，男，30 岁。2019 年 7 月就诊。

患者 1 天前因开车时开空调受凉而出现恶寒发热、头痛、周身疼痛、鼻塞。体温最高 39.5℃，服解热镇痛药后汗出热降，而旋即复升，现恶寒剧、发热、无汗、头痛、周身酸痛、鼻塞、口不渴。

查体：T 37.2℃，P 94 次/分，R 20 次/分，BP 125/75mmHg。鼻腔黏膜充血、水肿，咽部轻度充血，双侧扁桃体不大，舌质淡，舌苔薄白，脉浮紧。

辅助检查：血常规：WBC 8.2×10^9/L，N 66%，CRP 8mg/dl。

答题要求： 1. 根据上述病例摘要，在答题卡上完成书面辨证论治。

2. 鉴别诊断：请与过敏性鼻炎相鉴别。

考试时间： 60 分钟。

参考答案

中医辨病辨证依据：

患者因感受风寒之邪而发为风寒感冒。风寒之邪外束肌表，卫阳被郁，故见恶寒、发热、无汗；清阳不展，络脉失和，故见头痛、周身酸痛；风寒上受，肺气失宣，则鼻塞；寒为阴邪，故口不渴；舌苔薄白，脉浮紧均为寒邪外束之征。综观舌、脉、症，本证为风寒感冒；病位在肺卫，病性为实，预后佳。

西医诊断依据：

（1）年轻患者，急性起病，结合周围血象。

（2）有着凉史。

（3）突然出现的恶寒发热、头痛、周身酸痛，鼻塞。

西医鉴别诊断：

与过敏性鼻炎相鉴别。过敏性鼻炎是因接触过敏原而致突然和反复发作的鼻痒、喷嚏、流清涕、鼻塞等为特征的一种常见多发性鼻病。一般症状发作突然，发作与环境或气温骤变有关，先感鼻腔发痒、酸胀不适，继则喷嚏频作，鼻塞流清涕，质稀量多，嗅觉暂时减退。鼻鼽具有突然发作的特征，通常无恶寒发热、汗出身痛、四肢无力等，在数分钟至数小时内自行缓解，缓解后如常人，但易反复发作。临床上可以根据其典型临床表现与急性上呼吸道感染相鉴别。

诊断：

中医疾病诊断：感冒 　　　　　　　　中医证候诊断：风寒束表证

西医诊断：急性上呼吸道感染

中医治法：辛温解表

方剂：荆防败毒散加减

药物组成、剂量及煎服法：

荆芥 10g	防风 10g	茯苓 12g	薄荷 6g^{（后下）}
柴胡 10g	川芎 10g	羌活 10g	独活 10g
炒枳壳 10g	生甘草 6g	前胡 10g	紫苏叶 10g
桔梗 6g			

5 剂，水煎服，日 1 剂，每剂分早晚 2 次温热服

西医治疗原则与方法（药物、手术等）：

（1）一般治疗：多饮水，清淡饮食，尽量休息。

（2）对症治疗：可以按需使用解热镇痛药，可以选用对乙酰氨基酚，每次 0.5g，每天不超过 4 次，两次用药间隔不短于 4 小时。

（3）如果合并细菌感染，使用抗生素口服治疗。

考点链接

1. 相似疾病的鉴别

本病还应与急性感染性疾病的前驱期相鉴别。如慢性乙肝初起、麻疹、百日咳、猩红热等。

（1）慢性乙肝初起：其初期症状表现为疲乏、发热、食欲不振、腹泻等，与感冒症状相似，但乙肝患者初起多具有持续性低热，疲乏无力、食欲减退明显，具有厌油腻的特征。但通常无恶寒、咽痛、周身疼痛、鼻塞流涕等。对于低热持续不解的患者，即使没有上述典型表现，也应当尽早做肝功能、乙肝表面抗原等检查。

（2）麻疹：多发生于儿童，成人多因儿童时期患过麻疹或接种麻疹疫苗获得免疫力，但是过去从未出现过麻疹的地区，成人也可能罹患麻疹。麻疹早期，有明显的上呼吸道及眼结膜卡他症状，发病即可见发热、畏光、流泪流涕、咳嗽等症状，容易与感冒相混淆。但是，在麻疹发病第 2～3 天可在患者颊黏膜及唇内侧，出现直径 0.5～1mm 的小白点，周围环绕红晕，用压舌板刮不掉，由少逐渐增多，且可相互融合，称口腔麻疹斑，此斑一旦出现，即可确诊。感冒无此斑出现，需尽早进行必要检查，以免误诊。

2. 其他证候、治法、方剂

（1）风热犯表证：辨证要点为身热较著，微恶风寒，汗出不畅，头胀痛，面赤，咳痰黄或黏，鼻塞，流黄涕，咽燥或咽喉肿痛，口干欲饮，舌边尖红，苔薄黄，脉浮

数。治法为辛凉解表。治疗代表方为银翘散或葱豉桔梗汤加减。

（2）暑湿伤表证：辨证要点为身热，微恶风，汗少，肢体酸重或疼痛，头昏重胀痛，咳嗽痰黏，心烦口渴，或口中黏腻，渴不多饮，胸脘痞闷，泛恶，腹胀，大便或溏，小便短赤，舌苔薄黄而腻，脉濡数。治法为清暑祛湿解表。治疗代表方为新加香薷饮。

3. 西医治疗要点

（1）一般治疗：多饮水，清淡饮食，尽量休息。

（2）对症治疗：可以按需使用解热镇痛药，可以选用对乙酰氨基酚或者复方阿司匹林。

（3）抗病毒治疗：药物包括利巴韦林、金刚烷胺、干扰素等。但目前这些药物均未证明有明确的特异性抗病毒作用。

（4）如果合并细菌感染，使用抗生素口服治疗。

题卡 ② ——慢性支气管炎（急性加重）

例 1

病例摘要：

李某，男，68 岁。2023 年 11 月就诊。

患者吸烟 40 年，每日 2 包。平时每到秋冬天气变冷开始咳嗽咯痰，晨起和夜晚痰多，每年持续三四个月，已有 10 余年。今年 10 月初开始自觉痰多，以白痰为主，并伴有活动后喘促，近半个月来喘促加重，尤其以提重物、上楼、快走时表现明显。咯痰以晨起后以及睡前为主，白色黏稠痰，量多，易于咯出。胸闷脘痞，纳少乏力，神疲倦怠，小便如常，大便溏薄，夜寐安。

查体：T 36.2℃，P 84 次/分，R 20 次/分，BP 120/80mmHg。双肺呼吸音低，未闻及干湿啰音。心率 84 次/分，律齐，肝脾未及，双下肢无浮肿。舌质淡，苔白腻，脉滑。

辅助检查：血常规正常。胸片：肋间隙增宽，双肺野透亮度增加。

答题要求：1. 根据上述病例摘要，在答题卡上完成书面辨证论治。

2. 鉴别诊断：请与支气管哮喘相鉴别。

考试时间：60 分钟。

参考答案

中医辨病辨证依据：

吸烟日久，肺脾受伤，痰浊内生，肾失摄纳，气逆于上，阻遏于肺。痰湿蕴肺，肺失宣降，故咳嗽痰多，痰声重浊，痰白黏腻或稀薄；晨间痰壅，故咳痰尤甚，痰出则咳缓；湿痰中阻，脾为湿困，故兼胸闷脘痞，呕恶纳差，腹胀，大便时溏等症。舌苔白腻，脉濡滑，为痰湿内盛之征。

西医诊断依据：

主要依据临床症状作出诊断。根据咳嗽、咳痰后伴喘息，每年发病持续 3 个月，并连续 2 年或以上，排除其他心、肺疾患（例如肺结核、尘肺、支气管哮喘、支气管扩张症、肺癌、肺囊肿、心功能不全等）之后，即可作出慢性支气管炎诊断。如每年发病持续时间不足 3 个月，但有明确的客观检查依据（如 X 线检查）支持，亦可诊断。

西医鉴别诊断：

与支气管哮喘相鉴别。支气管哮喘起病年龄较轻，常有个人或家族过敏性病史；气管和支气管对各种刺激的反应性增高，表现为广泛的支气管痉挛和管腔狭窄，临床上有阵发性呼吸困难和咳嗽，发作短暂或持续。胸部叩诊有过清音，听诊有呼气延长伴高音调的哮鸣音。晚期常并发慢性支气管炎。嗜酸性粒细胞在支气管哮喘患者的痰中较多，而在喘息型支气管炎患者的痰中较少。

诊断：

中医疾病诊断：喘证　　　　　　　中医证候诊断：痰湿蕴肺证

西医诊断：慢性支气管炎（急性加重）

中医治法：燥湿化痰，降气止咳

方剂：二陈汤合三子养亲汤加减

药物组成、剂量及煎服法：

陈皮 10g	清半夏 10g	茯苓 15g	生甘草 6g
紫苏子 10g	白芥子 10g	莱菔子 10g	白前 10g
前胡 10g	桔梗 10g		

7 剂，水煎服，日 1 剂，每剂分早晚 2 次温热服

西医治疗原则与方法（药物、手术等）：

（1）持续低流量吸氧。

（2）支气管舒张剂：可以使用吸入性 β_2 受体激动剂、抗胆碱药或者茶碱类。

（3）抗感染治疗：如果白细胞升高，可以考虑 β 内酰胺类/β 内酰胺酶抑制剂，喹诺酮类或者第二代头孢菌素静脉应用。

（4）化痰：羧甲司坦和盐酸氨溴索可以联合使用。

考点链接

1. 相似疾病的鉴别

（1）肺结核：活动性肺结核常伴有低热、乏力、盗汗、咯血等症状；咳嗽和咳痰的程度与肺结核的活动性有关。X 线检查可发现肺部病灶，痰结核菌检查阳性，老年肺结核的毒性症状不明显，常因慢性支气管炎症状的掩盖，长期未被发现，应特别注意。

（2）支气管哮喘：起病年龄较轻，常有个人或家族过敏性病史；气管和支气管对各种刺激的反应性增高，表现为广泛的支气管痉挛和管腔狭窄，临床上有阵发性呼吸困难和咳嗽，发作短暂或持续。胸部叩诊有过清音，听诊有呼气延长伴高音调的哮鸣音。晚期常并发慢性支气管炎。嗜酸粒细胞在支气管哮喘患者的痰中较多，而在喘息型支气管炎患者的痰中较少。

（3）支气管扩张症：多发生于儿童或青年期，常继发于麻疹、肺炎或百日咳后，有反复大量脓痰和咯血症状。两肺下部可听到湿啰音。胸部 X 线检查两肺下部支气管阴影增深，病变严重者可见卷发状阴影。支气管碘油造影示柱状或囊状支气管扩张。

（4）肺癌：多发生在 40 岁以上男性，长期吸烟者，常有痰中带血，刺激性干咳。胸部 X 线检查肺部有块影或阻塞性肺炎。病理活检脱落细胞或纤维支气管镜检查可明确诊断。

2. 其他证候、治法、方剂

（1）痰热郁肺证：辨证要点为喘咳气涌，胸部胀痛，痰多质黏色黄，或夹有血色，伴胸中烦闷，身热，有汗，口渴而喜冷饮，面赤，咽干，小便赤涩，大便或秘，舌质红，舌苔薄黄或腻，脉滑数。治法为清热化痰，宣肺止咳。治疗代表方为清金化痰汤。

（2）肺气虚证：辨证要点为喘促短气，气怯声低，喉有鼾声，咳声低弱，痰吐稀薄，自汗畏风，或见呛咳，痰少质黏，烦热而渴，咽喉不利，面颧潮红，舌质淡红或有苔剥，脉软弱或细数。治法为补肺益气养阴。治疗代表方为玉屏风散。

（3）肺肾气阴两虚证：辨证要点为喘促日久，动则喘甚，呼多吸少，气不得续，形瘦神惫，跗肿，汗出肢冷，面青唇紫，舌淡苔白或黑而润滑，脉微细或沉弱；或见喘咳，面红烦躁，口咽干燥，足冷，汗出如油，舌红少津，脉细数。治法为补肾纳气。治疗代表方为沙参麦冬汤合六味地黄丸。

3. 西医治疗要点

（1）预防为主：吸烟是引起慢性支气管炎的重要原因，烟雾对周围人群也会带来危害，应大力宣传吸烟的危害性，要教育青少年杜绝吸烟。同时，针对慢性支气管炎的发病因素，加强个人卫生，包括体育、呼吸和耐寒锻炼，以增强体质，预防感冒。改善环境卫生，处理"三废"，消除大气污染，以降低发病率。

（2）缓解期的治疗：应以增强体质，提高抗病能力和预防复发为主。

（3）急性发作期及慢性迁延期的治疗：应以控制感染和祛痰、镇咳为主；伴发喘息时，加用解痉平喘药物。

①控制感染的一般病例可按常见致病菌为用药依据。

②祛痰镇咳药可给沐舒坦（盐酸氨溴索）。若痰黏稠不易咳出，可配 0.9% 氯化钠注射液加 α－糜蛋白酶雾化吸入。

③解痉平喘药喘息型支气管炎常选择解痉平喘药物，如氨茶碱。

例 2

病例摘要：

申某，男，67 岁，退休干部。2023 年 12 月 15 日就诊。

患者自 10 年前开始，每于感冒后咳嗽咯痰经久不愈，每年至少咳嗽三四个月，咯痰量多，或白或黄，均服用化痰药、口服或静脉应用抗生素后症状缓解而停药。今年自 12 月 1 日因再次着凉而加重，咳嗽，咯黄痰，黏稠量多，不易咯出，喘息气急，咳时尤甚，动则喘甚，胸闷气短，口渴烦饮，小便黄，大便干。患者吸烟 40 年，每日 2 包。

查体：T 36.9℃，P 94 次/分，R 20 次/分，BP 120/80mmHg。双肺呼吸音粗，心率 94 次/分，律齐，肝脾未及，双下肢无浮肿。舌质红，苔黄厚腻，脉滑数。

辅助检查：血常规 WBC 12.1×10^9/L，N 86%。胸片：肺纹理粗重。

答题要求： 1. 根据上述病例摘要，在答题卡上完成书面辨证论治。

2. 鉴别诊断：请与支气管扩张症相鉴别。

考试时间： 60 分钟。

参考答案

中医辨病辨证依据：

风寒侵袭肺卫，未能及时表散，内则壅遏肺气，外而郁闭皮毛，使肺气失于宣降。邪热壅肺，灼津成痰，痰热郁遏肺气，肃降无权，故见喘咳气涌，胸部胀痛，痰黏稠色黄；热伤肺络则见痰中带血；痰热郁蒸，故见烦热，目睛胀突，身热，汗出，面红，尿赤；热伤阴津，则见咽干，渴喜冷饮；便秘为肺热腑气不通之象。舌质红，苔黄或黄腻，脉滑数皆为痰热内盛之征。

西医诊断依据：

主要依据患者临床症状作出诊断。根据咳嗽、咳痰后伴喘息，每年发病持续 3 个月，并连续两年或以上，排除其他心、肺疾患（例如肺结核、尘肺、支气管哮喘、支气管扩张症、肺癌、肺囊肿、心功能不全等）之后，即可作出慢性支气管炎诊断。如每年发病持续时间不足 3 个月，但有明确的客观检查依据（如 X 线检查）支持，亦可诊断。

西医鉴别诊断：

与支气管扩张症相鉴别。支气管扩张症多发生于儿童或青年期，常继发于麻疹、肺炎或百日咳后，有反复大量脓痰和咯血症状。两肺下部可听到湿啰音。胸部 X 线检查两肺下部支气管阴影增深，病变严重者可见卷发状阴影。胸部高分辨率 CT 对支气管扩张的诊断非常明确。

诊断：

中医疾病诊断：喘证　　　　　　　　中医证候诊断：痰热郁肺证

西医诊断：慢性支气管炎（急性加重期）

中医治法：清热化痰，宣肺止咳

方剂：清金化痰汤加减

药物组成、剂量及煎服法：

桑白皮 10g	黄芩 10g	栀子 10g	紫苏子 10g
苦杏仁 10g	浙贝母 10g	清半夏 10g	黄连 6g
生甘草 6g	薄荷 12g^(后下)	知母 10g	全瓜蒌 10g

7 剂，水煎服，日 1 剂，每剂分早晚 2 次温热服

西医治疗原则与方法（药物、手术等）：

急性期应以控制感染和祛痰、镇咳为主；伴发喘息时，加用解痉平喘药物。

（1）抗菌治疗的一般病例可按常见致病菌感染用药，可以选用氟喹诺酮类、第三代头孢菌素、半合成青霉素等。

（2）祛痰镇咳药可给沐舒坦（盐酸溴环己胺醇）。

（3）解痉平喘药喘息型支气管炎常选择解痉平喘药物。

考点链接

1. 相似疾病的鉴别

（1）支气管哮喘：起病年龄较轻，常有个人或家族过敏性病史；气管和支气管对各种刺激的反应性增高，表现为广泛的支气管痉挛和管腔狭窄，临床上有阵发性呼吸困难和咳嗽，发作短暂或持续。胸部叩诊有过清音，听诊有呼气相延长伴高音调的哮鸣音。晚期常并发慢性支气管炎。嗜酸性粒细胞在支气管哮喘患者的痰中较多，而在喘息型支气管炎患者的痰中较少。

（2）肺结核：活动性肺结核常伴有低热、乏力、盗汗、咯血等症状；咳嗽和咳痰的程度与肺结核的活动性有关。X 线检查可发现肺部病灶，痰结核菌检查阳性，老年肺结核的毒性症状不明显，常因慢性支气管炎症状的掩盖而不易被发现，应特别注意。

（3）肺癌：多发生在 40 岁以上男性，长期吸烟者，常有痰中带血，刺激性咳嗽。胸部 X 线检查肺部有肿块影或阻塞性肺炎表现。痰脱落细胞或纤维支气管镜检查可明确诊断。

2. 其他证候、治法、方剂

（1）寒饮伏肺证：辨证要点为咳逆喘息不得卧，痰多稀薄，恶寒发热，背冷无汗，渴不多饮或渴喜冷饮，舌苔白滑，脉弦紧。治法为温肺散寒，解表化饮。治疗代表方为小青龙汤。

（2）痰浊阻肺证：辨证要点为咳喘痰多，色白黏腻，短气喘息，稍劳即著，脘痞腹胀，倦怠乏力，舌质淡，苔浊腻，脉滑。治法为健脾化痰，降逆平喘。治疗代表方为三子养亲汤合二陈汤。

3. 西医治疗要点

（1）预防为主：吸烟是引起慢性支气管炎的重要原因，烟雾对周围人群也会带来危害，应大力宣传吸烟的危害性，要教育青少年杜绝吸烟。同时，针对慢性支气管炎的发病因素，加强个人卫生，包括体育、呼吸和耐寒锻炼，以增强体质，预防感冒。改善环境卫生，处理"三废"，消除大气污染，以降低发病率。

（2）缓解期的治疗：应以增强体质，提高抗病能力和预防复发为主。

（3）急性发作期及慢性迁延期的治疗：应以控制感染和祛痰、镇咳为主；伴发喘息时，加用解痉平喘药物。

题卡 ③ ——慢性阻塞性肺疾病（急性加重）

病例摘要：

刘某，女，78 岁，2023 年 12 月 15 日初诊。

患者 10 年前开始每于着凉后出现较长时间咳嗽咯痰，或有喘憋，服用化痰药后症状可缓解，每年秋冬两季难熬。于 1 周前因天气骤暖而衣着单薄，当晚即感发热，微恶风寒，咳嗽，口微渴，自服感冒片后恶寒消失，然仍发热，咳嗽，咯黄色黏痰，自服止咳药水（不详）5 瓶后，咳嗽不减。刻下症见咳嗽加重，喘息气粗，不能平卧，咯黄稠痰，身热微恶寒，有汗，头痛，声哑，咽痛，口干，心烦，大便干结，小便黄赤。

查体：T 39°C，P 106 次/分，R 24 次/分，BP 115/75mmHg。咽部轻度充血，双侧扁桃体不大，桶状胸，叩诊双肺过清音，双肺呼吸音低，左下肺可闻及湿啰音，未闻及干啰音。舌质红，苔黄腻，脉滑。

辅助检查：血常规：白细胞 $12.7 \times 10^9/L$，中性粒细胞百分比 82%。胸部 X 线片：双肺纹理粗。呼吸功能检查：混合型通气功能下降，以阻塞性通气功能障碍为主。FEV_1/FVC 67%，FEV_1 70%。

答题要求：1. 根据上述病例摘要，在答题卡上完成书面辨证论治。

2. 鉴别诊断：请与支气管哮喘相鉴别。

考试时间：60 分钟。

参考答案

中医辨病辨证依据：

患者长期咳喘，肺脏自伤，肺有郁热，肺气上逆而发为喘证，证属痰热郁肺证。里热内盛，故见发热、烦闷；热邪伤津，炼液为痰，故见咯黄稠痰、口干、大便干结、小便黄赤；热邪上灼于咽部，故见咽痛；舌红苔黄腻，脉滑数均为痰热郁肺之征。综观舌、脉、症，本证为痰热郁肺之喘证，病位在肺，病性为实，长期反复发作，则预后不佳。

西医诊断依据：

（1）老年女性，长期反复发作可咳嗽咯痰，呼吸困难。

（2）桶状胸，双肺叩诊过清音，双肺呼吸音粗。

（3）血常规：白细胞 12.7×10^9/L，中性粒细胞百分比 82%。胸片：双肺纹理粗重。

（4）呼吸功能检查：混合型通气功能下降，以阻塞性通气功能障碍为主。

（5）严重程度分级。$FEV_1/FVC < 70\%$，$FEV_1 \geq 80\%$ 预计值为轻度，$50\% \leq FEV_1 \leq 80\%$ 为中度，$30\% \leq FEV_1 \leq 50\%$ 为重度，$< 30\%$ 为极重度。

西医鉴别诊断：

与支气管哮喘相鉴别。支气管哮喘常有过敏史，以发作性喘息为特征，突发突止，发作时两肺布满哮鸣音，应用解痉药症状可明显缓解，也可以自行缓解。其气流受限多为可逆性，其支气管舒张试验阳性。

诊断：

中医疾病诊断：喘证　　　　　　　　中医证候诊断：痰热郁肺证

西医诊断：慢性阻塞性肺疾病（急性加重）中度

中医治法：清肺化痰，降逆平喘

方剂：越婢加半夏汤

药物组成、剂量及煎服法：

炙麻黄6g	苦杏仁10g	生甘草6g	生石膏30g（先煎）
清半夏9g	黄芩10g	瓜蒌30g	枇杷叶10g
苏梗10g	干芦根15g	桔梗6g	紫苏子10g

7剂，水煎服，日1剂，每剂分早晚2次温热服

西医治疗原则与方法（药物、手术等）：

（1）持续低流量吸氧。

（2）支气管舒张剂：可以使用 β_2 受体激动剂、抗胆碱药或者茶碱类。

（3）抗感染治疗：可以考虑 β - 内酰胺类/β - 内酰胺酶抑制剂，或者第二代头孢菌素静脉应用。

（4）化痰：羧甲司坦或者盐酸氨溴索，也可以联合使用。

考点链接

1. 相似疾病的鉴别

（1）癔症：此类患者精神紧张时会呼吸困难，而以呼吸困难为主要症状就诊者，当诊断为"喘证"。癔症患者的呼吸困难在活动和用力时不一定发作，通常合并头晕、眼花、无力、手脚发麻等症状。平时容易精神紧张，疑心重，平时常有长长出气的叹息样呼吸，并习惯了用深深的吸气来缓解胸闷、气短症状。通常理化功能检查无器质性病变，却总是迫不及待地"渴求"呼吸，其实是"苛求"呼吸，结果也常因呼吸过度，出现呼吸性碱中毒。通常患者只需对着塑料袋呼吸自己呼出的二氧化碳作为补偿，症状就会明显缓解。

（2）自发性气胸：特点是多在大声、剧烈、连续的咳嗽时，猝然发作，突然发生胸痛，呼吸困难，胸闷，严重者烦躁不安、大汗、发绀，呼吸加快，脉搏细速，甚至休克。本病属肺科急症之一，起病急、发展快，应及时去医院救治，严重者可危及生命。

（3）**肺栓塞**：是指嵌塞物质进入肺动脉及其分支，阻断组织血液供应所引起的病理和临床状态。特点是突然发作，伴有胸痛、咳嗽，气短比较突然而明显，一些不典型的病例以胸闷、呼吸困难或者咯血为主要症状，行肺动脉造影或者核素显像灌注扫描有助于本病的诊断。

（4）**左心衰竭**：有劳累后呼吸困难或夜间阵发性呼吸困难的病史，有高血压、肺炎、过度输液等诱因。以肺淤血及心排出量降低为主，平卧呼吸困难，坐起来时气短便稍稍减轻，严重临床表现为严重呼吸困难，发绀，咳粉红色泡沫样痰，强迫坐位，大汗，口唇轻微发绀，两肺底可听到湿啰音等，病情危急，可迅速发生心源性休克、昏迷而导致死亡。

2. 其他证候、治法、方剂

（1）外寒内饮证：辨证要点为咳逆喘息不得卧，痰多稀薄，恶寒发热，背冷无汗，渴不多饮或渴喜冷饮，舌苔白滑，脉弦紧。治法为温肺散寒，解表化饮。治疗代表方为小青龙汤。

（2）痰浊壅肺证：辨证要点为咳喘痰多，色白黏腻，短气喘息，稍劳即著，脘痞腹胀，倦怠乏力，舌质淡，苔浊腻，脉滑。治法为健脾化痰，降逆平喘。治疗代表方为三子养亲汤合二陈汤。

3. 西医治疗要点

慢阻肺急性加重的治疗目标为最小化本次急性加重的影响，预防再次急性加重的发生。根据慢阻肺急性加重和（或）伴随疾病的严重程度，患者可以院外治疗或住院治疗，多数患者可以使用支气管舒张剂、激素和抗生素在院外治疗。慢阻肺急性加重可以预防，减少急性加重及住院次数的措施有戒烟，接种流感和肺炎疫苗，掌握吸入装置用法等与治疗有关的知识，吸入长效支气管舒张剂或联合应用吸入激素，使用 PDE-4 抑制剂。

题卡 4 ——慢性肺源性心脏病（急性加重）

病例摘要：

李某，男，60岁，吸烟史40余年，未戒。20余年前开始经常感冒后出现咳嗽咯痰，当时未予重视。10余年前开始每于着凉感冒后出现咳嗽咯痰，重则喘息，夜间不能平卧，常自服氨茶碱和消炎药（具体不详）方能缓解。平素经常晨起咳嗽、咯少量白色痰，上楼梯略喘息，未曾系统诊断治疗。本次起病因7天前天气突然变冷而感冒，出现恶寒、头痛，自服感冒清热颗粒，病情不缓解。目前症见喘息短气，夜间不能平卧入睡，咳嗽、咯痰色白黏腻量多，胸脘满闷，纳少神疲，倦怠乏力。

查体：T 36.6℃，P 110 次/分，R 24 次/分，BP 115/75mmHg。肺气肿体征，双肺满布干湿性啰音，双下肢凹陷性水肿，口唇指甲末端发绀。舌体胖大，舌质紫暗，苔白腻，脉细滑。

辅助检查：血常规：WBC 9.9×10^9/L，N 84%。胸片：双肺纹理重，肺动脉段明显突出。心电图：心率 110 次/分，律齐，心电轴右偏，顺钟向转位，肺型 P 波。肺功能：FEV_1/FVC 67%，FEV_1 70%，舒张试验阴性。

答题要求：1. 根据上述病例摘要，在答题卡上完成书面辨证论治。

2. 鉴别诊断：请与冠心病相鉴别。

考试时间：60 分钟。

参考答案

中医辨病辨证依据：

患者慢性咳嗽反复发作，久则致肺脾肾三脏虚损，从而导致痰瘀阻结，肺气壅滞，胸膺胀满，不能敛降而发为肺胀。肺脾虚弱，痰浊内生，上逆于肺，肺气壅塞，失于宣降，则见咳嗽、咯痰色白黏腻量多，胸脘满闷；肺气虚弱，故见喘息短气，平卧则痰阻更剧，故夜间不能平卧入睡；痰浊蕴于中焦，脾失健运，升降失常，故见纳少神疲、倦怠乏力；舌体胖大，舌质紫暗，苔白腻，脉细滑均为痰浊内盛之征。综观舌、脉、症，本证为痰浊壅肺之肺胀，病位在肺脾肾，病性为虚实夹杂，预后一般。

西医诊断依据：

（1）老年患者，有吸烟史，有慢性咳嗽病史。

（2）具有明显的肺气肿的体征。

（3）出现肺动脉高压的客观表现。

（4）心功能不全的特征。

西医鉴别诊断：

与冠心病相鉴别。肺心病和冠心病都见于老年患者，均可发生心脏扩大及心功能不全的并发症。冠心病可见心绞痛表现或者急性心肌梗死病史。而肺心病多见有慢性支气管炎、支气管哮喘等胸肺疾患的病史或者长期吸烟史。

诊断：

中医疾病诊断：喘证　　　　　　　中医证候诊断：痰浊壅肺证

西医诊断：慢性肺源性心脏病（急性加重）　心功能Ⅳ级

中医治法：健脾益肺，化痰降气

方剂：苏子降气汤加减

药物组成、剂量及煎服法：

紫苏子 10g	清半夏 10g	茯苓 15g	生甘草 6g
陈皮 10g	白芥子 10g	莱菔子 10g	白前 10g
前胡 10g	桔梗 10g	当归 15g	

7 剂，水煎服，日 1 剂，每剂分早晚 2 次温热服

西医治疗原则与方法（药物、手术等）：

（1）一般治疗，低流量吸氧。

（2）控制呼吸道感染，可以选择氟喹诺酮类、第二代头孢菌素。

（3）化痰平喘治疗，多索茶碱葡萄糖注射液 0.3g，每日 1~2 次静脉滴注。

（4）纠正心衰，首选利尿剂，呋塞米 20mg 及螺内酯 40g，每日 1 次口服。

考点链接

1. 相似疾病的鉴别

（1）风湿性心脏病：简称风心病，是 A 组乙型溶血性链球菌感染引起的变态反应的部分表现，属于自身免疫性疾病。心脏部位的病理变化主要发生在心脏瓣膜部位，表现为二尖瓣、三尖瓣、主动脉瓣中有一个或几个瓣膜狭窄和（或）关闭不全。患病初期常常无明显症状，后期则表现为心慌气短、乏力、咳嗽、下肢水肿、咳粉红色泡沫痰等心功能失代偿的表现。

（2）原发性扩张型心脏病：是原发性心肌病常见的类型，其特点是以左心室（多数）或右心室有明显扩大，且均伴有不同程度的心肌肥厚，心室收缩功能减退，以心脏扩大、心力衰竭，心律失常，脏器栓塞为基本特征。以往曾被称为充血性心肌病。本病常伴有心律失常，病情呈进行性加重，死亡可发生于疾病的任何阶段，约 20% 的患者有心肌病家族史。

2. 其他证候、治法、方剂

（1）痰热郁肺证：辨证要点为咳逆喘息气粗，烦躁胸满，痰黄或白，量多黏稠难咯，舌质红，苔黄，脉数。治法为清肺化痰，降逆平喘。治疗代表方为越婢加半夏汤加减。

（2）痰蒙神窍证：辨证要点为神志恍惚，谵语，烦躁不安，撮空理线，表情淡漠，嗜睡或神昏，或肢体瞤动，抽搐，咳逆，喘促，咳痰不爽，苔白腻或淡黄腻，舌质暗红或淡紫，脉细滑数。治法：涤痰开窍，息风止痉。治疗代表方涤痰汤加减，另服安宫牛黄丸或至宝丹。

（3）阳虚水泛证：辨证要点为面浮，下肢肿，甚则一身悉肿，腹部胀满有水，心悸，咳喘，咳痰清稀，脘痞，纳差，尿少，怕冷，面唇青紫，舌胖质暗，苔白滑，脉沉细。治法：温肾健脾，化饮利水。治疗代表方真武汤合五苓散。

3. 西医治疗要点

（1）控制呼吸道感染，应用抗生素。

（2）改善呼吸功能，抢救呼吸衰竭。控制吸氧，必要时呼吸机辅助通气。

（3）控制心衰，可使用利尿剂、血管扩张剂、正性肌力药物。

（4）控制心律失常。

（5）应用肾上腺皮质激素。

（6）对症纠正电解质紊乱、维持酸碱平衡等。

题卡 ⑤ ——支气管哮喘（急性发作）

┤ 例 1 ├

病例摘要：

于某，男，50 岁，2022 年 8 月就诊。

患者于当年 2 月份，办公室新购衣柜后，开始出现胸闷憋气，呼吸不畅，咳嗽，咯少量白色痰，每进办公室开始发病，夜间难以平卧。而后将衣柜搬走，但仍觉胸闷，夜晚加重，咽痒咳嗽，咯少量痰，痰黄黏稠，咯吐不利。

查体：T 36.7°C，P 82 次/分，R 18 次/分，BP 115/80mmHg。双肺呼吸音粗，双下肺偶可闻及呼气相干啰音，未闻及湿啰音，心率 82 次/分，肝脾未触及，双下肢无浮肿。舌质红，苔黄腻，脉滑数。

辅助检查：血常规基本正常。胸片提示双肺纹理粗重。呼吸功能检查提示气道激发试验阳性。

答题要求： 1. 根据上述病例摘要，在答题卡上完成书面辨证论治。

2. 鉴别诊断：请与心源性哮喘相鉴别。

考试时间： 60 分钟。

参考答案

中医辨病辨证依据：

患者素有宿痰伏于肺，遇办公室新衣柜气味引触，导致痰阻气道，气道挛急，肺失肃降，肺气上逆而发为哮病。热邪炼液为痰，痰热胶结，故见痰黄黏稠，咯吐不利；热痰郁闭，肺气不得宣畅，故见胸闷；外邪与痰交争于咽喉，故见咽痒咳嗽；舌质红，苔黄腻，脉滑数均为痰热内盛之征。综观舌、脉、症，本证为热哮，病位在肺，病性为实，预后可。

西医诊断依据：

（1）中年男性，反复发作性胸闷憋气，咽痒咳嗽咯痰。

（2）双肺偶可闻及呼气相干啰音。

（3）呼吸功能检查气道激发试验阳性。

西医鉴别诊断：

与心源性哮喘相鉴别。心源性哮喘指的是左心衰竭引起的喘息样呼吸困难，发作时症状与哮喘相似，但患者多有高血压、冠状动脉粥样硬化性心脏病、风湿性心脏病和二尖瓣狭窄等病史和体征。常咳粉红色泡沫痰，左心扩大，心率增快、心尖部可闻及奔马律和（或）收缩期杂音，双肺可闻及广泛哮鸣音及湿啰音。

诊断：

中医疾病诊断：哮病　　　　　　　　中医证候诊断：热哮证

西医诊断：支气管哮喘（急性发作）

中医治法：清热宣肺，化痰定喘

方剂：定喘汤或越婢加半夏汤

药物组成、剂量及煎服法：

炙麻黄 6g	苦杏仁 10g	生石膏 30g^{（先煎）}	黄芩 10g
清半夏 9g	紫苏梗 10g	款冬花 10g	生甘草 6g
鱼腥草 30g	炙枇杷叶 10g	蝉蜕 6g	桑白皮 10g

7 剂，水煎服，日 1 剂，每剂分早晚 2 次温热服

西医治疗原则与方法（药物、手术等）：

（1）脱离变应原，不接触新家具。

（2）抗炎治疗，吸入糖皮质激素，可以选择布地奈德 200μg/次，每日 2 次；或氟替卡松 250μg/次，每日 2 次。

（3）白三烯受体拮抗剂，孟鲁司特钠 10mg，每晚口服。

（4）吸入 β₂ 受体激动剂，硫酸沙丁胺醇气雾剂 2 喷，每晚使用。

考点链接

1. 相似疾病的鉴别

（1）**慢性阻塞性肺疾病**：患者有慢性咳嗽、咯痰、喘息病史，有肺气肿体征，两肺可闻及湿啰音，缓解期呼吸功能检查呈阻塞性通气功能下降，支气管激发试验阴性。

（2）**变态反应性肺浸润**：可见于肺嗜酸性粒细胞增多性浸润，多源性变态反应性肺泡炎等疾病。患者可出现哮喘症状，但症状较轻，常有发热，且多有寄生虫、原虫、花粉、化学药品、职业粉尘等接触史。

（3）**支气管肺癌**：肺癌压迫或者伴有感染导致支气管阻塞时，可出现类似哮喘样发作，出现呼吸困难，肺部可闻及哮鸣音，但患者发病常无诱因，咳嗽可伴有血痰，胸部 CT、痰找脱落细胞、纤维支气管镜等检查可以明确诊断。

2. 其他证候、治法、方剂

寒哮证：辨证要点为呼吸急促，喉中哮鸣有声，胸膈满闷如塞，咳不甚，痰色白而有泡沫，口不渴或渴喜热饮，形寒怕冷，天冷或受寒易发，面色晦暗带青。舌苔白滑，脉弦紧或浮紧。治法为温肺散寒，化痰平喘。治疗代表方为射干麻黄汤。

3. 西医治疗要点

在尽量脱离变应原前提下，使用控制药物和缓解药物。

（1）**控制药物**：包括吸入性糖皮质激素、全身用激素、白三烯调节剂、长效 β₂ 受体激动剂（须与吸入激素联合应用）、缓释茶碱、色甘酸钠、抗 IgE 抗体及其他有助于减少全身激素剂量的药物等。

（2）**缓解药物**：是指按需使用的药物。这些药物通过迅速解除支气管痉挛从而缓解哮喘症状，其中包括速效吸入 β₂ 受体激动剂、全身用激素、吸入性抗胆碱能药物、短效茶碱及短效口服 β₂ 受体激动剂等。

┤ 例 2 ├

病例摘要：

陈某，女，47 岁，公司职员。2021 年 9 月就诊。

咳嗽半月，喘憋 5 天。缘于半月前感冒后开始出现咳嗽、咯痰，夜间咳嗽为主，影响睡眠，因为工作繁忙，未曾到医院诊治，自行口服沐舒坦、头孢类抗生素无效。近 5 天来咳嗽加重，咯痰量多色白，质黏稠，胸闷气短，咳嗽时明显。夜间不能平卧入睡，遇冷加重。

查体：T 36.2℃，P 84 次/分，R 20 次/分，BP 120/80mmHg。双肺呼吸音粗，双肺偶可闻及干啰音，未闻及湿啰音。心率 84 次/分，律齐，肝脾未及，双下肢无浮肿。舌质淡，苔白，脉紧。

辅助检查：血常规：WBC 7.7×10^9/L，N 59%。胸片：双肺纹理粗。通气功能检查：FEV_1/FVC 66%，FEV_1 69%，可逆实验阳性。

答题要求： 1. 根据上述病例摘要，在答题卡上完成书面辨证论治。

2. 鉴别诊断：请与慢性阻塞性肺疾病相鉴别。

考试时间： 60 分钟。

参考答案

中医辨病辨证依据：

外感风寒之邪，未能及时表散，邪蕴于肺，壅阻肺气，气不布津，聚液生痰。寒痰伏肺，遇寒触发，痰升气阻，以致呼吸急促而哮鸣有声。寒痰郁闭，肺气不得宣畅，则见胸膈满闷如塞，咳反不甚而咳痰量少，或咯清稀泡沫痰。阴盛于内，阳气不能宣达，故面色晦暗带青，形寒怕冷。病因于寒，内无郁热，故口不渴或喜热饮。外寒每易引动内饮，故天冷或受寒则发。外寒诱发则见恶寒、无汗、身痛。小便清，舌质淡，苔白滑，脉弦紧或浮紧，皆为寒盛之象。

西医诊断依据：

（1）反复发作喘息、气急、胸闷或咳嗽，多与变应原、冷空气、理化刺激、上呼吸道感染、运动有关。

（2）发作时双肺可闻及散在或弥漫性哮鸣音，以呼气相为主，呼气时间延长。

（3）上述症状可自行缓解或经支气管解痉剂治疗后缓解。

（4）除外其他原因引起的喘息、咳嗽。上述症状不明显者，应至少有下列实验中的一项阳性：①支气管激发实验或运动实验阳性；②支气管舒张试验阳性；③PEF 日变异率或昼夜波动率≥20%。

西医鉴别诊断：

与慢性阻塞性肺疾病相鉴别。慢性阻塞性肺疾病的患者有慢性咳嗽、咯痰、喘息病史，有肺气肿体征，两肺可闻及湿啰音，缓解期呼吸功能检查示阻塞性通气功能下降，支气管激发试验阴性。

诊断：

中医疾病诊断：哮病　　　　　　　　中医证候诊断：寒哮证

西医诊断：支气管哮喘（急性发作）

中医治法： 温肺散寒，化痰止哮

方剂：射干麻黄汤加减

药物组成、剂量及煎服法：

射干9g	麻黄9g	生姜9g	细辛3g
紫菀6g	款冬花6g	大枣3枚	半夏9g
五味子3g			

7剂，水煎服，日1剂，每剂分早晚2次温热服

西医治疗原则与方法（药物、手术等）：

（1）吸入糖皮质激素。糖皮质激素给药途径包括吸入、口服和静脉应用。吸入为首选途径。

（2）孟鲁斯特钠10mg，每晚1次口服。

（3）支气管舒张剂，硫酸沙丁胺醇气雾剂，2喷，每日3次吸入。

考点链接

1. 相似疾病的鉴别

（1）心源性哮喘：多有高血压病、心脏病、风湿性心脏病、心肌炎、心肌病等心脏疾病，年龄多在45岁以上，哮喘发作多因过度劳累诱发左心衰所致。

（2）支气管肺癌：肺癌除见咳嗽外，还有呼吸困难和肺部局限性哮鸣音，且使用支气管解痉剂治疗无效。X线发现肺部肿块阴影，痰液中找到癌细胞。

2. 其他证候、治法、方剂

（1）热哮：辨证要点为喉中痰鸣如吼，喘而气粗息涌，胸高胁胀，咳呛阵作，咳痰色黄或白，黏浊稠厚，排吐不利，口苦，口渴喜饮，汗出，面赤，或有身热，甚至有好发于夏季者，舌苔黄腻，质红，脉滑数或弦滑。治法为清热宣肺，化痰定喘。治疗代表方为定喘汤或越婢加半夏汤。

（2）支气管哮喘－肺气虚：辨证要点为喘促气短，语声低微，面色㿠白，自汗畏风，咳痰清稀色白，多因气候变化而诱发，发前喷嚏频作，鼻塞流清涕，舌淡苔白，脉细弱或虚大。治法：补肺固表。治疗代表方玉屏风散。

（3）支气管哮喘－脾气虚：倦怠无力，食少便溏，面色萎黄无华，痰多而黏，咳吐不爽，胸脘满闷，纳呆，或食油腻易腹泻，每因饮食不当而诱发，舌质淡，苔白滑或薄腻，脉细弱。治法；健脾化痰。治疗代表方六君子汤。

（4）支气管哮喘－肾气虚：平素息促气短，呼多吸少，动则为甚，形瘦神疲，心悸，腰膝酸软，劳累后哮喘易发，面色苍白，畏寒肢冷，自汗，舌淡苔白，脉沉细；颧红，烦热，汗出黏手，舌淡胖嫩，苔白，脉细沉。治法：补肾纳气。治疗代表方金匮肾气丸或七味都气丸。

3. 西医治疗要点

（1）治疗目的

应该积极进行治疗，争取完全控制症状。保护和维持尽可能正常的肺功能。避免或减少药物的不良反应，关键是合理的治疗方案和坚持长期治疗。

（2）药物治疗

根据其作用机制可分为具有扩张支气管药物和抗炎药物两大类，某些药物兼有扩张支气管和抗炎作用。

①扩张支气管药物 β_2 受体激动剂、茶碱类。短效 β_2 受体激动剂（SABA）和长效 β_2 受体激动剂（LABA）。

②抗炎药物：糖皮质激素、白三烯调节剂、色甘酸钠和尼多酸钠、抗 IgE 单克隆抗体、抗组胺药物。

（3）长期治疗

哮喘的治疗药物根据其在哮喘长期治疗中的地位，又分控制药物和缓解药物。

①控制药物：也称为维持治疗药物，指需要长期每天使用的药物，这些药物主要通过抗炎作用使哮喘达到并维持临床控制。

②缓解药物：也称为急救药物，指按需要使用药物，这些药物通过迅速解除气道痉挛，从而缓解哮喘症状。

③控制分级：治疗应以患者的病情严重程度为基础，根据其控制水平选择适当的治疗方案。

题卡 ⑥ ——肺炎

例 1

病例摘要：

张某，男，21 岁，在校大学生。2020 年 9 月初诊。

1 周前淋雨后恶寒发热，无汗，周身疼痛，咽痛，鼻塞流涕，轻咳，自行服用泰诺林后体温降至正常，流涕减少，周身疼痛减轻，而咳嗽逐渐加重，自服甘草片、罗红霉素无效。目前咳嗽剧烈，咯痰不爽，黄色黏稠量多，咽干咽痛，鼻流黄涕，口渴多冷饮，胸闷胸痛，尿黄便干。

查体：T 38.2℃，P 96 次/分，R 24 次/分，BP 120/80mmHg。双肺呼吸音清，右下肺可闻及湿啰音，未闻及干啰音。心率 96 次/分，律齐，肝脾未及，双下肢无浮肿。舌质红，苔黄厚腻，脉滑数。

辅助检查：血常规 WBC 10.2×10^9/L，N 79%。胸片：双肺纹理粗重，右下肺可见片状模糊影，考虑肺部感染可能。

答题要求： 1. 根据上述病例摘要，在答题卡上完成书面辨证论治。

2. 鉴别诊断：请与肺结核相鉴别。

考试时间： 60 分钟。

参考答案

中医辨病辨证依据：

外出淋雨，感受风寒。邪气未解，入里化热。邪热壅肺，灼津成痰，痰热郁遏肺气，肃降无权，故见咳嗽剧烈，咯痰不爽，黄色黏稠量多，胸闷胸痛；热邪煎灼津液，则鼻流黄涕；热伤阴津，则见咽干咽痛，渴喜冷饮尿黄；便秘为肺热腑气不通之象。舌质红，苔黄或黄腻，脉滑数皆为痰热内盛之征。

西医诊断依据：

据患者有受凉病史，有发热、咳嗽、咳痰，甚至胸痛、呼吸困难等肺实变的临床表现，痰培养、血常规、胸片的检查，即可作出诊断。

西医鉴别诊断：

与肺结核相鉴别。活动性肺结核常伴有低热、乏力、盗汗、咯血等症状；咳嗽和咳痰的程度与肺结核的活动性有关。X线检查可发现肺部病灶，病灶通常在上肺，痰结核菌检查阳性，老年肺结核的毒性症状不明显，常因慢性支气管炎症状的掩盖，长期未被发现，应特别注意。

诊断：

中医疾病诊断：咳嗽　　　　　　　　中医证候诊断：痰热壅肺证

西医诊断：肺炎（右下肺）

中医治法： 清热化痰，宽胸止咳。

方剂：麻杏石甘汤合《千金》苇茎汤加减

药物组成、剂量及煎服法：

生麻黄6g	生石膏30g^(先煎)	鲜芦根20g	桃仁10g
苦杏仁10g	浙贝母10g	清半夏10g	陈皮6g
生甘草6g	薄荷12g^(后下)		

7剂，水煎服，日1剂，每剂分早晚2次温热服

西医治疗原则与方法（药物、手术等）：

（1）适当休息，多保暖，多饮水。

（2）对症治疗：如果体温超过38.5℃，可以使用解热镇痛药物，如对乙酰氨基酚。化痰治疗，使用盐酸氨溴索60mg，每日3次口服。

（3）抗菌药物，口服或者静脉应用第二代头孢菌素、氟喹诺酮类抗生素或者阿奇霉素。

考点链接

1. 相似疾病的鉴别

（1）肺癌：常有吸烟史。有咳嗽、咳痰、痰中带血症状。血白细胞计数不高，痰中若发现癌细胞可以确诊。可伴发阻塞性肺炎，经抗生素治疗后炎症不易消散，或可见肺门淋巴结肿大，有时出现肺不张。必要时做CT、MRI、纤维支气管镜和痰脱落细

胞等检查。

（2）急性肺脓肿：早期临床表现相似。随着病程进展，咳出大量脓臭痰为肺脓肿的特征。X线片显示脓腔及液平面。

（3）肺血栓栓塞：肺血栓栓塞症多有静脉血栓的危险因素，可发生咯血、晕厥、呼吸困难较明显，颈静脉充盈。X线胸片示局部肺纹理减少，可见尖端指向肺门的楔形阴影，常见低氧血症及低碳酸血症。D-二聚体、CT肺动脉造影、放射性核素肺通气/灌注扫描和MRI等检查可帮助进行鉴别。

（4）非感染性肺部浸润：需排除非感染性肺部疾病，如肺间质纤维化、肺水肿、肺不张、肺嗜酸性粒细胞浸润症和肺血管炎等。

2. 其他证候、治法、方剂

（1）热陷心包证：辨证要点为灼热夜甚，烦躁，神昏谵语，气促，痰鸣肢厥，舌红绛，少苔，脉弦滑数。治法为清心泄热，豁痰开窍。治疗代表方为清营汤合菖蒲郁金汤。

（2）阴竭阳脱证：辨证要点为高热骤降，大汗肢冷，颜面苍白，呼吸急迫，四肢厥冷，唇甲青紫，神志恍惚，舌淡青紫，脉微欲绝。治法为益气养阴，回阳固脱。治疗代表方为生脉散合四逆汤。

3. 西医治疗要点

患者应休息至体温正常。发热期间应鼓励患者喝水。解热镇痛药可缓解不适和降低体温。

抗生素治疗在有充分依据证实细菌感染存在的前提下进行，可以口服或静脉应用阿奇霉素、大环内酯类、氟喹诺酮类或第二代头孢菌素。

┤ 例2 ├

病例摘要：

张某，男，45岁，教师，于2023年1月就诊。

患者，适逢假期，外出游玩，天凉。回家后开始咳嗽，咳痰不爽，恶寒，发热39.5℃，无汗，口微渴，鼻塞。

查体：T 39.5℃，P 90次/分，R 20次/分，BP 120/80mmHg。咽部无充血水肿，双扁桃体不大。双肺呼吸音粗，右下肺可闻及散在湿啰音。心率90次/分，律齐，肝脾未及，双下肢无浮肿。舌淡，苔薄白，脉浮紧。

辅助检查：血常规WBC 10.2×10^9/L，CRP 30mg/dl。X线：右下肺可见均匀的致密影，边缘清楚。

答题要求： 1. 根据上诉病历摘要，在答题卡上完成书面辨证论治。

2. 鉴别诊断：请与肺结核相鉴别。

考试时间： 60分钟。

参考答案

中医辨病辨证依据：

患者外感风寒，侵袭肺系，肺气被郁，肺气失宣，发为咳嗽。风寒侵袭肌表、肺卫，故见恶寒，郁而化热，故见发热，无汗，咳嗽，咳痰不爽，口微渴，鼻塞。舌淡，苔薄白，脉浮紧，均为邪犯肺卫之征。综观舌脉症，本病为风寒之邪侵犯肺卫之证，病性为实证，预后良好。

西医诊断依据：

（1）外出着凉后发病。

（2）咳嗽，咳痰不爽，恶寒，发热39.5℃，无汗，口微渴，鼻塞。

（3）体检：双肺呼吸音粗，右下肺可闻及散在湿啰音。

（4）血常规 WBC 10.2×10^9/L，CRP 30mg/dl。X 线：右下肺可见均匀的致密影，边缘清楚。

西医鉴别诊断：

浸润性肺结核与肺炎容易混淆，尤其是病原菌尚不清楚时诊断较为困难，但肺结核多发病缓慢，一般有轻度毒血症状：午后潮热、盗汗、消瘦、咳嗽较轻，痰呈白色黏液或带少量脓性，可有血痰或咯血，X 线表现病灶新旧不一，好发在肺的上叶后段及下叶背段。干酪性肺炎多先有长期发热、乏力、消瘦等症状，一般情况差，X 线呈大片密度增高阴影，其中有多个不规则的无壁空洞，并可见支气管扩散灶。结核菌素试验为强阳性，痰内找结核菌可明确诊断。

诊断：

中医疾病诊断：咳嗽　　　　　　　中医证候诊断：邪犯肺卫证

西医诊断：肺炎

中医治法：疏风清热，宣肺止咳

方剂：三拗汤加减

药物组成、剂量及煎服法：

麻黄 3g	苦杏仁 6g	桔梗 10g	甘草 10g
荆芥 10g	百部 10g	紫菀 10g	陈皮 10g
白前 10g	生姜 6g		

4 剂，水煎服，日 1 剂，每剂分早晚 2 次温热服

西医治疗原则与方法（药物、手术等）：

（1）适当休息，多保暖，多饮水。

（2）化痰治疗，盐酸氨溴索 60mg，每日 3 次口服。

（3）抗菌药物，可以选用二代头孢菌素或氟喹诺酮类抗生素。

考点 链 接

1. 相似疾病的鉴别

（1）支气管肺癌：常以阻塞性肺炎的形式出现，其早期 X 线征象类似于灶性肺炎，但患者年龄较大，常有吸烟史，中毒症状不明显，有刺激性咳嗽、咯血等症状，明显消瘦。其引起的阻塞性肺炎常呈叶、段分布，往往伴有肺门淋巴结肿大或肺不张，痰脱落细胞、胸部 CT、支气管纤维镜检查有助于诊断。

（2）渗出性胸膜炎：发热症状不如肺炎明显，无血痰，血常规检查白细胞多正常或稍增加，大量胸腔积液时可发生纵隔移位，叩诊浊音，听诊呼吸音减弱或消失，胸部 X 线检查可见外高内低弧形积液阴影，胸腔穿刺可抽出积液。

（3）肺栓塞：临床症状中咳嗽、胸痛与肺炎颇类似，但表现为突然发病，剧烈胸痛，与肺部体征不相称的呼吸困难、咯血、干咳及胸痛，可有体位性昏厥、发作性或进行性充血性心力衰竭等症状，常发生于外科手术、外伤、分娩、心脏病（心房纤颤者），及动、静脉炎者，无寒战、高热，咯血常为整口鲜血。血常规检查白细胞数呈中度增加，经胸片、心电图、血气分析、血液生化不能确诊，则需肺灌注和通气核素显像，肺动脉造影。

2. 其他证候、治法、方剂

（1）痰热壅肺证：辨证要点为发热，咳嗽，痰多喘鸣，痰黏或黄或带血，胸痛，气粗而喘，口渴烦躁，小便黄赤，大便干燥。舌红苔黄腻，脉弦滑数。治法为清热化痰，宣肺平喘。治疗代表方为麻杏石甘汤合苇茎汤。

（2）正虚邪恋证：辨证要点为低热不退，咳嗽减而未止，痰少黏稠不爽，神疲乏力，气短懒言，或口渴烦躁。舌红而裂，少苔，或舌淡而少津，脉细数或无力。治法为益气养阴，润肺化痰。治疗代表方为竹叶石膏汤。

3. 西医治疗要点

（1）一般治疗：适当休息，注意保暖，多饮水，避免诱发因素。

（2）对症治疗：发热头痛时可应用解热镇痛药如布洛芬等，咳嗽咳痰选用祛痰剂。

（3）抗菌治疗：仅针对有细菌感染证据时使用，根据病原体和药物实验结果选择。经验用药可以选用大环内酯类、头孢菌素类、青霉素类、喹诺酮类。

（4）除积极抗感染外，同时注意对症处理和支持疗法。重症患者要积极治疗，监测神志、体温、呼吸、心率、血压及尿量等，对出现休克、呼吸衰竭和心力衰竭者，应及时抢救。

题卡 ⑦ ——肺结核

例 1

病例摘要：

杨某，女，36 岁。已婚，公司职员。2022 年 9 月 21 日初诊。

因感冒后干咳 2 个月就诊。2 个月前感冒后开始咳嗽，自服"感冒药"后诸症好转，唯咳嗽不减，一直干咳，偶有咳嗽痰血相间，血色鲜红，潮热，盗汗，咳时胸痛，口干咽燥。

查体：T 37.2℃，P 88 次/分，R 18 次/分，BP 120/80mmHg。双肺呼吸音清，未闻及干湿啰音，心率 88 次/分，律齐，肝脾未触及，双下肢无浮肿。舌质红，苔薄白，脉象细数。

辅助检查：X 线胸透：双上肺第二前肋间可见片状阴影，左肺病灶边缘清晰，意见：浸润型肺结核？痰中找到抗酸杆菌。

答题要求： 1. 根据上述病例摘要，在答题卡上完成书面辨证论治。

2. 鉴别诊断：请与肺脓肿相鉴别。

考试时间： 60 分钟。

参考答案

中医辨病辨证依据：

患者体质较弱，外感痨虫而发为肺痨。痨虫蚀肺，阴津受伤，阴虚肺燥，肺失滋润，故见干咳；阴虚生热，虚火灼伤肺络，则见痰血相间、血色鲜红、咳时胸痛；阴虚火旺，则见潮热；虚火迫津外泄，则见盗汗；肺阴耗伤，津液亏虚，则见口干咽燥；舌质红，苔薄白，脉象细数均为肺阴亏虚之征。综观舌、脉、症，本证为肺阴亏虚之肺痨，病位在肺，病性为虚实夹杂，预后可。

西医诊断依据：

（1）年轻女性，咳嗽咯痰 2 个月。咳嗽咯血，低热，盗汗。

（2）X 线胸透：双上肺第二前肋间可见片状阴影，左肺病灶边缘清晰，意见：浸润型肺结核可能。

（3）痰中找到抗酸杆菌。

西医鉴别诊断：

与肺脓肿相鉴别。肺脓肿起病较急，高热，大量脓痰，痰菌培养无结核菌，但有多种其他细菌，外周血白细胞及嗜酸性粒细胞增多，应用抗生素治疗无效。胸片空洞多见于肺下叶，洞内很少有液平面。

诊断：

中医疾病诊断：肺痨　　　　　　　　中医证候诊断：肺阴亏损证

西医诊断：肺结核

中医治法：滋阴润肺

方剂：月华丸加减

药物组成、剂量及煎服法：

北沙参 15g	麦冬 10g	生地 10g	熟地 10g
百部 10g	川贝母 5g	三七 10g	茯苓 30g
百合 30g	玉竹 10g	地骨皮 10g	藕节炭 10g^(包煎)

7剂，水煎服，日1剂，每剂分早晚2次温热服

西医治疗原则与方法（药物、手术等）：

（1）抗结核化学治疗，患者无结核病史，选择 2HRZE/4HR 方案。

（2）强化期使用异烟肼、利福平、吡嗪酰胺片和乙胺丁醇；巩固期使用异烟肼、利福平。

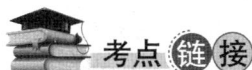

考点 链 接

1. 相似疾病的鉴别

（1）肺癌：肺癌多为40岁以上，中央型以鳞癌为主，常有长期吸烟史，一般不发热，呼吸困难或胸闷、胸痛逐渐加重，常伴刺激性咳嗽、咯血或痰中带血，进行性消瘦，有锁骨上转移者可触及质硬淋巴结，某些患者可有骨关节肥大征。X线结节可有分叶毛刺，无卫星灶，一般无钙化，可有空泡征；外周型可见胸膜内陷征。痰70%可检得癌细胞而TB可50%查到结核杆菌。纤支镜检中央型可见新生物，活检常可获病理诊断，刷片、BAL可查到癌细胞，结核者可查到TB。结核菌素试验肺癌往往阴性而结核常强阳性。

（2）肺炎：肺部非细菌性（支原体、病毒、过敏）炎症，常显示斑片影与早期浸润性肺结核的表现相似，而细菌性肺炎出现大叶性病变时易与结核性干酪性肺炎相混，都需鉴别。支原体肺炎常症状轻而胸片检查表现重，2~3周可自行消失；过敏性者血中嗜酸性粒细胞增多，肺内阴影游走性，各有特点易于鉴别。细菌性肺炎可起病急、寒战、高热、咳铁锈色痰，有口唇疱疹而痰中无结核杆菌，肺炎链球菌阳性，抗生素治疗可恢复快，1个月内全消散。

（3）肺脓肿：浸润型肺结核如有空洞常需与肺脓肿鉴别，尤其下叶尖段结核空洞需与急性肺脓肿鉴别，慢性纤维空洞型肺结核需与慢性肺脓肿鉴别。主要鉴别点在于，结核者痰中找到结核杆菌，肺脓肿起病较急，白细胞总数与中性粒细胞增多，抗生素效果明显。但有时结核空洞可继发细菌感染，此时痰中结核杆菌不易检出。

（4）慢性支气管炎：常与慢性纤维空洞型肺结核患者症状相似，但X线下与痰菌检查易于鉴别。慢性支气管炎患者胸片仅见纹理改变未见实质结核病灶，而慢性纤维空洞型肺结核有明确严重病变，且TB（+）。

（5）支气管扩张：症状为咳嗽、咳脓痰、反复咯血，易与慢性纤维空洞型肺结核相混，但胸片一般仅见纹理粗乱或卷发影。

2. 其他证候、治法、方剂

（1）阴虚火旺证：辨证要点为呛咳气急，痰少质黏，或咳痰黄稠量多，时时咯血，血色鲜红，混有泡沫痰涎，午后潮热，骨蒸，五心烦热，颧红，盗汗量多，口渴心烦，失眠，性情急躁易怒，或胸胁掣痛，男子可见遗精，女子月经不调，形体日益消瘦，舌干而红，苔薄黄而剥，脉细数。治法为滋阴降火。治疗代表方为百合固金丸合秦艽鳖甲散。

（2）气阴耗伤证：辨证要点为咳嗽无力，气短声低，咳痰清稀色白，量较多，偶或夹血，或咯血，血色淡红，午后潮热，伴有畏风、怕冷，自汗与盗汗可并见，纳少神疲，便溏，面色㿠白，颧红，舌质光淡，边有齿痕，苔薄，脉细弱而数。治法为益气养阴。治疗代表方为保真汤或参苓白术散。

（3）阴阳两虚证：辨证要点为咳逆喘息，少气，咳痰色白有沫，或夹血丝，血色暗淡，潮热，自汗，盗汗，声嘶或失音，面浮肢肿，心慌，唇紫，肢冷，形寒，或见五更泄泻，口舌生糜，大肉尽脱，男子遗精阳痿，女子经闭，苔黄而剥，舌质光淡隐紫，少津，脉微细而数，或虚大无力。治法为滋阴补阳。治疗代表方为补天大造丸。

3. 西医治疗要点

（1）肺结核治疗的目的在于控制和消灭致病菌。

（2）西医治疗主要包括化学药物治疗（简称化疗）、对症治疗、手术治疗。化疗的基本原则是早期、联合、适量、规律、全程用药。对症治疗包括针对于发热、胸腔积液和咯血等症状对症治疗。

| 例 2

病例摘要：

南某，男，60 岁。进城务工农民。

因发热、咳嗽 1 周来诊。患者劳累后发热，最高体温 38.4℃，伴咳嗽、咯痰黄色黏稠量多，胸痛，心烦口渴，急躁易怒，大便干结。查血常规：WBC 11.7×10^9/L，N 79%，自服头孢呋辛酯 3 天后，热势降低，以午后低热为主，最高体温 37.4℃，咳嗽咯痰量不多，痰中带血丝，夜间盗汗，右侧胸痛，腰膝酸软，五心烦热，心烦失眠。

查体：T 37.6℃，P 88 次/分，R 18 次/分，BP 120/80mmHg。右肺呼吸音稍粗，双肺未闻及干湿啰音。舌质红，苔少，脉细数。

辅助检查：血常规正常。胸片提示右上肺片状模糊影，边界不清。痰中找到抗酸杆菌。

答题要求： 1. 根据上述病例摘要，在答题卡上完成书面辨证论治。

　　　　　　2. 鉴别诊断：请与肺炎相鉴别。

考试时间： 60 分钟。

参考答案

中医辨病辨证依据：

劳累过度，耗伤气血津液，正气亏虚，抗病能力弱，则痨虫乘虚袭入，感染痨虫而发病，肺虚及肾，肾阴亏耗，肺肾阴伤，虚火灼津，炼液成痰，故痰少质黏，呛咳气急；虚火灼伤肺络，故痰中带血丝；阴虚火旺，则午后潮热，骨蒸颧红，五心烦热；虚火迫津外泄，故盗汗；肾阴不足，心肝火旺，故心烦口渴，急躁易怒，失眠多梦；肝肺脉络失和，以致胸胁掣痛；舌质红，苔少，脉细数，均属虚火灼肺。

西医诊断依据：

有较密切的结核病接触史，起病可急可缓，多为低热、盗汗、乏力、纳差、消瘦等；呼吸道症状有咳嗽、咳痰、咯血、胸痛、不同程度胸闷或呼吸困难。实验室检查：白细胞计数正常或轻度增高，血沉增快，痰培养结核菌聚合酶链式反应（PCR）阳性，结核菌素试验阳性，胸部 X 线检查为诊断肺结核的必备手段。痰中找到抗酸杆菌方可确诊。

西医鉴别诊断：

与肺炎相鉴别。肺炎的肺部非细菌性（支原体、病毒、过敏）炎症常显示斑片影与早期浸润性肺结核的表现相似，而细菌性肺炎出现大叶性病变时可与结核性干酪肺炎相混，都需鉴别。支原体肺炎常症状轻而 X 线重，2～3 周自行消失；过敏性者血中嗜酸细胞增多，肺内阴影游走性，各有特点易于鉴别。细菌性肺炎可起病急、寒战、高热、咳铁锈色痰，有口唇疱疹而痰中无结核杆菌，肺炎链球菌阳性，抗生素治疗可恢复快，1 个月内全消散。

诊断：

中医疾病诊断：肺痨 中医证候诊断：虚火灼肺证

西医诊断：肺结核

中医治法： 滋阴降火

方剂：百合固金汤加减合秦艽鳖甲散

药物组成、剂量及煎服法：

熟地 10g	生地 10g	当归 9g	白芍 10g
甘草 6g	桔梗 6g	玄参 5g	贝母 10g
麦冬 15g	百合 15g	白及 10g	百部 6g

7 剂，水煎服，日 1 剂，每剂分早晚 2 次温热服

西医治疗原则与方法（药物、手术等）：

（1）嘱患者规范按时服药，减少劳累，保持情绪舒畅。

（2）抗结核化学治疗，患者无结核病史，属于初治患者，选择 2HRZE/4HR 方案。即强化期使用异烟肼、利福平、吡嗪酰胺片和乙胺丁醇；巩固期使用异烟肼、利福平。

题卡 ⑧ ——原发性支气管肺癌

病例摘要：

常某，女，67 岁，退休干部。2024 年 3 月就诊。

主诉消瘦乏力 1 年，咳嗽伴左侧胸痛 4 个月。1 年前开始自觉疲倦乏力嗜卧，自认为长期干活劳累、睡眠不足导致，逐渐发现饮食减少，神疲倦怠加重。4 个月前开始无明显诱因出现轻度咳嗽，痰少黏白，偶有血丝，夜间咳嗽为主，伴有咳嗽重时左侧胸痛，偶有夜间咳嗽影响睡眠，口干咽燥，午后潮热，心慌盗汗，纳差脘胀。

查体：T 36.2℃，P 84 次/分，R 20 次/分，BP 120/80mmHg。形体消瘦，精神萎靡，锁骨上淋巴结未及肿大，双肺呼吸音清，左下肺可闻及湿啰音。心率 84 次/分，律齐，肝脾未及，双下肢无浮肿。舌质暗红，少苔，有瘀斑，脉沉细数。

辅助检查：血常规：WBC 8.2×10^9/L，N 56%。胸片：左下肺大面积团块影。胸部 CT：左下肺近胸膜处可见直径约 4cm×5cm 结节，有深分叶，边界有细长毛刺，左侧少量胸腔积液。纤维支气管镜检查：左肺下叶基底段口可见新生物，边界不清，支气管腔狭窄，钳取少量组织进行病理检查。病理检查：左肺下叶低分化腺癌。

答题要求： 1. 根据上述病例摘要，在答题卡上完成书面辨证论治。

2. 鉴别诊断：请与纵隔恶性淋巴瘤相鉴别。

考试时间： 60 分钟。

参考答案

中医辨病辨证依据：

患者年逾六十，正气自虚，阴津自虚。阴血同源，阴亏则血少，血虚则运行不畅，终至肺癌，气阴两虚，兼有瘀血之证。肺阴亏虚，虚热内灼，肺失滋润，肃降无权，肺气上逆，则见干咳，咳声短促；虚火灼津为痰，肺损络伤，故痰少黏白偶见夹血；阴虚肺燥，津液不能濡润上承，则咳声逐渐嘶哑，口干咽燥；阴虚火旺，故午后潮热，心慌盗汗；阴精不能充养而致形瘦神疲。舌质红，少苔，脉细数，为肺阴亏虚，阴虚内热，瘀血内停之证。

西医诊断依据：

（1）老年女性患者，消瘦乏力，咳嗽胸痛。

（2）咳嗽重时胸痛加重，体检示左下肺湿啰音。

（3）胸片示左下肺大面积团块影。胸部 CT 示左下肺胸膜处可见结节，有深分叶，并有毛刺，左侧少量胸腔积液。支气管镜检查示左肺下叶基底段口可见新生物，支气管腔狭窄，病理示低分化腺癌。

西医鉴别诊断：

与纵隔恶性淋巴瘤相鉴别。纵隔恶性淋巴瘤（淋巴肉瘤及霍奇金病）在临床上常有咳嗽、发热等症状，影像学显示纵隔影增宽，且呈分叶状，有时难以与中央型肺癌相鉴别。如果有锁骨上或腋窝下淋巴结肿大，应做活检明确诊断。淋巴肉瘤对放射治疗特别敏感，对可疑病例可试用小剂量放射治疗，可使肿块明显缩小。这种试验性治疗有助于淋巴肉瘤诊断。

诊断：

中医疾病诊断：肺癌　　　　　　　　　中医证候诊断：气阴两虚证

西医诊断：原发性支气管肺癌（NSCLC）－腺癌

中医治法：益气养阴，化痰散结

方剂：沙参麦冬汤加减

药物组成、剂量及煎服法：

南沙参 15g	麦冬 15g	玉竹 10g	白扁豆 10g
桑叶 10g	天花粉 15g	生甘草 6g	三七 10g
薄荷 12g	延胡索 15g		

7剂，水煎服，日1剂，每剂分早晚2次温热服

西医治疗原则与方法（药物、手术等）：

（1）已经出现胸腔积液的肺癌不适合接受手术治疗。

（2）在进行基本评估后，针对胸痛、咯血症状，可以选择姑息性放疗。

（3）化疗是肺癌的主要治疗方法，90%以上的肺癌需要接受化疗治疗，也是治疗非小细胞肺癌的主要手段，化疗治疗非小细胞肺癌的肿瘤缓解率为40%～50%。化疗一般不能治愈非小细胞肺癌，只能延长患者生存和改善生活质量。

考点链接

1. 相似疾病的鉴别

（1）结核球：1）年龄发生在40岁以上者以肺癌多见，年龄越大，肺癌的可能性也越大。2）病变部位结核好发于上叶尖段、下叶背段。肺癌无一定好发部位。3）影像学表现：①形态：有分叶，特别是深分叶，支持肺癌的诊断。结核球多无分叶、很少病灶可见浅分叶。②边缘：肺癌多表现为边缘毛糙。毛刺，少数病灶表现为边缘清楚、整齐，结核球绝大多数表现为边缘光滑、锐利，少数可见粗长毛刺，与肺癌细短毛刺不同。③病灶内钙化：病灶中心钙化或边缘分层钙化支持结核球，边缘钙化，或病变内部轻微的钙化不可除外肺癌。

（2）肺脓肿：起病急，全身中毒症状重，表现为高热、咳嗽、胸痛、大量脓痰，外周白细胞总数增加，X线片可见单一、密度较高的阴影，边界清楚、光滑。经有效

抗感染治疗，3 周左右症状减轻或消失。

（3）肺部感染：肺部感染有时难以与肺癌阻塞支气管引起的阻塞性肺炎相鉴别。但如肺炎多次发作在同一部位，则应提高警惕，应高度怀疑由肿瘤堵塞所致，应取患者痰液做细胞学检查和进行支气管镜检查。在有些病例，肺部炎症部分吸收，剩余炎症被纤维组织包裹形成结节或炎性假瘤时，很难与周围型肺癌相鉴别，对可疑病例应施行开胸探查术。

（4）肺部良性肿瘤：如结构瘤、软骨瘤、纤维瘤等都较少见，但都须与周围型肺癌相鉴别。良性肿瘤病程较长，临床上大多无症状，X 线片上常呈圆形块影，边缘整齐，没有毛刺，也不呈分叶状。支气管腺瘤是一种低度恶性的肿瘤，常发生在年轻妇女，因此临床上常有肺部感染和咯血等症状，经纤维支气管镜检查常能作出诊断。

2. 其他证候、治法、方剂

（1）阴虚毒热证：辨证要点为咳嗽，无痰或少痰，或有痰中带血，甚则反复咯血，肺中积块，心烦，少寐，手足心热，或低热盗汗，或邪热炽盛，羁留不退，口渴，大便秘结，舌质红，苔黄，脉细数或数大。治法为养阴清热，解毒散结。治疗代表方为沙参麦冬汤合五味消毒饮。

（2）气滞血瘀证：辨证要点为咳嗽，咯痰或痰血暗红，胸闷胀痛或刺痛，面青唇暗，肺中积块，舌质暗紫或有瘀斑瘀点，脉弦或涩。治法为化痰散结，行气止痛。治疗代表方为血府逐瘀汤加减。

（3）痰湿蕴肺证：辨证要点为咳嗽痰多，胸闷气短，肺中积块，可见胸胁疼痛，纳差便溏，神疲乏力，舌质淡暗或有瘀斑，苔厚腻，脉弦滑。治法为祛湿化痰。治疗代表方为二陈汤合瓜蒌薤白半夏汤加减。

3. 西医治疗要点

目前肺癌的西医治疗包括手术、化疗、放疗、生物治疗等，但疗效仍不能令人满意，5 年生存率无明显改善。同一病理类型、相同分期、相似身体机能状态的患者，尽管采用了相同的治疗方案，但患者对治疗的反应却可能不同，预后更不同。其原因是由肿瘤异质性、个体遗传差异、肿瘤基因表达谱等不同所致，即患者并不以同样的方式对治疗起反应。因此，肺癌的治疗要强调规范化与个体化相结合。肺癌的治疗必须根据患者实际情况，按照病理分型、临床分期、生物蛋白标记物的检测结果来制定切实、可行、有效的个体化治疗方案，才能避免无效治疗，降低医疗成本，提高疗效，延长患者生存期。

对非小细胞肺癌Ⅰ期和Ⅱ期患者应行以治愈为目标的手术切除治疗。小细胞肺癌对于化疗非常敏感，很多化疗药物可提高小细胞肺癌的缓解率。

题卡 ⑨ ——**呼吸衰竭**

病例摘要：

陈某，男，76 岁。2019 年 10 月就诊。

患者 2 年前因活动后气短到医院检查，被诊断为"特发性肺间质纤维化"。近日来因天气变化，着凉感冒后出现呼吸急促，短浅难续，甚则张口抬肩，不能平卧，心悸，咳嗽，痰白如沫。患者有吸烟史 50 余年。

查体：体温 37.8℃，P 90 次/分，R 30 次/分，BP 160/95mmHg。呼吸浅慢，口唇指甲末端发绀，杵状指，舌淡紫，苔白润，脉沉细无力。

实验室检查：动脉血气分析：pH 7.37，PaO_2 53mmHg，$PaCO_2$ 40mmHg。

答题要求： 1. 根据上述病例摘要，在答题卡上完成书面辨证论治。

2. 鉴别诊断：请与慢性阻塞性肺疾病相鉴别。

参考答案

中医辨病辨证依据：

患者呼吸困难、发绀，并有特发性肺间质纤维化病史，呼吸急促，短浅难续，甚则张口抬肩，不能平卧，心悸，咳嗽，痰白如沫，血气 PaO_2 53mmHg，低氧血症，因此诊断为Ⅰ型呼吸衰竭等。各种肺系疾病迁延不愈，致肺气虚损，病久可累及于脾、肾、心，肺气虚累及于肾，肾虚则不纳气，气不归原，气逆于肺则喘促，咳嗽，甚则张口抬肩，肺失宣肃、脾失转输、肾失温化，水湿内停，聚而为痰，故痰白如沫。

西医诊断依据：

（1）间质性肺病患者是导致呼吸衰竭的根本原因，着凉感冒为引起呼衰的诱发因素。

（2）临床症状：慢性呼吸困难。

（3）依靠血气分析进行诊断，尤其是 PaO_2 和 $PaCO_2$ 的测定。

西医鉴别诊断：

与慢性阻塞性肺疾病（COPD）相鉴别。呼吸衰竭常在 COPD 急性加重时发生，其症状明显加重，发生低氧血症和（或）高碳酸血症，可具有缺氧和二氧化碳潴留的临床表现。

诊断：

中医疾病诊断：喘证　　　　　　中医证候诊断：肺肾气虚证

西医诊断：慢性呼吸衰竭（Ⅰ型呼吸衰竭）

中医治法： 补益肺肾，纳气平喘

方剂：补肺汤合参蛤散加减

药物组成：

人参 9g	黄芪 24g	熟地 24g	五味子 6g
紫菀 9g	桑白皮 9g	蛤蚧 1 对	款冬花 12g
炒白术 10g	陈皮 10g	茯苓 15g	甘草 6g

7 剂，水煎服，日 1 剂，每剂分早晚 2 次温热服

西医治疗原则与方法（药物、手术等）：

（1）保持呼吸道通畅。

（2）氧疗增加吸氧浓度，必要时给予高流量氧疗或者无创呼吸机支持。

（3）支持治疗，慢性呼吸衰竭患者可因营养不良引起机体免疫力下降，感染不易控制，呼吸肌疲劳，而发生呼吸泵衰竭，甚至死亡。故应及时经口服、鼻饲管等途径给予补充高蛋白、高脂肪、低碳水化合物以及适量的多种维生素和微量元素的饮食，严重者可静脉给予营养治疗。

考点链接

1. 其他证候、治法、方剂

（1）痰浊阻肺证：辨证要点为呼吸急促，喉中痰鸣，痰涎黏稠，不易咯出，胸中窒闷，面色暗红或青紫，唇舌紫暗，苔白或白腻，脉滑数。治法为化痰降气，活血化瘀。治疗代表方为二陈汤合三子养亲汤加减。

（2）脾肾阳虚证：辨证要点为咳喘，心悸怔忡，不能平卧，动则尤甚，腹部胀满，浮肿，肢冷尿少，面青唇绀，舌胖紫黯，苔白滑，脉沉细或结代。治法为温肾健脾，化湿利水。治疗代表方为真武汤合五苓散加减。

（3）痰蒙神窍证：辨证要点为呼吸急促，或伴痰鸣，神志恍惚，谵语，烦躁不安，嗜睡，甚则抽搐、昏迷，颜面发绀，舌暗紫，苔白腻，脉滑数。治法为涤痰开窍，息风止痉。治疗代表方为涤痰汤送服安宫牛黄丸、至宝丹。

（4）阳微欲脱证：辨证要点为喘逆剧甚，张口抬肩，鼻翼扇动，面色苍白，冷汗淋漓，四肢厥冷，烦躁不安，面色紫暗，舌紫暗，脉沉细无力或脉微欲绝。治法为益气温阳，固脱救逆。治疗代表方为独参汤灌服，同时用参附注射液静脉滴注。

2. 西医治疗要点

（1）首先积极治疗原发病，合并细菌等感染时应使用敏感抗生素，去除诱发因素。

（2）保持呼吸道通畅和有效通气量，可给予解除支气管痉挛和祛痰药物，如沙丁胺醇（舒喘灵）、硫酸特布他林（博利康尼）解痉，乙酰半胱氨酸、盐酸氨溴索（沐舒坦）等药物祛痰。必要时可用肾上腺皮质激素静脉滴注。

（3）纠正低氧血症，可用鼻导管或面罩吸氧，严重缺氧和（或）伴有二氧化碳潴留、有严重意识障碍、出现肺性脑病时应使用机械通气以改善低氧血症。

（4）纠正酸碱失衡、心律失常、心力衰竭等并发症。

题卡 ⑩ ——心力衰竭

病例摘要：

张某，男，80 岁。2022 年 10 月就诊。

患者近日来因天气变化，着凉感冒后出现活动后气喘，休息后好转，夜间症状重，影响睡眠。卧位时呼吸困难加重，坐位时减轻，阵咳，咯粉红色泡沫样痰，心悸气短，身重乏力，心烦不寐，乏力懒动，腰膝酸软，形寒肢冷，食欲不振，腹胀，恶心，呕吐，白天少尿，夜尿增多。患者有房颤、心律失常等心脏病史近 30 年。

查体：T 36.8℃，P 115 次/分，R 24 次/分，BP 180/95mmHg。颈静脉怒张，双下肺可闻及湿啰音，瓣膜区有收缩期杂音，肝颈静脉反流征阳性，双下肢呈凹陷性水肿。舌淡苔白，脉沉迟。

辅助检查：心电图：左、右心室肥厚。心脏彩超：射血分数 EF 值为 45%。BNP：2100ng/L。

答题要求： 1. 根据上述病例摘要，在答题卡上完成书面辨证论治。
2. 鉴别诊断：请与支气管哮喘相鉴别。

参考答案

中医辨病辨证依据：

患者由于年老体衰等因素导致气血亏虚，久之影响及心，致心气衰弱，气不行血，损及心阳、心阴，气血衰败，发展为心衰之病。心气虚是发病基础，气虚血瘀是基本病机，心气虚久，累及心阳，致心阳受损，或素体阳虚影响心阳，也可致心阳受损，可见心悸、胸痛、面色苍白、畏寒怕冷等症状。随着病情的发展，心阳虚的证候日渐显著，到心力衰竭的终末期以阳虚为突出表现，最终表现为阳气厥脱之危象。心阳亏虚，累及肾阳，致命门火衰。肾阳亏虚，气不化津，津失敷布，水溢肌肤则浮肿。

西医诊断依据：

（1）有明确器质性心脏病的诊断。

（2）卧位时呼吸困难加重，坐位时减轻，阵咳，咯泡沫样痰。

（3）颈静脉怒张，肺部可闻及湿啰音，瓣膜区有收缩期杂音。

（4）射血分数 EF 值为 45%，BNP 为 2100ng/L。

西医鉴别诊断：

与支气管哮喘相鉴别。支气管哮喘多见于青少年，有过敏史，以发作性伴有哮鸣音的呼气性呼吸困难或发作性咳嗽、胸闷为临床特征，咳白色黏痰，肺部听诊以哮鸣音为主，支气管扩张剂有效。而心源性哮喘有心脏病史，多见于老年人，发作时强迫端坐位，两肺以湿啰音为主，可伴有干啰音，甚至咳粉红色泡沫痰；胸部影像学检查、肺功能检查和 BNP/NT－proBNP 测定有助于两者鉴别。

诊断：

中医疾病诊断：心悸　　　　　　　　中医证候诊断：心脾阳虚证

西医诊断：慢性心力衰竭

中医治法：益气健脾、温阳利水

方剂：真武汤加减

药物组成：

人参 15g	附子 10g ^(先煎)	葶苈子 15g	茯苓 20g
桂枝 10g	炒白术 20g	甘草 6g	白芍 30g
大枣 20g	丹参 15g	檀香 10g	

7 剂，水煎服，日 1 剂，每剂分早晚 2 次温热服

西医治疗原则与方法（药物、手术等）：

1. 一般治疗：去除或缓解病因控制感染，治疗心律失常特别是心房颤动并发快速心室率，纠正贫血、电解质紊乱，注意是否并发肺梗死等。

2. 药物治疗：可以使用利尿剂、血管紧张素转换酶抑制剂（ACEI）、血管紧张素Ⅱ受体拮抗剂（ARB）、β受体拮抗剂、洋地黄制剂、醛固酮受体拮抗剂。

3. 非药物治疗：包括心脏再同步化治疗（CRT）、植入型心律转复除颤器（ICD）、心脏移植等。

考点链接

1. 相似疾病的鉴别

本病还应与心包积液、缩窄性心包炎、肝硬化等引起的水肿和腹水相鉴别。

（1）心包积液、缩窄性心包炎可引起颈静脉充盈、静脉压增高、肝大、腹水，但心尖搏动弱、心音低，并有奇脉，超声心动图有助于鉴别。

（2）肝硬化引起的水冲和腹水，无颈静脉充盈和肝颈静脉回流征阳性。

2. 其他证候、治法、方剂

（1）心肺气虚证：辨证要点为心悸气短，身重乏力，心烦不寐，口燥咽干，小便短赤，甚则五心烦热，潮热盗汗，眩晕耳鸣，肢肿形瘦，唇甲稍暗，舌质暗红，少苔或无苔，脉沉细或虚数。治法为补益心肺。治疗代表方为养心汤合补肺汤加减。

（2）心脾阳虚证：辨证要点为喘咳气急，张口抬肩，不能平卧，颜面及肢体浮肿，痰多色白或黄稠，心悸烦躁，胸闷脘痞，形寒肢冷，大便溏泄，小便短赤，舌淡胖，苔白滑，脉沉无力。治法为益气健脾，温阳利水。治疗代表方为真武汤加减。

（3）心阳欲脱证：辨证要点为心悸，喘息不能卧，面色苍白，四肢厥冷，舌质淡润，脉微细。治法为回阳固脱。代表方为独参汤或四味回阳饮加减。

3. 西医诊断要点

有明确器质性心脏病的诊断，结合症状、体征、实验室及其他检查可做出诊断。临床诊断应包括心脏病的病因（基本病因和诱因）、病理解剖、病理生理、心律及心功能分级等诊断。

（1）美国纽约心脏病协会（NYHA）心功能分级：Ⅰ级，日常活动无心衰症状；Ⅱ级，

日常活动出现心衰症状（呼吸困难、乏力）；Ⅲ级，低于日常活动出现心衰症状；Ⅳ级，在休息时出现心衰症状。反映左室收缩功能的 LVEF 与心功能分级症状并非完全一致。

（2）6 分钟步行试验：此方法安全、简便、易行，已逐渐在临床应用，不但能评定患者的运动耐力，而且可预测患者预后。6 分钟步行距离 <150m 为重度心衰，150～425m 为中度心衰，426～550m 为轻度心衰。

题卡⑪——心律失常

┤ 例 1 ├

病例摘要：

辛某，男，42 岁，科研人员。2019 年 8 月就诊。

患者 2 周前因天气变化而着凉感冒，未予重视。自行口服感冒冲剂、阿奇霉素等药物后流涕、头痛等症状消失，但仍觉疲乏无力。近 3 天来自觉心慌，常由于活动或者精神紧张而诱发，休息后可以缓解。心悸不宁，心烦少寐，头晕目眩，手足心热，耳鸣腰酸。

查体：T 36.2℃，P 84 次/分，R 20 次/分，BP 120/80mmHg。双肺呼吸音清，心率 84 次/分，律不齐，可闻及早搏，每分钟 8～10 次。肝脾未及，双下肢无浮肿。舌质红，苔少，脉细数。

辅助检查：心电图：窦性心律，心率 88 次/分，律齐，频发室性早搏。

答题要求： 1. 根据上述病例摘要，在答题卡上完成书面辨证论治。

2. 鉴别诊断：请与心房颤动相鉴别。

考试时间： 60 分钟。

参考答案

中医辨病辨证依据：

外感之邪，由血脉内侵于心，耗伤心阴，心为神舍，心气不足易致神浮不敛，心神动摇，少寐多梦；胆气怯弱则善惊易恐，恶闻声响。心胆俱虚则更易为惊恐所伤，稍惊即悸。心位胸中，心气不足，胸中宗气运转无力，故胸闷气短；气虚卫外不固则自汗，劳累耗气，心气益虚，故劳则加重；脉象动数或细弦为气血逆乱之象。

西医诊断依据：

室性早搏：依据心电图诊断。QRS 波群提早出现，其形态异常，时限大多 >0.12s，T 波与 QRS 波群主波方向相反，ST 段随 T 波移位，其前无 P 波。发生束支近端处的室性早搏，其 QRS 波群可不增宽。室性早搏后大多有完全代偿间歇。基础心律较慢时，室性早搏可插入于两次窦性心搏之间，形成插入型室性早搏。偶见室性早搏逆传至心房的逆行 P 波，常出现于室性早搏的 ST 段上。

西医鉴别诊断：

与心房颤动相鉴别。心房颤动的心电图表现：心律绝对不规则，第一心音强弱不等，脉律不齐伴脉搏短绌。心电图：P 波消失，代以间距、大小均不规则的房颤波，频率为 350 ~ 600 次/分，V_1 导联最清楚，有时 f 波极纤细而不易辨认；R-R 间距绝对不规则，形态和振幅略有不同；QRS 波群大多与窦性心律时相同，伴有室内差异性传导时，QRS 波群出现宽大畸形。

诊断：

中医疾病诊断：心悸　　　　　　　　中医证候诊断：阴虚火旺证

西医诊断：心律失常（室性期前收缩）

中医治法：滋阴清火，养心安神

方剂：天王补心丹加减

药物组成、剂量及煎服法：

酸枣仁 12g	柏子仁 10g	当归 10g	天冬 9g
麦冬 10g	生地 15g	人参 10g	丹参 9g
玄参 10g	茯苓 12g	五味子 8g	远志肉 9g
桔梗 8g			

上药共为细末，炼蜜为小丸，每服 9g，日 3 次

西医治疗原则与方法（药物、手术等）：

（1）治疗室性早搏的主要目的是预防室性心动过速，心室颤动和心源性猝死。

（2）对伴发于器质性心脏病的室性早搏，应对其原发病进行治疗，需紧急处理的室性早搏可静脉注射 50 ~ 100mg 利多卡因，直至早搏消失或总量达 250mg 为止。心律失常纠正后可按需要每分钟滴入 1 ~ 3mg，稳定后可改用口服药物维持。

考点链接

1. 相似疾病的鉴别

（1）**房性早搏：**P 波提早出现，其形态与基本心律的 P 波不同，P-R 间期 > 0.12s。QRS 波群大多与窦性心律的相同，有时稍增宽或畸形，伴 ST 段及 T 波相应改变的称为心室内差异性传导，需与室性早搏鉴别。房性早搏伴心室内差异传导时畸形 QRS 波群前可见提早出现的畸形 P 波。畸形 P 波之后也可无相应的 QRS 波，称为阻滞性房性早搏。需与窦性心律不齐或窦性停搏鉴别。在前一次心搏 ST 段或 T 波上找到畸形提早 P 波的，可确诊为阻滞性房性早搏。房性早搏冲动常侵入窦房结，使后者提前除极，窦房结自发除极再按原周期重新开始，形成不完全性代偿间歇，偶见房性早搏后有完全性代偿间歇。

（2）**房室交界性早搏：**除提早出现外，其心电图特征与房室交界性逸搏相似。早搏冲动侵入窦房结的形成不完全性代偿间歇，不干扰窦房结自发除极的则形成完全性代偿间歇。

2. 其他证候、治法、方剂

（1）**心虚胆怯证：**辨证要点为心悸不宁，善惊易恐，坐卧不安，不寐多梦而易惊

醒，恶闻声响，食少纳呆，苔薄白，脉细略数或细弦。治法为镇惊定志，养心安神。治疗代表方为安神定志丸。

（2）心血不足证：辨证要点为心悸气短，头晕目眩，失眠健忘，面色无华，倦怠乏力，纳呆食少，舌淡红，脉细弱。治法为补血养心，益气安神。治疗代表方为归脾汤。

（3）心阳不振证：辨证要点为心悸不安，胸闷气短，动则尤甚，面色苍白，形寒肢冷，舌淡苔白，脉象虚弱或沉细无力。治法为温补心阳，安神定悸。治疗代表方为桂枝甘草龙骨牡蛎汤。

3. 西医治疗要点

除针对病因治疗外，可选用抗心律失常药物治疗，多选用作用于心室的Ⅰ类和Ⅲ类药。

（1）对于期前收缩患者，应综合考虑患者长期应用抗心律失常药物治疗的风险和收益，伴有心衰和心肌梗死的患者禁用Ⅰ类抗心律失常药物。

（2）有潜在致命危险的室性期前收缩常需紧急静脉给药。急性心肌梗死初期可选静脉内使用胺碘酮或利多卡因。心肌梗死后若无禁忌，则常用β受体拮抗剂或胺碘酮治疗。

（3）部分单源性频发室性期前收缩可考虑在电生理检查的基础上行射频消融治疗，该方法对于没有明确器质性心脏病者疗效确切，并可改善频发室性期前收缩引起的左心室增大和射血分数下降。

（4）长Q-T间期综合征患者禁用Ⅰ类抗心律失常药物，原发性长Q-T间期综合征患者可选用β受体拮抗剂、苯妥英钠或卡马西平，继发性者在病因治疗的基础上，宜用异丙肾上腺素或心房、心室起搏治疗。

| 例 2 |

病例摘要：

王某，女，17岁，学生。2024年7月就诊。

患者半年前感冒后出现心慌症状，同时伴乏力气短，活动后加重，在医院经心电图、心肌酶谱等各项检查后被诊为"病毒性心肌炎"，经治疗好转，但每当劳累均会发生心慌气短症状，近一周因劳累复发，症状较以前明显严重。心悸胸闷，口干心烦，失眠多梦，咽干，时有低热盗汗，手足心热。

查体：T 36.2℃，P 84次/分，R 20次/分，BP 120/80mmHg。双肺呼吸音清，左下肺可闻及湿啰音。心率84次/分，律不齐，偶可闻及早搏，每分钟4~6次。肝脾未及，双下肢无浮肿。舌红，无苔，脉促。

辅助检查：心电图：窦性心律，心率84次/分，频发室性早搏，部分呈三联律。

答题要求： 1. 根据上述病例摘要，在答题卡上完成书面辨证论治。

　　　　　　2. 鉴别诊断：请与房室交界性过早搏动相鉴别。

考试时间： 60分钟。

参考答案

中医辨病辨证依据：

本患者以"心慌、气短、胸闷"为主症，属于中医学"心悸"范畴。患者外感之邪由肺袭心，侵犯心脏，扰动心神，病程日久，耗气伤阴，心气虚弱，心阴不足，心脉失养，鼓动无力，而致心悸怔忡，胸闷气短，少气懒言，乏力；心阴虚则虚火内动，则口干心烦，失眠多梦，咽干，低热盗汗，手足心热。舌红、无苔、脉促皆为心阴虚损证，四诊合参，证属心阴虚损证，本病病位在心，病性以本虚为主，若治疗积极，预后可。

西医诊断依据：

室性早搏的心电图特点：QRS 波群提早出现，其形态异常，时限大多 > 0.12s，T 波与 QRS 群波主波方向相反，ST 段随 T 波移位，其前无 P 波。发生束支近端处的室性早搏，其 QRS 波群可不增宽。室性早搏后大多有完全代偿间歇。基本心律较慢时，室性早搏可插入于两次窦性心搏之间，形成插入型室性早搏。偶见室性早搏逆传至心房的逆行 P 波，常出现于室性早搏的 ST 段上。

西医鉴别诊断：

与房室交界性过早搏动相鉴别。房室交界性过早搏动：除提早出现外，其心电图特征与房室交界性逸搏相似。早搏冲动侵入窦房结的形成不完全性代偿间歇，不干扰窦房结自发除极的则形成完全性代偿间歇。

诊断：

中医疾病诊断：心悸　　　　　　　中医证候诊断：心阴虚损证

西医诊断：心律失常　室性期前收缩

中医治法：滋阴清热，养心安神

方剂：天王补心丹加减

药物组成、剂量及煎服法：

柏子仁 20g	麦冬 15g	生地 30g	当归 10g
党参 15g	丹参 10g	玄参 10g	桔梗 10g
远志 15g	茯苓 15g	五味子 10g	酸枣仁 30g
		7 剂，水煎服，日 1 剂，早晚分服	

西医治疗原则与方法（药物、手术等）：

（1）卧床休息。

（2）改善症状，使用抗心律失常药。

（3）频发室性早搏，药物治疗效果不佳，症状重影响工作生活的，可以考虑射频消融术。

考点链接

1. 相似疾病的鉴别

房性期前收缩伴室内差异性传导：

（1）房性期前收缩伴室内差异性传导时：其宽大畸形的 QRS 波前有异位房性 P′波，P′波与 QRS 波的方向一致，P′－R 间期应大于 0.12 秒；而室性期前收缩与 P 波无关，P 波可在室性期前收缩 QRS 波之前或之后，或重叠在 QRS－T 波群中。

（2）房性期前收缩伴室内差异性传导与室性期前收缩的 QRS 波起始向量不同：前者与窦性心律相同，后者则可不同。

（3）房性期前收缩伴室内差异性传导时：其 QRS 波畸形宽大的程度与 R－P′间期长短有关，如 R－P′间期长则畸形较轻，若 R－P′间期短，QRS 波群畸形明显。室性期前收缩无此规律。

（4）室性期前收缩的代偿间歇常是完全性的，而房性期前收缩伴室内差异性传导的代偿间歇是不完全性的。

2. 其他证候、治法、方剂

（1）心虚胆怯证：辨证要点为心悸不宁，善惊易恐，坐卧不安，不寐多梦而易惊醒，恶闻声响，食少纳呆，苔薄白，脉细略数或细弦。治法为镇惊定志，养心安神。治疗代表方为安神定志丸。

（2）气血不足证：辨证要点为心悸气短，头晕目眩，失眠健忘，面色无华，倦怠乏力，纳呆食少，舌淡红，脉细弱。治法为补血养心，益气安神。治疗代表方为归脾汤。

（3）心阳不振证：辨证要点为心悸不安，胸闷气短，动则尤甚，面色苍白，形寒肢冷，舌淡苔白，脉象虚弱或沉细无力。治法为温补心阳，通脉定悸。治疗代表方为桂枝甘草龙骨牡蛎汤合参附汤。

（4）心肾阳虚证：辨证要点为心悸眩晕，胸闷痞满，渴不欲饮，小便短少，或下肢浮肿，形寒肢冷，伴恶心，欲吐，流涎，舌淡胖，苔白滑，脉象弦滑或沉细而滑。治法为温补心肾，温阳利水。治疗代表方为参附汤合真武汤。

（5）心脉痹阻证：辨证要点为心悸不安，胸闷不舒，心痛时作，痛如针刺，唇甲青紫，舌质紫暗或有瘀斑，脉涩或结或代。治法为活血化瘀，理气通络。治疗代表方为桃仁红花煎。

（6）痰火扰心证：辨证要点为心悸时发时止，受惊易作，胸闷烦躁，失眠多梦，口干苦，大便秘结，小便短赤，舌红，苔黄腻，脉弦滑。治法为清热化痰，宁心安神。治疗代表方为黄连温胆汤。

3. 西医治疗要点

治疗目的是改善症状和患者的长期预后。

首先是判断有无心律失常的相关症状，如果明确有心律失常相关的严重症状，不管有无器质性心脏病或何种器质性心脏病，皆应给予适当治疗以改善患者的症状。

（1）美西律（慢心律）是最常用的治疗室性早搏药物。适用于心功能良好的室性早搏患者。

（2）普罗帕酮（心律平）适用于心功能良好的冠心病、心肌炎后遗症引起的心率偏快的频发室性早搏患者。

（3）乙吗噻嗪（莫雷西嗪）对缺血性心脏病引起的频发室性早搏患者有较好治疗效果。

（4）胺碘酮（可达龙）适用于心功能较差、心跳偏快的频发室性早搏患者。

―| 例 3 |―

病例摘要：

李某，女，59 岁，教师。

患者于 10 年前开始偶尔于饮酒或浓茶、咖啡后出现心慌，无其他不适，1~2 分钟后自行缓解。10 年来心慌症状有逐渐加重的趋势，但一直未予治疗。近 1 个月来，由于工作持续劳累，经常加班，导致症状明显增多，几乎每日发作，有时候持续 1~2 小时不能缓解。心慌气短，活动尤甚，眩晕乏力，面色无华。

查体：T 36.2℃，P 84 次/分，R 20 次/分，BP 120/80mmHg。心率 98 次/分，心律绝对不齐，肝脾未及，双下肢无浮肿。舌质淡，苔薄白，脉沉细。

辅助检查：心电图：房颤律，心室率 80 次/分。24 小时动态心电图：发作性频发快速性房颤。

答题要求： 1. 根据上述病例摘要，在答题卡上完成书面辨证论治。

2. 鉴别诊断：请与室性期前收缩相鉴别。

考试时间： 60 分钟。

参考答案

中医辨病辨证依据：

患者以"心慌"为主症，结合心电图及 24 小时动态心电图，属于中医学"心悸"范畴。患者为教师，平素思虑劳累过多，劳伤心脾，不仅暗耗阴液，又能影响脾胃功能，致生化之源不足，气血两虚，心血虚致心失所养，心神不宁，故心慌气短，血虚则不能濡养脑髓，故眩晕；脾气虚则神疲乏力，活动后心慌尤甚。血虚不能上荣肌肤，则面色无华。舌质红，苔薄白，脉沉细均为气血不足之象，四诊合参，证属气血不足，本患者病位在心脾，病性以本虚为主，若治疗及时，预后可。

西医诊断依据：

诊断根据临床症状和体征可初步诊断房颤，但确诊需要心电图检查，简单易行；但是对于房颤短暂发作、难以捕捉到的患者，需要进行动态心电图等检查。

西医鉴别诊断：

与室性期前收缩相鉴别。室性期前收缩心电图特点：①V$_1$ 导联 QRS 波呈单向或双向型，V$_6$ 呈 QS 或 RS 型。②以左束支阻滞多见。③有固定的联律间期，后有完全性代偿间歇。④畸形 QRS 波的起始向量与正常下传者不同。

诊断：

中医疾病诊断：心悸　　　　　　　中医证候诊断：气血不足证

西医诊断：心律失常（房颤）

中医治法：补血养心，益气安神

方剂：归脾汤加减

药物组成、剂量及煎服法：

党参 15g	炒白术 12g	生黄芪 15g	当归 10g
茯神 15g	远志 10g	酸枣仁 30g	木香 10g
龙眼肉 10g	炙甘草 6g		

7 剂，水煎服，日 1 剂，每剂分早晚 2 次温热服

西医治疗原则与方法（药物、手术等）：

通常采用节律控制策略主要是为了缓解房颤相关的症状，相反，对于无明显症状的患者（或控制心率治疗后无症状的患者），通常不需要接受抗心律失常药物治疗。

有症状时可以使用胺碘酮、决奈达隆、氟卡尼、普罗帕酮和索他洛尔等。

对于经过合理药物治疗仍有明显症状的房颤患者，新指南建议行导管射频消融。

考点 链接

1. 相似疾病的鉴别

（1）室性心动过速：①心室率在 140～200 次/分，大于 180 次/分者少见。②心室节律可稍有不齐或完全整齐，R－R 间期相差仅 0.02～0.04s。③QRS 波很少呈右束支阻滞图形，无预激波。④可见到心室夺获，有室性融合波。⑤室性心动过速发作前后的心电图可呈现同一形态的室性期前收缩。

（2）房室交界区性心律：在某些情况下，心房颤动的 f 波非常细小，以致常规心电图上不能明显地显示出来，此时容易误诊为房室交接区性心动过速，但心房颤动时心室率是绝对不规则的（伴三度房室传导阻滞除外）；而房室交界区性心律是绝对匀齐的，此外，如能加大增益 f 波可能会出现，如能在特殊导联（如食管导联）描记到 f 波，即可确诊为心房颤动。

2. 西医治疗要点

（1）对于无严重的快速心率相关症状者，采用宽松的心率控制策略。

（2）药物选择包括 β 受体拮抗剂、非二氢吡啶类钙拮抗剂和地高辛等；上述药物无效时，亦可选用胺碘酮控制房颤的心室率；另外，决奈达隆可有效减慢静息或活动时的心率，可应用于反复发作的阵发性房颤的心率控制。

药物应用注意：治疗的目的在于减轻房颤相关症状；其维持窦律的效果有限；治疗有效主要表现为减少房颤发作，而不是消除房颤；一种药物无效时可换用其他药物；药物的促心律失常效应和心外不良反应常见；同疗效相比，更应重视抗心律失常药物应用的安全性。

题卡⑫——原发性高血压

┤ 例 1 ├

病例摘要：

黄某，女，60岁，已婚，工人。2023年4月18日初诊。

头痛时发时止10余年，曾诊断为"高血压"，口服硝苯地平等降压药，血压控制尚可，遇失眠、情绪激动等发作。此次发作由于劳累引发，头痛头晕，头重如裹，困倦乏力，胸闷，腹胀痞满，少食多寐，时有恶心呕吐，肢体沉重。

查体：T 36.4℃，P 88次/分，R 18次/分，BP 165/105mmHg。面色潮红，双肺呼吸音清，心率88次/分，律齐，各瓣膜听诊区未闻及杂音。肝脾未触及。舌胖苔白腻，脉濡滑。

辅助检查：头颅CT、头颅MRI、心电图均未见异常。

答题要求：1. 根据上述病例摘要，在答题卡上完成书面辨证论治。

2. 鉴别诊断：请与偏头痛相鉴别。

考试时间：60分钟。

参考答案

中医辨病辨证依据：

由于劳累失度或七情内伤，致脾失健运，聚湿生痰，痰浊中阻，清阳不升，浊阴不降，清窍失养，浊阴上蒙，故头痛而昏蒙重坠，眩晕，多寐；痰阻胸膈，胃气上逆则胸脘痞闷，纳呆呕恶；脾阳不运，肢体失养则倦怠乏力。舌苔白腻，脉滑或弦滑为痰浊内盛之征象。

西医诊断依据：

在未服用降压药物情况下，非同日3次测量，收缩压≥140mmHg和/或舒张压≥90mmHg，患者既往有高血压史，目前正服用抗高血压药物，即使血压低于140/90mmHg，仍应诊断为高血压。根据血压升高水平，又进一步将高血压分为1级、2级和3级。

西医鉴别诊断：

与偏头痛相鉴别。偏头痛多见于年轻女性，约2/3的患者有家庭遗传背景；10%患者发作前有明显的视觉、感觉异常，轻瘫，失语等先兆症状；疼痛部位多在一侧，呈周期性发作，每次发作时性质相似，伴有汗出，眩晕，心慌，面色苍白或潮红，甚则腹痛、腹泻等自主神经功能紊乱症状，使用血管收缩剂麦角胺后效果显著。大部分患者经历数年、数十年至绝经期后症状逐渐减轻或消失。

诊断：

中医疾病诊断：头痛　　　　　　　　中医证候诊断：痰湿内盛证

西医诊断：原发性高血压

中医治法：祛痰降浊

方剂：半夏白术天麻汤加减

药物组成、剂量及煎服法：

半夏 9g	天麻 9g	白术 9g	茯苓 15g
橘红 6g	甘草 6g	生姜 6g	大枣 10g
罗布麻叶 10g			

7 剂，水煎服，日 1 剂，每剂分早晚 2 次温热服

西医治疗原则与方法（药物、手术等）：

（1）注意休息，调节情绪，保持客观心态，监测血压。

（2）如血压仍高，可以考虑联合另外一种降压药物，如贝那普利 10mg，每日 1 片。

考点链接

1. 相似疾病的鉴别

（1）库欣综合征：又称皮质醇增多症。垂体瘤、肾上腺皮质增生或肿瘤所致，表现为满月脸、多毛、皮肤细薄，血糖增高，24 小时尿游离皮质醇和 17 - 羟或 17 - 酮类固醇增高，肾上腺超声可以有占位性病变。

（2）肾动脉狭窄：是继发性高血压的常见原因之一。高血压特点为病程短，为进展性或难治性高血压，舒张压升高明显（常 >110mmHg），腹部或肋脊角有连续性或收缩期杂音，血浆肾素活性增高，两侧肾脏大小不等（长径相差 >1.5cm）。可行超声检查，静脉肾盂造影，血浆肾素活性测定，放射性核素肾显像，肾动脉造影等以明确诊断。

2. 其他证候、治法、方剂

（1）肝阳上亢证：辨证要点为头昏胀痛，两侧为重，心烦易怒，夜寐不宁，口苦面红，或兼胁痛，舌红苔黄，脉弦数。治法为平肝潜阳息风。治疗代表方为天麻钩藤饮。

（2）血虚头痛：辨证要点为头痛隐隐，时时昏晕，心悸失眠，面色少华，神疲乏力，遇劳加重，舌质淡，苔薄白，脉细弱。治法为养血滋阴，和络止痛。治疗代表方为加味四物汤。

（3）瘀血阻窍证：辨证要点为头痛经久不愈，痛处固定不移，痛如锥刺，或有头部外伤史，舌紫暗，或有瘀斑瘀点，苔薄白，脉细或细涩。治法为活血化瘀，通窍止痛。治疗代表方为通窍活血汤。

3. 西医治疗要点

（1）治疗要点是有效地使血压降至正常范围，防止靶器官的损害，最大限度地减少或延迟心脑血管及肾脏并发症，降低病死率和病残率。

（2）非药物治疗包括限制钠盐、合理膳食、控制体重、限制烟酒、适当运动、减轻工作压力、保持客观心态和充足睡眠。

（3）药物治疗包括利尿剂、β受体拮抗剂、钙通道阻滞剂、血管紧张素转换酶抑制剂、血管紧张素Ⅱ受体拮抗剂、α受体拮抗剂、肾素抑制剂等。

┤ 例 2 ├

病例摘要：

苏某，女，46岁，已婚，公司职员。2023年9月18日初诊。

素有高血压病，但未曾规律服用降压药物。平素血压稍高，偶有头晕，每次出现症状自行服用缬沙坦胶囊（代文）等降压药，症状消失后便不再用药。此次加重缘于出差劳累，自服代文1片，每日1次，两天后症状不减，遂来就诊。头目晕眩，夜寐时手足麻木，失眠多梦，遇烦劳郁怒而加重，甚则仆倒，神志清楚，颜面潮红，急躁易怒。舌质红，苔黄，脉弦数。

查体：T 36℃，P 80次/分，R 18次/分，BP 120/80mmHg。颜面潮红，双肺呼吸音清，心率80次/分，律齐，各瓣膜听诊区未闻及杂音，双下肢无浮肿。舌质红，苔黄，脉弦数。

辅助检查：头颅核磁、颈椎核磁、心电图均无异常。

答题要求： 1. 根据上述病例摘要，在答题卡上完成书面辨证论治。

2. 鉴别诊断：请与肾动脉狭窄相鉴别。

考试时间： 60分钟。

参考答案

中医辨病辨证依据：

患者素体肝阳偏亢，肝阳化风上扰清窍而发为眩晕。肝阳化风，肝风内动，上扰头目，则见头目眩晕；烦劳郁怒可致气火内郁，耗伤阴液，而阴不制阳，故能加重、甚则仆倒；阴虚心神失养，故见失眠多梦；肝主疏泄，肝性失柔，情志失疏，故见急躁易怒；腰为肾府，膝为筋府，肝肾阴虚，筋脉失养，故见手足麻木；肝阳亢逆无制，气血上冲，故见颜面潮红；舌质红，苔黄，脉弦数均为肝阳上亢之征。综观舌、脉、症，本证为肝阳上亢之眩晕，病位在清窍，与心肝肾密切相关，病性为虚实夹杂，预后一般。

西医诊断依据：

在未服用抗高血压药物情况下，收缩压≥140mmHg和（或）舒张压≥90mmHg，患者既往有高血压病史，目前正服用抗高血压药物，即使血压已<140/90mmHg，仍应诊断为高血压病。

西医鉴别诊断：

与肾动脉狭窄相鉴别。肾动脉狭窄是继发性高血压的常见原因之一。高血压特点为病程短，为进展性或难治性高血压，舒张压升高明显（常＞110mmHg），腹部或肋脊角连续性或收缩期杂音，血浆肾素活性增高，两侧肾脏大小不等（长径相差＞1.5cm）。可行超声检查，静脉肾盂造影，血浆肾素活性测定，放射性核素肾显像，肾动脉造影等以明确诊断。

诊断：

中医疾病诊断：眩晕　　　　　　　　中医证候诊断：肝阳上亢证

西医诊断：高血压病

中医治法： 平肝潜阳，息风清火

方剂：天麻钩藤饮加减

药物组成、剂量及煎服法：

天麻10g	石决明10g	炒栀子10g	钩藤10g（后下）
杜仲10g	桑寄生10g	怀牛膝10g	黄芩10g
首乌藤30g	茯神15g	远志10g	白芍10g

7剂，水煎服，日1剂，每剂分早晚2次温热服

西医治疗原则与方法（药物、手术等）：

（1）改善生活行为。

（2）增加或者更换降压药物，并且每日监测血压。降压药物可以单独或联合使用噻嗪类利尿剂、β受体拮抗剂等。

考点链接

1. 相似疾病的鉴别

（1）原发性醛固酮增多症：典型的症状和体征有：①轻至中度高血压。②多尿尤其夜尿增多、口渴、尿比重偏低。③发作性肌无力或瘫痪、肌痛、搐搦或手足麻木感等。凡高血压病者合并上述3项临床表现，并有无其他原因可解释的低钾血症、高钠血症，应考虑本病之可能。实验室检查可见血和尿醛固酮升高，PRA降低。

（2）皮质醇增多症：垂体瘤、肾上腺皮质增生或肿瘤所致，表现为满月脸、多毛、皮肤细薄，血糖增高，24小时尿游离皮质醇和17–羟或17–酮类固醇增高，肾上腺超声可以有占位性病变。

（3）主动脉缩窄：多表现为上肢高血压、下肢低血压。如患者血压异常升高，或伴胸部收缩期杂音，应怀疑本症存在。CT和MRI有助于明确诊断，主动脉造影可明确狭窄段范围及周围有无动脉瘤形成。

（4）慢性肾脏疾病：慢性肾脏病早期均有明显的肾脏病变的临床表现，在病程的中后期出现高血压。肾穿刺病理检查有助于诊断慢性肾小球肾炎；多次尿细菌培养和

静脉肾盂造影对诊断慢性肾盂肾炎有价值。糖尿病肾病者均有多年糖尿病病史。

2. 其他证候、治法、方剂

（1）痰湿中阻证：辨证要点为眩晕，头重昏蒙，或伴视物旋转，胸闷恶心，呕吐痰涎，食少多寐，舌苔白腻，脉濡滑。治法为化痰祛湿，健脾和胃。治疗代表方为半夏白术天麻汤。

（2）瘀血阻窍证：辨证要点为眩晕，头痛经久不愈，兼见健忘，失眠，心悸，精神不振，耳鸣耳聋，面唇紫暗，舌暗有瘀斑，脉涩或细涩。治法为祛瘀生新，活血通窍。治疗代表方为通窍活血汤。

3. 西医治疗要点

（1）治疗目的及原则：降压治疗的最终目的是减少高血压病患者心、脑血管病的发生率和致死率。降压治疗应该确立血压控制目标值。另一方面，高血压常常与其他心、脑血管病的危险因素合并存在，例如高胆固醇血症、肥胖、糖尿病等，协同加重心血管疾病危险，治疗措施应该是综合性的。包括：①减轻体重。②减少钠盐摄入。③补充钙和钾盐。④减少脂肪摄入。⑤增加运动。⑥戒烟、限制饮酒。

（2）降压药物治疗，降压药物种类有：①利尿药。②β受体阻滞剂。③钙通道阻滞剂。④血管紧张素转换酶抑制剂。⑤血管紧张素Ⅱ受体拮抗剂。

（3）治疗方案：大多数无并发症或合并症患者可以单独或者联合使用噻嗪类利尿剂、β受体拮抗剂等。治疗应从小剂量开始，逐步递增剂量。临床实际使用时，患者心血管危险因素状况、靶器官损害、并发症、合并症、降压疗效、不良反应等，都会影响降压药的选择。2级高血压患者在开始时就可以采用两种降压药物联合治疗。

| 例3 |

病例摘要：

杨某，男，40岁，平时工作劳累，饮食睡眠均无规律，形体肥胖。1个月前开始无明显诱因出现胸闷，烦躁，头晕头痛，怀疑血压升高，开始监测血压，1个月来自行监测血压结果，收缩压130～150mmHg，舒张压95～105mmHg。家族中母亲患有高血压病，目前服用硝苯地平缓释片和卡托普利，控制良好。平素头晕头痛，头重如裹，困倦乏力，胸闷，少食多寐，肢体沉重。

查体：T 36.2℃，P 84次/分，R 20次/分，BP 145/100mmHg。双肺呼吸音清，心率84次/分，律齐，肝脾未及，双下肢无浮肿。舌胖苔腻，脉滑。

辅助检查：心电图、头颅CT检查均未见明显异常。

答题要求：1. 根据上述病例摘要，在答题卡上完成书面辨证论治。

2. 鉴别诊断：请与原发性醛固酮增多症相鉴别。

考试时间：60分钟。

参考答案

中医辨病辨证依据：

患者以"头晕头痛、胸闷"为主症，属于中医学"眩晕"范畴，患者平素工作劳累，饮食睡眠无规律，损伤脾胃，脾主运化，脾虚运化失常，则水湿聚而成痰，痰浊中阻，清阳不升，则头晕头痛，浊阴不降，则头重如裹。痰浊中阻，阻碍气机，气机不利，故胸闷。湿邪阻滞，气机不畅，则肢体沉重。脾主四肢肌肉，脾虚困倦乏力，食少，舌胖苔腻，脉滑为痰湿内盛证，四诊合参，证属痰湿内盛证，本病病位在脑，病性为本虚标实之证，目前以标实为主，若治疗及时，预后佳。

西医诊断依据：

在未服用抗高血压药物情况下，收缩压≥140mmHg 和（或）舒张压≥90mmHg，如果患者既往有高血压史，目前正服用抗高血压药物，即使血压低于140/90mmHg，仍应诊断为高血压病。

西医鉴别诊断：

与原发性醛固酮增多症相鉴别。原发性醛固酮增多症的典型的症状和体征有：①轻至中度高血压。②多尿尤其夜尿增多、口渴、尿比重偏低。③发作性肌无力或瘫痪、肌痛、搐搦或手足麻木感等。凡高血压者合并上述 3 项临床表现，并有无其他原因可解释的低钾血症、高血钠，应考虑本病之可能。实验室检查可见血和尿醛固酮升高，PRA 降低。

诊断：

中医疾病诊断：眩晕　　　　　　　　中医证候诊断：痰湿内盛证

西医诊断：高血压病 1 级

中医治法：祛痰降浊

方剂：半夏白术天麻汤加减

药物组成、剂量及煎服法：

清半夏 10g	炒白术 15g	天麻 12g	茯苓 15g
陈皮 10g	生姜 15g	大枣 10g	炙甘草 6g
石菖蒲 10g	郁金 20g	炒薏苡仁 15g	钩藤 12g[后下]

　　　　　　　　　　　　　　　　　　　　7 剂，水煎服，日 1 剂，每剂分早晚 2 次温热服

西医治疗原则与方法（药物、手术等）：

（1）降压药物治疗。

（2）生活起居、饮食及运动综合治疗。

（3）防治并发症。

考点链接

1. 相似疾病的鉴别

（1）皮质醇增多症：垂体瘤、肾上腺皮质增生或肿瘤所致，表现为满月脸、多毛、皮肤细薄，血糖增高，24 小时尿游离皮质醇和 17 - 羟或 17 - 酮类固醇增高，肾上腺超

声可以有占位性病变。

（2）主动脉缩窄：多表现为上肢高血压、下肢低血压。如患者血压异常升高，或伴胸部收缩期杂音，应怀疑本症存在。CT和MRI有助于明确诊断，主动脉造影可明确狭窄段范围及周围有无动脉瘤形成。

（3）慢性肾脏疾病：慢性肾脏病早期均有明显的肾脏病变的临床表现，在病程的中后期出现高血压。肾穿刺病理检查有助于诊断慢性肾小球肾炎；多次尿细菌培养和静脉肾盂造影对诊断慢性肾盂肾炎有价值。糖尿病肾病者均有多年糖尿病病史。

（4）肾血管疾病：肾动脉狭窄是继发性高血压的常见原因之一。高血压特点为病程短，为进展性或难治性高血压，舒张压升高明显（常>110mmHg），腹部或肋脊角连续性或收缩期杂音，血浆肾素活性增高，两侧肾脏大小不等（长径相差>1.5cm）。可行超声检查，静脉肾盂造影，血浆肾素活性测定，放射性核素肾显像，肾动脉造影等以明确。

（5）嗜铬细胞瘤：高血压呈阵发性或持续性。典型病例常表现为血压的不稳定和阵发性发作。发作时除血压骤然升高外，还有头痛、心悸、恶心、多汗、四肢冰冷和麻木感、视力减退、上腹或胸骨后疼痛等。典型的发作可由于情绪改变如兴奋、恐惧、发怒而诱发。血和尿儿茶酚胺及其代谢产物的测定、胰高血糖素激发试验、酚妥拉明试验、可乐定试验等药物试验有助于作出诊断。

2. 其他证候、治法、方剂

（1）肝肾阴虚证：辨证要点为头晕耳鸣，目涩，咽干，五心烦热，盗汗，不寐多梦，腰膝酸软，大便干涩，小便热赤，舌红少苔，脉细数或弦细。治法：滋补肝肾，平潜肝阳。治疗代表方为杞菊地黄丸。

（2）肾阳虚衰证：辨证要点为头晕眼花，头痛耳鸣，形寒肢冷，心悸气短，腰膝酸软，夜尿频多，大便溏薄，舌淡胖，脉沉弱。治法：温补肾阳。治疗代表方为济生肾气丸。

3. 西医治疗要点

（1）治疗目的及原则：降压治疗的最终目的是减少高血压患者心、脑血管病的发生率和致死率。降压治疗应该确立血压控制目标值。另一方面，高血压常常与其他心、脑血管病的危险因素合并存在，例如高胆固醇血症、肥胖、糖尿病等，协同加重心血管疾病危险，治疗措施应该是综合性的。包括：①减轻体重。②减少钠盐摄入。③补充钙和钾盐。④减少脂肪摄入。⑤增加运动。⑥戒烟、限制饮酒。

（2）降压药物治疗，降压药物种类有：①利尿药。②β受体拮抗剂。③钙通道阻滞剂。④血管紧张素转换酶抑制剂。⑤血管紧张素Ⅱ受体拮抗剂。

（3）治疗方案：大多数无并发症或合并症患者可以单独或者联合使用噻嗪类利尿剂、β受体拮抗剂等。治疗应从小剂量开始，逐步递增剂量。临床实际使用时，患者心血管危险因素状况、靶器官损害、并发症、合并症、降压疗效、不良反应等，都会影响降压药的选择。2级高血压患者在开始时就可以采用两种降压药物联合治疗。

题卡⑬——冠状动脉粥样硬化性心脏病

| 例 1 |

病例摘要：

张某，男，75 岁，工人。近 3 年来，常因生气或劳累后出现胸闷疼痛，通常为短暂性左侧胸痛反复发作，每次持续时间一般都在数分钟内，休息后或含服"硝酸甘油"可以缓解，在某医院经相关检查后诊断为"心绞痛"，开始痛轻，未予重视。半月前，与人吵架后出现胸痛频发，疼痛加剧，时而心前绞痛，痛引肩背，其痛如重物压迫样，常自行含服速效救心丸缓解。

查体：T 36.2℃，P 84 次/分，R 20 次/分，BP 120/80mmHg。心率 84 次/分，律齐，肝脾未及，双下肢无浮肿。舌质暗红，有瘀斑，苔白，脉涩。

辅助检查：心电图：窦性心律，心率 84 次/分，律齐，$V_1 \sim V_6$ 导联广泛 ST 段轻度下移，T 波低平。

答题要求：1. 根据上述病例摘要，在答题卡上完成书面辨证论治。

2. 鉴别诊断：请与急性心肌梗死相鉴别。

考试时间：60 分钟。

参考答案

中医辨病辨证依据：

患者以"胸闷疼痛"为主症，结合心电图检查，属于中医学"胸痹"范畴。患者老年男性，平素喜生气恼怒，恼怒则肝气郁结，气为血之帅，气行则血行，气滞则血瘀；瘀血阻于心脉，络脉不通，不通则痛，故见胸部刺痛，其痛如刺，且常因情绪波动而加重。舌质暗红，有瘀斑，苔白，脉涩为气滞血瘀之象，四诊合参，证属气滞血瘀。

西医诊断依据：

冠心病的诊断主要依赖典型的临床症状，再结合辅助检查发现心肌缺血或冠脉阻塞的证据，以及心肌损伤标志物测定判定是否有心肌坏死。发现心肌缺血最常用的检查方法包括常规心电图和心电图负荷试验、核素心肌显像。有创性检查包括有冠状动脉造影和血管内超声等。但是冠状动脉造影正常不能完全否定冠心病。通常，首先进行无创且方便的辅助检查。

西医鉴别诊断：

与急性心肌梗死相鉴别。急性心肌梗死常有坏死物质吸收的表现：发热、白细胞升高、血沉加快，心电图有特征性和动态性改变；而心绞痛无坏死物质的吸收，心电图无变化或存在暂时性ST－T变化。

诊断：

中医疾病诊断：胸痹　　　　　　　中医证候诊断：心血瘀阻证

西医诊断：冠心病（不稳定型心绞痛）

中医治法：活血化瘀，通脉止痛

方剂：血府逐瘀汤加减

药物组成、剂量及煎服法：

红花 10g	桃仁 10g	川芎 10g	赤芍 10g
怀牛膝 15g	当归 10g	生地 30g	柴胡 12g
炒枳壳 10g	桔梗 10g	生甘草 6g	

7 剂，水煎服，日 1 剂，每剂分早晚 2 次温热服

西医治疗原则与方法（药物、手术等）：

（1）休息和舌下含化硝酸甘油。一旦发生了心绞痛的症状，要立即休息，同时要舌下含化一片硝酸甘油，一般经休息或含化硝酸甘油，通常一两分钟内心绞痛就可以缓解。也可含化或服用中药复方丹参滴丸或速效救心丸，但其缓解心绞痛需要的时间较长。如果含化硝酸甘油五分钟仍不缓解，可再含化一片硝酸甘油。

（2）药物治疗

①硝酸酯类，如硝酸甘油，硝酸异山梨酯，单硝酸异山梨酯等。

②他汀类降血脂药，如阿托伐他汀，辛伐他汀，洛伐他汀等，可延缓或阻止动脉粥样硬化进展。

③抗血小板制剂，阿司匹林每日 100～300mg，终生服用。过敏时可服用噻氯匹定或波立维。

④β 受体拮抗剂，常用的有美托洛尔、阿替洛尔等。

⑤钙通道阻滞剂，冠状动脉痉挛的患者首选，如地尔硫䓬、硝苯地平等。

考点链接

1. 相似疾病的鉴别

（1）主动脉夹层：突发剧烈胸痛，向背部、肋下、腹部或下肢放射，血清心肌坏死标记物、影像学、超声心动图检查可鉴别。

（2）急腹症：均可有上腹部疼痛，可伴休克。依据病史、体格检查、心电图可鉴别。

2. 其他证候、治法、方剂

（1）气虚血瘀证：辨证要点为胸痛隐隐，时轻时重，遇劳则发，神疲乏力，气短懒言，心悸自汗，舌质淡暗，舌体胖有齿痕，苔薄白，脉缓弱无力或结、代。治法为益气活血，通脉止痛。治疗代表方为补阳还五汤加减。

（2）痰浊内阻证：辨证要点为胸闷重而心微痛，痰多气短，肢体沉重，形体肥胖，遇阴雨天而易发作或加重，伴有倦怠乏力，纳呆便溏，咯吐痰涎，舌体胖大且边有齿痕，苔浊腻或白滑，脉滑。治法为通阳泄浊，豁痰宣痹。治疗代表方为瓜蒌薤白半夏

汤合涤痰汤。

（3）寒凝心脉证：辨证要点为猝然心痛如绞，心痛彻背，喘不得卧，多因气候骤冷或骤感风寒而发病或加重，伴形寒，甚则手足不温，冷汗自出，胸闷气短，心悸，面色苍白，苔薄白，脉沉紧或沉细。治法为辛温散寒，宣通心阳。治疗代表方为合当归四逆汤合苏合香丸。

（4）心肾阴虚证：辨证要点为心痛憋闷，心悸盗汗，虚烦不寐，腰酸膝软，头晕耳鸣，口干便秘，舌红少津，苔薄或剥，脉细数或促代。治法为滋阴清火，养心和络。治疗代表方为左归丸加减。

（5）心肾阳虚证：辨证要点为心悸而痛，胸闷气短，动则更甚，自汗，面色㿠白，神倦怯寒，四肢欠温或肿胀，舌质淡胖，边有齿痕，苔白厚腻，脉沉细迟。治法为温补阳气，振奋心阳。治疗代表方为参附汤合右归丸加减。

（6）气阴两虚证：辨证要点为心胸隐痛，时作时休，心悸气短，动则益甚，伴倦怠乏力，声息低微，面色㿠白，易汗出，舌质淡红，舌体胖且边有齿痕，苔薄白，脉虚细缓或结代。治法为益气养阴，活血通脉。治疗代表方为生脉散合炙甘草汤。

3. 西医治疗要点

冠心病的治疗方法包括药物治疗、再灌注治疗（溶栓、心脏搭桥手术和心脏支架手术）和心脏移植手术。具体选择哪种治疗方法的依据是冠状动脉造影检查的结果。

| 例 2 |

病例摘要：

常某，男，74 岁，退休工人。2024 年 3 月就诊。

阵发性胸骨后及心前区疼痛伴胸闷气短两年，加重两天。现病史：患者于两年前负重快速行走后，突感心前区疼痛伴胸闷气短，疼痛向左肩及左手部放射。未经任何处理，休息 5 分钟后胸痛胸闷气短缓解。之后两年中，每于劳累后均有类似发病，每 2~3 个月发病一次。2 个月前起因劳累发病次数增加，疼痛时间延长，程度加重，有时每周发作 2~3 次或每天发作。口中黏腻乏味，胸脘痞闷，恶心。小便调，大便稀溏。

查体：T 36.2℃，P 84 次/分，R 20 次/分，BP 120/80mmHg。形体肥胖，双肺呼吸音清，心率 84 次/分，律齐，肝脾未及，双下肢无浮肿。舌质淡，苔白腻，脉滑。

辅助检查：心电图显示：ST 段在 I，aVL 中下移 0.06mV，$V_1 \sim V_6$ 中下移 0.2mV。T 波多导联呈低平或倒置。正侧位胸片：无异常。化验：心肌酶正常，总胆固醇、三酰甘油、低密度脂蛋白均升高，肌红蛋白，心肌钙蛋白正常范围。

答题要求： 1. 根据上述病例摘要，在答题卡上完成书面辨证论治。

2. 鉴别诊断：请与急性心肌梗死相鉴别。

考试时间： 60 分钟。

参考答案

中医辨病辨证依据：

劳累过度，耗伤气血精液，正气虚弱，外邪侵袭，易伤脾阴，脾阳独亢，升降受阻，化热灼津为痰，痰为阴邪，重浊黏滞，阻于心脉，胸阳失展，气机不畅，故胸闷痛如窒。心之络脉、支脉布两肩，通背俞，因痰浊盘踞，阻滞心之脉络，故痛引肩背。痰浊困脾，脾失健运，故肢体沉重。心脾气虚则疲乏气短。痰多，舌质淡，苔腻，脉滑皆为气虚而痰浊内阻之征。久痛入络，久病必瘀，痰阻血瘀，痰瘀互结，则胸闷时刺痛，痛处不移，舌质紫暗，苔厚腻。若痰浊化热，痰热互结，则胸闷时灼痛，舌质或淡或紫暗，苔黄腻，脉滑数。

西医诊断依据：

冠心病的诊断主要依赖典型的临床症状，再结合辅助检查发现心肌缺血或冠脉阻塞的证据，以及心肌损伤标志物判定是否有心肌坏死。发现心肌缺血最常用的检查方法包括常规心电图和心电图负荷试验、核素心肌显像，有创性检查包括冠状动脉造影和血管内超声等。但是冠状动脉造影正常不能完全否定冠心病。通常，首先进行无创方便的辅助检查。

西医鉴别诊断：

与急性心肌梗死相鉴别。急性心肌梗死常有坏死物质吸收的表现：发热、白细胞升高、血沉加快，心电图有特征性和动态性改变；而心绞痛无坏死物质的吸收，心电图无变化或暂时性 ST – T 变化，血肌钙蛋白、肌红蛋白浓度升高。

诊断：

中医疾病诊断：胸痹　　　　　　　　中医证候诊断：痰浊内阻证

西医诊断：冠状动脉粥样硬化性心脏病，心绞痛

中医治法：化痰降浊

方剂：导痰汤加减

药物组成、剂量及煎服法：

| 制半夏6g | 橘红3g | 茯苓3g | 枳实3g |
| 天南星3g | 甘草1.5g | | |

7 剂，每剂加姜 2 片，水煎服，日 1 剂，每剂分早晚 2 次温服

西医治疗原则与方法（药物、手术等）：

（1）休息和舌下含化硝酸甘油。一旦发生了心绞痛的症状，要立即休息，同时要舌下含化一片硝酸甘油，一般经休息或含化硝酸甘油，通常一两分钟内心绞痛就可以缓解。也可含化或服用中药复方丹参滴丸或速效救心丸，但其缓解心绞痛需要的时间较长。如果含化硝酸甘油五分钟仍不缓解，可再含化一片硝酸甘油。

（2）药物治疗

①硝酸酯类，如硝酸甘油，硝酸异山梨酯，单硝酸异山梨酯。

②他汀类降血脂药，如阿托伐他汀、辛伐他汀、洛伐他汀，可延缓或阻止动脉硬化进展。

③抗血小板制剂，阿司匹林每日 100～300mg，终生服用。过敏时可服用噻氯匹定或波立维。

④β 受体拮抗剂，常用的有美托洛尔、阿替洛尔、比索洛尔。

⑤钙通道阻滞剂，冠状动脉痉挛的患者首选，如地尔硫䓬、硝苯地平。

考点链接

1. 相似疾病的鉴别

（1）肋间神经痛：本病疼痛常累及 1～2 个肋间，但并不一定局限在前胸，为刺痛或灼痛，多为持续性而非发作性，咳嗽、用力呼吸和身体转动可使疼痛加剧，沿神经行经处有压痛，手臂上举活动时局部有牵拉疼痛，故与心绞痛不同。

（2）心脏神经官能症：本病患者常诉胸痛，但为短暂（几秒钟）的刺痛或较持久（几小时）的隐痛，患者常喜欢不时地深吸一大口气或作叹息性呼吸。胸痛部位多在左胸乳房下心尖部附近，或经常变动。症状多在疲劳之后出现，而不在疲劳的当时，做轻度活动反觉舒适，有时可耐受较重的体力活动而不发生胸痛或胸闷。含用硝酸甘油无效或在 10 多分钟后才"见效"，常伴有心悸、疲乏及其他神经衰竭的症状。

2. 其他证候、治法、方剂

（1）气滞心胸证：辨证要点为心胸满闷，隐痛阵发，痛有定处，时欲太息，遇情志不遂时容易诱发或加重，或兼有脘腹胀闷，得嗳气或矢气则舒，苔薄或薄腻，脉细弦。治法为疏肝理气，活血通络。治疗代表方为柴胡疏肝散。

（2）寒凝心脉证：辨证要点为猝然心痛如绞，心痛彻背，喘不得卧，多因气候骤冷或骤感风寒而发病或加重，伴形寒，甚则手足不温，冷汗自出，胸闷气短，心悸，面色苍白，苔薄白，脉沉紧或沉细。治法为辛温散寒，宣通心阳。治疗代表方为枳实薤白桂枝汤合当归四逆汤。

（3）心肾阴虚证：辨证要点为心痛憋闷，心悸盗汗，虚烦不寐，腰酸膝软，头晕耳鸣，口干便秘，舌红少津，苔薄或剥，脉细数或促代。治法为滋阴清火，养心和络。治疗代表方为天王补心丹合炙甘草汤。

（4）心肾阳虚证：辨证要点为心悸而痛，胸闷气短，动则更甚，自汗，面色㿠白，神倦怯寒，四肢欠温或肿胀，舌质淡胖，边有齿痕，苔白厚腻，脉沉细迟。治法为温补阳气，振奋心阳。治疗代表方为参附汤合右归饮。

（5）气阴两虚证：辨证要点为心胸隐痛，时作时休，心悸气短，动则益甚，伴倦怠乏力，声息低微，面色㿠白，易汗出，舌质淡红，舌体胖且边有齿痕，苔薄白，脉虚细缓或结代。治法为益气养阴，活血通脉。治疗代表方为生脉散合左归饮汤。

3. 西医治疗要点

冠心病心绞痛发作时可以选用的治疗方法包括药物治疗、再灌注治疗（溶栓、心脏搭桥手术和心脏支架手术）和心脏移植手术。具体选择哪种治疗方法的依据是冠状动脉造影检查的结果。缓解期药物治疗的三项基本原则是：选择性地扩张病变的冠脉血管；降低血压；改善动脉粥样硬化。

┤例 3 ├

病例摘要：

张某，男，60 岁，已婚，工人。2024 年 4 月 10 日初诊。

2 年前诊断为冠心病。心前区经常疼痛，每月发作十余次，每次疼痛 1~2 分钟，含服硝酸甘油可以暂时缓解。近半年来，发作更频，胸部刺痛不移，夜间发作频繁，含服硝酸甘油或速效救心丸均能缓解，常觉胸闷，夜寝不安。

查体：T 36.5℃，P 76 次/分，R 18 次/分，BP 120/80mmHg。双肺呼吸音清，心率 76 次/分，律齐，心脏各瓣膜听诊区未闻及病理性杂音。舌质紫暗，有瘀斑，舌底脉络迂曲怒张，脉沉涩。

辅助检查：心电图：窦性心律，心率 85 次/分，律齐，V_1~V_5 导联 ST 段压低约 0.15mV。心肌酶、肌红蛋白、肌钙蛋白 I 或肌钙蛋白 T 等指标均正常。

答题要求： 1. 根据上述病例摘要，在答题卡上完成书面辨证论治。

2. 鉴别诊断：请与心脏神经官能症相鉴别。

考试时间： 60 分钟。

参考答案

中医辨病辨证依据：

患者心前区疼痛反复发作，久则血行不畅，而致血瘀气滞。气滞血瘀，脉道壅滞，使胸阳痹阻，气机不畅，心脉挛急或闭塞而发为胸痹。瘀血阻于心脉，络脉不通，不通则痛，故见胸部刺痛不移。瘀血为阴证，不易速去，加之久病入络，络脉受阻，瘀阻更甚，则发作频繁。瘀血为阴，入夜亦为阴，因此入夜疼痛更甚。舌质紫暗，有瘀斑，舌底脉络迂曲怒张，脉沉涩均为瘀阻脉络，痹阻胸阳之征象。

西医诊断依据：

（1）中年男性患者，具有典型的突然发作性心前区疼痛的症状。

（2）短暂发作，服用硝酸酯类药物能够缓解。

（3）心电图：窦性心律，心率 85 次/分，律齐，V_1~V_5 导联 ST 段压低约 0.15mV。

西医鉴别诊断：

与心脏神经官能症相鉴别。心脏神经官能症的患者常主诉疼痛，但多短暂几秒钟的刺痛或者持久（几小时）的隐痛，常喜欢深吸气或叹息性呼吸，胸痛部位多在左侧乳房下心尖部附近，或经常变动。症状多在疲劳后出现，而不在疲劳时，轻度体力活动反而舒适，含服硝酸酯类药物无效，心电图正常，常伴有其他神经衰弱的症状。

诊断：

中医疾病诊断：胸痹　　　　　　　中医证候诊断：气滞瘀阻证

西医诊断：冠状动脉粥样硬化性心脏病（心绞痛）

中医治法：活血化瘀，通络止痛

方剂：血府逐瘀汤加减

药物组成、剂量及煎服法：

柴胡 10g	赤芍 10g	炒枳壳 10g	川芎 6g
香附 10g	陈皮 10g	当归 10g	赤芍 10g
桃仁 10g	红花 10g	桔梗 6g	生甘草 6g

7 剂，水煎服，日 1 剂，每剂分早晚 2 次温热服

西医治疗原则与方法（药物、手术等）：

（1）急性发作时应立即休息，缓解后一般不需卧床，活动强度以不出现心绞痛症状为度。发作频繁时应休息以检测观察患者的症状。

（2）降血脂、抗血小板治疗。

（3）口服硝酸酯类药及 β 受体拮抗剂。

（4）药物治疗仍有症状，必要时介入治疗。

考点 链 接

1. 相似疾病的鉴别

（1）主动脉夹层：突发剧烈胸痛，向背部、肋下、腹部或下肢放射，血清心肌坏死标记物、影像学、超声心动图检查可鉴别。

（2）急腹症：均可有上腹部疼痛，可伴休克。依据病史、体格检查、心电图可鉴别。

（3）急性心肌梗死：疼痛部位和心绞痛相仿，但性质更剧烈，持续时间可达数小时，常伴有休克、心律失常及心力衰竭，含服硝酸甘油多不能使之缓解。心电图可见梗死部位的导联 ST 段抬高，并有病理性 Q 波，实验室检查心肌酶、肌红蛋白、肌钙蛋白 I 或肌钙蛋白 T 等增高。

2. 其他证候、治法、方剂

（1）气滞心胸证：辨证要点为心胸满闷，隐痛阵发，痛有定处，时欲太息，遇情志不遂时容易诱发或加重，或兼有脘腹胀闷，得嗳气或矢气则舒，苔薄或薄腻，脉细弦。治法为疏肝理气，活血通络。治疗代表方为柴胡疏肝散。

（2）痰浊闭阻证：辨证要点为胸闷重而心微痛，痰多气短，肢体沉重，形体肥胖，遇阴雨天而易发作或加重，伴有倦怠乏力，纳呆便溏，咯吐痰涎，舌体胖大且边有齿痕，苔浊腻或白滑，脉滑。治法为通阳泄浊，豁痰宣痹。治疗代表方为瓜蒌薤白半夏汤合涤痰汤。

（3）寒凝心脉证：辨证要点为猝然心痛如绞，心痛彻背，喘不得卧，多因气候骤

冷或骤感风寒而发病或加重，伴形寒，甚则手足不温，冷汗自出，胸闷气短，心悸，面色苍白，苔薄白，脉沉紧或沉细。治法为辛温散寒，宣通心阳。治疗代表方为枳实薤白桂枝汤合当归四逆汤。

（4）心肾阴虚证：辨证要点为心痛憋闷，心悸盗汗，虚烦不寐，腰酸膝软，头晕耳鸣，口干便秘，舌红少津，苔薄或剥，脉细数或促代。治法为滋阴清火，养心和络。治疗代表方为天王补心丹合炙甘草汤。

（5）心肾阳虚证：辨证要点为心悸而痛，胸闷气短，动则更甚，自汗，面色㿠白，神倦怯寒，四肢欠温或肿胀，舌质淡胖，边有齿痕，苔白厚腻，脉沉细迟。治法为温补阳气，振奋心阳。治疗代表方为参附汤合右归饮。

（6）气阴两虚证：辨证要点为心胸隐痛，时作时休，心悸气短，动则益甚，伴倦怠乏力，声息低微，面色㿠白，易汗出，舌质淡红，舌体胖且边有齿痕，苔薄白，脉虚细缓或结代。治法为益气养阴，活血通脉。治疗代表方为生脉散合人参养荣汤。

3. 西医治疗要点

（1）一般治疗：急性发作时应立即休息，缓解后一般不需卧床休息，不稳定型心绞痛和可疑心梗的，应卧床休息一段时间，并严密监测观察。

（2）预防并发症：使用降血脂药物、抗血小板药物。

（3）药物治疗：包括硝酸酯类舒张冠状静脉和 β 受体拮抗剂、钙通道阻滞剂以降低心率。

（4）药物治疗后症状不稳定的，可以考虑介入治疗，主要包括 PTCA 术和支架植入术。

题卡 ⑭ ——病毒性心肌炎

病例摘要：

孙某，男，5 岁。患儿 3 周前出现发热、咽痛、咳嗽、全身不适、乏力等"感冒"样症状，后出现心悸、气短、心前区不适、呼吸困难、浮肿。现症见发热微恶寒，头身疼痛，鼻塞流涕，咽痛口渴，口干口苦，小便黄赤，心悸气短，胸闷。

查体：T 37.8℃，P 165 次/分，R 30 次/分，BP 110/75mmHg。听诊心脏未及明显杂音。舌红苔薄黄，脉浮数或结代。

实验室检查：血常规：白细胞 24×10^9/L，血沉 65mm/h。心肌酶：CK－MB 明显增高。咽拭子：柯萨奇病毒阳性。心电图：室性早搏。超声心动图：心腔扩大。

答题要求：1. 根据上述病例摘要，在答题卡上完成书面辨证论治。

2. 鉴别诊断：请与风湿性心肌炎相鉴别。

参考答案

中医辨病辨证依据：

小儿气血未盛，正气未充。易感外邪，故见发热、咳嗽等"感冒"样症状。感受外邪之时，外邪乘虚侵袭于内，内舍于心。邪气郁而化热，热邪灼伤心脉，心脉受损，耗气伤阴，阴伤热盛，热毒侵心，故见心悸气短，胸闷的症状。

西医诊断依据：

（1）病史与体征：上呼吸道感染、腹泻等病毒感染后3周内出现上述心脏表现，心率增快与发热不平衡。

（2）上述感染后3周内出现心律失常（室性早搏）。

（3）心肌损伤的参考指标：CK－MB明显增高；超声心动图；心腔扩大。

（4）病原学依据：咽拭子可见柯萨奇病毒。

西医鉴别诊断：

与风湿性心肌炎相鉴别。风湿性心肌炎病前1~3周有链球菌感染史或感染的其他证据，如咽拭子培养A族溶血性链球菌生长，血清溶血性链球菌抗体增高；常有心脏杂音，可有关节疼痛、环形红斑、皮下结节、舞蹈病。实验室检查血沉增快、C反应蛋白（CRP）阳性；心电图P－R间期延长较常见等。而病毒性心肌炎的咽拭物、粪、血中可分离出病毒。恢复期血清病毒中和抗体效价比病初增高4倍以上；心脏听诊多无杂音；实验室检查抗链"O"正常，血沉多正常或轻度增快，血清心肌酶多有改变；心电图以ST－T改变及室性早搏多见。

诊断：

中医疾病诊断：心瘅　　　　　　中医证候诊断：热毒侵心证

西医诊断：病毒性心肌炎

中医治法：清热解毒，宁心安神

方剂：银翘散加减

药物组成：

金银花9g	连翘6g	竹叶6g	牛蒡子6g
荆芥穗6g	淡豆豉6g	薄荷6g	丹参3g
芦根15g	生甘草10g	当归6g	苦参6g
葛根10g			

7剂，水煎服，日1剂，每剂分早晚2次温热服

西医治疗原则与方法（药物、手术等）：

（1）抗感染治疗：抗病毒药物的疗效尚难以肯定。一般主张流感病毒致心肌炎可试用吗啉胍（ABOB）100~200mg，每日3次；金刚烷胺100mg，每日2次。病毒感染（尤其是流感病毒、柯萨奇病毒及腮腺炎病毒）常继发细菌感染，一般多主张使用广谱抗生素及时处理。

（2）调节细胞免疫功能药物α干扰素100万~200万U，每日肌内注射1次，2周为一疗程。

（3）肾上腺糖皮质激素一般患者不必应用，特别是最初发病10天内。因激素可抑制干扰素的合成和释放，促进病毒繁殖和引起感染加重。

（4）改善心肌细胞营养与代谢的药物：①三磷酸腺苷（ATP）或三磷酸胞苷（CTP）20~40mg，肌内注射，每日2次；辅酶A 50~100U，肌苷200~400mg，肌内注射或静脉注射，每日1~2次；细胞色素C 15~30mg，静脉注射，每日1~2次；辅酶Q_{10} 10~20mg，每日3次口服，或10mg肌内注射或静脉注射，每日2次；牛磺酸1.2~1.6g，每日3次。②极化液疗法：氯化钾1~1.5g、普通胰岛素8~12U加入10%葡萄糖注射液500ml内静脉滴注，7~10日为1个疗程。③维生素C 5~15g，加入5%葡萄糖注射液500ml内静脉滴注，4周为1个疗程。④1，6-二磷酸果糖5g，静脉滴注，每日1~2次。

考点链接

1. 其他证候、治法、方剂

（1）湿毒犯心证：辨证要点为发热，微恶寒，恶心欲呕，腹胀腹痛，大便稀溏，困倦乏力，口渴，心悸，胸闷或隐痛，舌红苔黄腻，脉濡数或促、结、代。治法为解毒化湿，宁心安神。治疗代表方为葛根芩连汤合甘露消毒丹加减。

（2）心阴虚损证：辨证要点为心悸胸闷，口干心烦，失眠多梦，或有低热盗汗，手足心热，舌红，无苔或少苔，脉细数或促、结、代。治法为滋阴清热，养心安神。治疗代表方为天王补心丹加减。

（3）气阴两虚证：辨证要点为心悸怔忡，胸闷或痛，气短乏力，失眠多梦，自汗盗汗，舌质红，苔薄或少苔，脉细数无力或促、结、代。治法为益气养阴，宁心安神。治疗代表方为炙甘草汤合生脉散加减。

（4）阴阳两虚证：辨证要点为心悸气短，胸闷或痛，面色晦暗，口唇发绀，肢冷畏寒，甚则喘促不能平卧，咳嗽，咳吐痰涎，夜难入寐，浮肿，大便稀溏，舌淡红，苔白，脉沉细无力或促、结、代。治法为益气温阳，滋阴通脉。治疗代表方为参附养荣汤加减。

2. 西医治疗要点

（1）抗感染治疗：抗病毒药物的疗效尚难以肯定。一般主张流感病毒致心肌炎可试用吗啉胍（ABOB）100~200mg，每日3次；金刚烷胺100mg，每日2次。病毒感染（尤其是流感病毒、柯萨奇病毒及腮腺炎病毒）常继发细菌感染，一般多主张使用广谱抗生素及时处理。

（2）调节细胞免疫功能药物α干扰素100万~200万U，每日肌内注射1次，2周为一疗程。

（3）肾上腺糖皮质激素一般患者不必应用，特别是最初发病10天内。因激素可抑制干扰素的合成和释放，促进病毒繁殖和引起感染加重。

（4）改善心肌细胞营养与代谢的药物：①三磷酸腺苷（ATP）或三磷酸胞苷（CTP）20～40mg，肌内注射，每日2次；辅酶A 50～100U，肌苷200～400mg，肌内注射或静脉注射，每日1～2次；细胞色素C 15～30mg，静脉注射，每日1～2次；辅酶Q_{10} 10～20mg，每日3次口服，或10mg肌内注射或静脉注射，每日2次；牛磺酸1.2～1.6g，每日3次。②极化液疗法：氯化钾1～1.5g、普通胰岛素8～12U加入10%葡萄糖注射液500ml静脉滴注，7～10日为1个疗程。③维生素C 5～15g，加入5%葡萄糖注射液500ml内静脉滴注，4周为1个疗程。④1，6－二磷酸果糖5g，静脉滴注，每日1～2次。

（5）并发症的治疗

①心律失常：原则上按一般心律失常处理。如早搏频繁或快速性心律失常，可选用抗心律失常药物治疗，如胺碘酮200mg，每日1～3次，或普罗帕酮150mg，每日3～4次。室性心动过速、室扑或室颤，应尽早直流电复律，亦可用利多卡因静脉注射。心动过缓者，可用阿托品或山莨菪碱，必要时加用肾上腺糖皮质激素治疗。如并发高度房室传导阻滞、窦房结损害而引起晕厥或低血压者，则需要电起搏，安放临时人工心脏起搏器帮助患者度过急性期。

②心力衰竭：绝对卧床休息，吸氧，限制钠盐。应用洋地黄类药物必须谨慎，宜从小剂量开始以避免毒性反应。还可选用扩血管药、血管紧张素转换酶抑制剂和利尿剂。

③心源性休克：可用大剂量维生素C治疗，5～15g加入10%葡萄糖注射液40ml内静脉注射，如血压上升不理想，0.5～2小时后再推注1次，血压平稳后6～8小时再推注1次。

题卡⑮——慢性胃炎

| 例1 |

病例摘要：

张某，男，35岁，已婚，工人。2023年8月初诊。

自述10余年前开始，起病于生气之后，时常上腹部胀满疼痛，多因生气、饮食不规律发作。10余年来，时轻时重，这次复发并加重4月余，多方治疗无效。现觉胃脘胀痛明显，两胁胀满，食后加重，伴嘈杂嗳气，轻度恶心，大便正常。吸烟史10年，每日1包。

查体：T 36℃，P 70次/分，R 18次/分，BP 110/80mmHg。形体消瘦，面色无华。上腹部压痛，无反跳痛及肌紧张。肝脾肋下未及。舌质淡红，苔薄白，脉弦。

辅助检查：血常规正常。胃镜检查：胃体部黏膜红白相间，以红相为主；胃窦部黏膜充血、水肿，可见糜烂和渗出；幽门螺杆菌阳性。

答题要求： 1. 根据上述病例摘要，在答题卡上完成书面辨证论治。

2. 鉴别诊断：请与消化性溃疡相鉴别。

考试时间： 60分钟。

参考答案

中医辨病辨证依据：

起病于生气之后，肝气郁结，肝木横克脾土，中焦受阻，胃失和降，则胃胀胃痛。肝气郁结，肝经所过之处两胁受累，则两胁胀满，中焦受阻，运化无力，则食后胀痛加重。胃气不降，胃气上逆，则嗳气嘈杂。舌质淡，苔薄白，脉弦均为肝胃不和证之征象。综合症状及舌脉表现，辨病为胃痛，辨证为肝胃不和证。

西医诊断依据：

（1）青年男性，慢性起病。

（2）以胃脘部饱胀疼痛为主。查体上腹部压痛，无反跳痛及肌紧张。

（3）胃镜检查：胃体部黏膜红白相间，以红相为主。胃窦部黏膜充血、水肿，可见糜烂和渗出。幽门螺杆菌阳性。

西医鉴别诊断：

与消化性溃疡相鉴别。消化性溃疡的一般表现为发作性上腹部疼痛，有周期性也有节律性，多好发于秋冬和冬春之交，X线钡餐造影可发现溃疡龛影或其间接征象。胃镜检查可见溃疡表现。

诊断：

中医疾病诊断：胃痛　　　　　　　　中医证候诊断：肝胃不和证

西医诊断：慢性胃炎

中医治法： 疏肝理气，和胃止痛

方剂：柴胡疏肝散加减

药物组成、剂量及煎服法：

柴胡10g	炒枳壳10g	白芍10g	生甘草6g
乌药10g	香附10g	陈皮10g	川芎10g
青皮10g	延胡索15g	川楝子10g	

7剂，水煎服，日1剂，每剂分早晚2次温热服

西医治疗原则与方法（药物、手术等）：

（1）戒烟酒，清淡饮食。

（2）避免过度劳累，精神放松。

（3）根除幽门螺杆菌，阿莫西林、甲硝唑和奥美拉唑三联治疗。

（4）保护胃黏膜，选用胶体次枸橼酸铋、硫糖铝口服。

考点链接

1. 相似疾病的鉴别

（1）胃癌：有慢性胃炎之症状如食欲不振、上腹不适、贫血等，少数胃窦胃炎的X线征象与胃癌颇相似，需特别注意鉴别。绝大多数患者胃镜检查及活检有助于鉴别。

（2）慢性胆道疾病：如慢性胆囊炎、胆石症常有慢性右上腹痛、腹胀、嗳气等消化不良的症状，易误诊为慢性胃炎。但该病胃肠检查无异常发现，胆囊造影及 B 超异常可最后确诊。

2. 其他证候、治法、方剂

（1）脾胃虚弱证：辨证要点为胃脘隐痛，喜温喜按，食后胀满痞闷，纳呆，便溏，神疲乏力，舌质淡红，苔薄白，脉沉细。治法为健脾益气，温中和胃。治疗代表方为四君子汤。

（2）脾胃湿热证：辨证要点为胃脘灼热胀痛，嘈杂，脘腹痞满，口干口苦，渴不欲饮，身重肢倦，尿黄，舌质红，苔黄腻，脉滑。治法为清利湿热，醒脾化浊。治疗代表方为三仁汤。

3. 西医治疗要点

多数慢性胃炎不需用药，但需要注意生活起居调理。

（1）消除病因。如戒烟酒，减少食盐摄入；饮食宜软易消化，少吃盐渍、烟熏、不新鲜食物；停服某些刺激胃黏膜的药物，特别是阿司匹林等非甾体类消炎药；有鼻腔和咽部慢性感染灶应予以清除。

（2）药物治疗。保护胃黏膜常用的药物有胶体次枸橼酸铋（CBS）、硫糖铝、蒙脱石散、氢氧化铝凝胶、胃膜素及盖胃平等；调整胃肠运动功能的药物：上腹饱胀用甲氧氯普胺或多潘立酮等；打嗝、腹胀或有反流现象为主者，可用胃动力药，如甲氧氯普胺、多潘立酮、莫沙比利。Hp 阳性者选用抗生素治疗合用制酸剂；上腹疼痛较重者可口服阿托品、普鲁本辛、颠茄片或山莨菪碱，以减少胃酸分泌和缓解腹痛症状；还可用助消化药如胰酶、酵母片、乳酶生、消胀片等。如有反酸现象也可用抑酸药如西咪替丁、雷尼替丁、法莫替丁等。防止胆汁反流可服铝碳酸镁、考来烯胺以吸附胆汁；有呕血便血者，甲氧咪胍口服。

--- 例2 ---

病例摘要：

王某，男，50 岁，已婚，干部。

患者有胃病史 10 余年，常常觉脘腹不适，恶心呕吐清水涎沫，伴有嗳气泛酸，头晕目眩，纳差神疲，腹中冷痛，手足不温，口渴不欲饮，曾在当地医院诊治，经胃钡餐 X 线透视无异常发现。最近 1 周，由于工作劳累，饮食不规律，恶心呕吐加重，每日呕吐 5～6 次，多为清水涎沫，食后腹胀，无口苦，头晕神疲，四肢不温。

查体：T 36℃，P 80 次/分，R 18 次/分，BP 120/80mmHg。表情痛苦，面白少华，形体消瘦，腹平软，无明显压痛，肝脾未触及，肠鸣音稍活跃，胃中无振水声。舌质淡，苔薄白，脉濡细而沉。

辅助检查：胃镜示：慢性糜烂性胃炎。

答题要求： 1. 根据上述病例摘要，在答题卡上完成书面辨证论治。

2. 鉴别诊断：请与急性肠梗阻相鉴别。

考试时间： 60 分钟。

参考答案

中医辨病辨证依据：

患者脾胃素虚，胃痛反复发作，耗伤中气，使胃失温养、濡润，胃气不降而发为呕吐，此次因情志不调而加重。脾胃虚弱，阳虚不能温补，则头晕神疲、面色少华、形体消瘦；脾阳不振，不能腐熟水谷，以致寒浊内生，寒为阴邪，故呕吐为清水涎沫、无口苦；阳虚不能温养肢体，故见腹中冷痛、手足不温；舌质淡，苔薄白，脉濡细而沉均为阳虚之征。综观舌、脉、症，本证为脾胃阳虚之胃痛，病位在脾胃，病性为虚实夹杂，预后可。

西医诊断依据：

（1）年轻男性患者，缓慢起病，时轻时重。

（2）以间断发生的胃部不适，恶心呕吐为主要症状。

（3）胃镜检查提示慢性胃炎，是诊断的主要依据。

西医鉴别诊断：

与急性肠梗阻相鉴别。急性肠梗阻是指肠内容物不能顺利通过肠道，是由多种原因引起肠管内容物通过障碍，以腹痛、腹胀、呕吐、便闭为临床特征的急性梗阻性疾病。由于引起肠梗阻的原因复杂，梗阻类型繁多，病情多变，发展迅速，发病后不但在肠管形态上和功能上发生改变，并能引起一系列全身病理变化。如处理不当，可引起严重的后果，甚至危及患者生命，尤其是绞窄性肠梗阻，其死亡率高达 10% 左右，是死亡率比较高的急腹症之一。

诊断：

中医疾病诊断：呕吐　　　　　　　　中医证候诊断：脾胃阳虚证

西医诊断：慢性胃炎

中医治法： 温中健脾，和胃降逆

方剂：理中丸加减

药物组成、剂量及煎服法：

党参 10g	干姜 10g	炒白术 15g	炙甘草 10g
生黄芪 30g	升麻 6g	柴胡 10g	当归 10g
陈皮 10g	白芍 10g		

7 剂，水煎服，日 1 剂，每剂分早晚 2 次温热服

西医治疗原则与方法（药物、手术等）：

（1）半流食或清淡易消化饮食，少食多餐，进食温热食物。

（2）保护胃黏膜治疗，应用果胶铋。

（3）使用胃动力药。

1. 相似疾病的鉴别

（1）神经性呕吐：指一组自发或故意诱发反复呕吐的精神障碍，呕吐物为刚进食物。该病不伴有其他的明显症状，无明显器质性病变为基础，多数有怕胖的心理和减轻体重的愿望。本病女性比男性多见，通常发生于成年早期和中期。

（2）急性胰腺炎：是多种病因导致胰酶在胰腺内被激活后引起胰腺组织自身消化、水肿、出血甚至坏死的炎症反应。临床以急性上腹痛、恶心、呕吐、发热和血胰酶增高等为特点。病变程度轻重不等，轻者以胰腺水肿为主，临床多见，病情常呈自限性，预后良好，又称为轻症急性胰腺炎。少数重者的胰腺出血坏死，常继发感染、腹膜炎和休克等，病死率高，称为重症急性胰腺炎。

2. 其他证候、治法、方剂

（1）肝胃不和证：辨证要点为胃脘胀痛或痛窜两胁，每因情志发病或病情加重，得嗳气或矢气后稍缓，嗳气频频，嘈杂泛酸，舌淡红，苔薄白，脉弦。治法为疏肝理气，和胃止痛。治疗代表方为柴胡疏肝散。

（2）胃阴不足证：辨证要点为胃脘隐隐作痛，嘈杂，口干咽燥，五心烦热，大便干结，舌红少津，脉细。治法为养阴益胃，和中止痛。治疗代表方为益胃汤。

（3）胃络瘀阻证：辨证要点为胃脘疼痛如针刺，痛有定处，拒按，入夜尤甚，或有便血，舌暗红或紫暗，脉弦涩。治法为化瘀通络，和胃止痛。治疗代表方为失笑散合丹参饮。

3. 西医治疗要点

多数慢性胃炎不需用药，但需要注意生活起居调理。

（1）消除病因。如戒烟酒，减少食盐摄入；饮食宜软易消化，少吃盐渍、烟熏、不新鲜食物；停服某些刺激胃黏膜的药物，特别是阿司匹林等非甾体类抗炎药；有鼻腔和咽部慢性感染灶应予以清除。

（2）药物治疗。保护胃黏膜常用的药物有胶体次枸橼酸铋（CBS）、硫糖铝、蒙脱石散、氢氧化铝凝胶、胃膜素及盖胃平等；调整胃肠运动功能的药物：上腹饱胀用甲氧氯普胺或多潘立酮等；打嗝、腹胀或有反流现象为主者，可用胃动力药，如甲氧氯普胺、多潘立酮、莫沙比利。Hp阳性者选用抗生素治疗合用制酸剂；上腹疼痛较重者可口服阿托品、普鲁本辛、颠茄片或山莨菪碱，以减少胃酸分泌和缓解腹痛症状；还可用助消化药如胰酶、酵母片、乳酶生、消胀片等。如有反酸现象也可用抑酸药如西咪替丁、雷尼替丁、法莫替丁等。防止胆汁反流可服铝碳酸镁、考来烯胺以吸附胆汁；有呕血便血者，甲氰咪胍口服。

例 3

病例摘要：

陈某，男，57 岁，退休干部。2024 年 1 月就诊。

患者平素性格内向，不善言辞，近 5 年来反复发作胃脘闷痛，常自行服用吗丁啉后缓解。但 2 个月来由于情绪不佳，经常自觉上腹部胀痛发作，饱食后明显，时有两胁胀痛，曾经 X 线透视无异常现象，疼痛时稍有恶心，呕吐过 1 次，嗳气频频，嘈杂泛酸，纳谷不馨，无发热、心慌胸闷等症状。

查体：T 36.2℃，P 84 次/分，R 20 次/分，BP 120/80mmHg。双肺呼吸音清。心率 84 次/分，律齐，上腹部压痛，无反跳痛，无肌紧张。肝脾未及，双下肢无浮肿。舌质淡红，苔薄白，脉弦。

辅助检查：上消化道造影：胃炎表现，胃蠕动差，未见其他异常。胃镜检查：胃窦黏膜充血，水肿，呈花斑样改变，蠕动正常。Hp：阳性。

答题要求： 1. 根据上述病例摘要，在答题卡上完成书面辨证论治。

2. 鉴别诊断：请与消化性溃疡相鉴别。

考试时间： 60 分钟。

参考答案

中医辨病辨证依据：

患者以"胃脘闷痛"为主症，属于中医学"胃痛"范畴。患者平素性情抑郁，肝气郁结，横逆犯胃，肝胃气滞，故胃脘胀痛，嗳气频频；气病多游走不定，胁为肝之分野，故胃痛连胁，时有两胁胀痛。气机郁滞，日久化热，肝热犯胃，则症见泛酸嘈杂，胃失和降，胃气上逆，收纳失司，故疼痛时有恶心，纳谷不馨。舌质淡红，苔薄白，脉弦皆属肝胃不和证，四诊合参，本患者证属肝胃不和证，病位在肝胃，病性以实为主，若治疗得当，预后佳。

西医诊断依据：

（1）中年男性，胃脘闷痛 5 年，常自服吗丁啉（多潘立酮片）后缓解。

（2）上腹部压痛，无反跳痛，无肌紧张。

（3）上消化道造影：胃炎表现，胃蠕动差。胃镜检查：胃窦黏膜充血、水肿，呈花斑样改变，蠕动正常，Hp 阳性。

西医鉴别诊断：

与消化性溃疡相鉴别。两者均有慢性上腹痛，但消化性溃疡以上腹部规律性、周期性疼痛为主，而慢性胃炎疼痛很少有规律性并以消化不良为主。鉴别依靠胃镜检查。

诊断：

中医疾病诊断：胃痛　　　　　　　　中医证候诊断：肝胃不和证

西医诊断：慢性胃炎，幽门螺杆菌感染

中医治法： 疏肝理气，和胃止痛

方剂：柴胡疏肝散加减

药物组成、剂量及煎服法：

柴胡 12g	川芎 10g	赤芍 10g	炒枳壳 10g
陈皮 10 g	香附 10g	川楝子 10g	延胡索 10g
青皮 10g	丹皮 10g	炒栀子 10g	白芍 10g

7 剂，水煎服，日 1 剂，每剂分早晚 2 次温热服

西医治疗原则与方法（药物、手术等）：

（1）戒烟酒，清淡易消化饮食，尽量做到少食多餐。

（2）避免过度劳累，精神放松。

（3）根除幽门螺杆菌，目前推荐三联和四联疗法。

根除幽门螺杆菌的常用三联疗法

PPI 或胶体铋剂（选择一种）	抗菌药物（选择两种）
奥美拉唑 40mg/d	克拉霉素 1000mg/d
兰索拉唑 60mg/d	阿莫西林 2000mg/d
枸橼酸铋钾（胶体次枸橼酸铋）480mg/d	甲硝唑 800mg/d
上述剂量分 2 次服，疗程 7 天	

注：四联疗法为质子泵抑制剂与铋剂合用，再加上两种抗生素。

题卡 ⑯ ——消化性溃疡

病例摘要：

常某，女，50 岁，公司职员。2022 年 11 月就诊。

患者近 2 年来工作劳累，精神紧张，饮食不规律。近 1 年来经常胃脘部疼痛，饥饿时明显，刺痛为主，疼痛部位固定，偶有夜间疼醒，进食后能够缓解。近 1 周疼痛每天发作，大便黑色。

查体：T 36.2℃，P 84 次/分，R 20 次/分，BP 120/80mmHg。双肺呼吸音清，心率 84 次/分，律齐，上腹部压痛明显，无反跳痛、肌紧张。肝脾未及，双下肢无浮肿。舌质紫暗，有瘀斑、瘀点，舌底脉络迂曲怒张，脉涩。

辅助检查：胃镜：十二指肠球部，有约 1cm×1cm 溃疡，表面苔厚而污秽，周围黏膜肿胀，无黏膜皱襞集中。

答题要求：1. 根据上述病例摘要，在答题卡上完成书面辨证论治。

2. 鉴别诊断：请与慢性胆囊炎相鉴别。

考试时间：60 分钟。

参考答案

中医辨病辨证依据：

患者"以胃脘部刺痛"为主症，属于中医学"胃痛"的范畴。患者平素精神紧张，肝气郁滞，气为血之帅，气行则血行，气滞则血瘀，胃络不通，不通则痛，瘀血

阻络，则胃痛状如针刺，疼痛部位固定，瘀血属于阴邪，夜亦属阴，故偶有夜间痛醒。舌质紫暗，有瘀点瘀斑，舌底络脉迂曲怒张，脉涩均属胃络瘀阻证，四诊合参，患者证属血络瘀阻证，病位在胃，病性以实为主，若治疗及时，预后佳。

西医诊断依据：

（1）中年女性，工作劳累，精神紧张，饮食不规律。

（2）胃脘部发作性疼痛，饥饿时刺痛为主，进食后能够缓解，大便黑色。

（3）胃镜：十二指肠球部有约 $1cm \times 1cm$ 溃疡，表现苔厚而污秽，周围黏膜肿胀，无黏膜皱襞集中。

西医鉴别诊断：

与慢性胆囊炎相鉴别。胆石症典型者有右上腹痛且与油腻进食有关，放射至肩背部，伴发热与黄疸。慢性胆囊炎偶有腹痛、嗳气、呕吐等消化不良症状，大多数无明显症状。不典型者可借助 B 超或胆道造影鉴别。

诊断：

中医疾病诊断：胃脘痛　　　　　　　中医证候诊断：瘀血停胃证

西医诊断：消化性溃疡（十二指肠球部溃疡）

中医治法：活血化瘀，通络和胃

方剂：失笑散合丹参饮加减

药物组成、剂量及煎服法：

生蒲黄 10g(包煎)	制五灵脂 10g	当归 10g	丹参 10g
乳香 10g	没药 10g	檀香 6g	砂仁 6g(后下)
茯苓 15g	法半夏 6g	炒白术 15g	

　　　　　　　　　　　　7 剂，水煎服，日 1 剂，每剂分早晚 2 次温热服

西医治疗原则与方法（药物、手术等）：

（1）规律的生活、避免过度紧张与劳累，保持情绪乐观。无论在本病的发作期或缓解期均很重要。当溃疡活动期，症状较重时，卧床休息几天乃至 1～2 周。

（2）应用 H_2 受体拮抗剂或质子泵抑制剂。如奥美拉唑肠溶片，20mg，每日 2 次。

（3）可短期使用一些镇静药。

考点链接

1. 相似疾病的鉴别

（1）功能性消化不良：有餐后胃胀、嗳气、反酸和食欲减退等症状，但 X 线和胃镜检查无溃疡灶。胃排空实验可见胃蠕动下降。

（2）胃泌素瘤：溃疡发生于不典型部位，且有高胃酸分泌及高空腹血清胃泌素证据。

（3）胃癌：年龄、病程、病史、全身表现可与良性溃疡相鉴别，多表现为持续性疼痛，制酸剂效果不佳，大便隐血试验持续阳性。且胃镜显示恶性溃疡形状、边缘、黏膜不规则。

2. 其他证候、治法、方剂

（1）脾胃虚寒证：辨证要点为胃痛隐隐，喜温喜按，得温痛减，遇寒加重，畏寒

肢冷，腹胀便溏，口淡不渴，或喜热饮，舌淡苔薄白，脉迟缓。治法为温胃散寒，健脾和胃。治疗代表方为黄芪健中汤。

（2）肝胃不和证：辨证要点为胃脘胀痛，痛引两胁，情志不遂而诱发或加重，嗳气，泛酸，口苦，舌淡红，苔薄白，脉弦。治法为疏肝理气，健脾和胃。治疗代表方为柴胡疏肝散合五磨饮子加减。

（3）肝胃郁热证：辨证要点为胃脘灼热疼痛，痛势急迫，胸胁胀痛，口干口苦，泛酸，烦躁易怒，大便秘结，舌红，苔黄腻，脉弦数。治法为清胃泄热，疏肝通气。治疗代表方为化肝煎合左金丸。

3. 西医治疗要点

（1）生活与饮食调理：乐观的情绪、规律的生活、避免过度紧张与劳累，无论在本病的发作期或缓解期均很重要。当溃疡活动期，症状较重时，卧床休息几天乃至 1~2 周。

对于饮食的要求：①细嚼慢咽，避免急食；②有规律的定时进食，以维持正常消化活动的节律；③当急性活动期，以少吃多餐为宜；④饮食宜注意营养，但无需规定特殊食谱。

（2）制酸治疗：可以选择使用碱性抗酸药、H_2 受体拮抗剂或者质子泵抑制剂。

（3）保护胃黏膜：常用胃黏膜保护剂有硫糖铝、胶体枸橼酸铋和前列腺素类药物。

题卡 ⑰ ——上消化道出血

病例摘要：

段某，男，45 岁，干部。因呕血 3 小时到急诊就诊。

患者近 1 周来工作劳累，睡眠不规矩，自觉胃部不适。就诊当天中午饮白酒约半斤后，自觉胃部灼热疼痛，大量饮用冰柠檬水，突觉恶心，呕吐出胃内容物后，呕出紫暗鲜血，量约 200ml。

查体：T 36.2℃，P 90 次/分，R 20 次/分，BP 120/80mmHg。双肺呼吸音清，心率 90 次/分，律齐，上腹部压痛明显，无反跳痛及肌紧张。肝脾未及，双下肢无浮肿。舌红苔黄腻，脉滑数。

辅助检查：胃镜：胃黏膜弥散性出血点、片状糜烂，黏膜表面有新鲜出血及黑色血痂，同时可见黏膜下出血表现，胃液为鲜红色。

答题要求： 1. 根据上述病例摘要，在答题卡上完成书面辨证论治。

2. 鉴别诊断：请与支气管扩张出血相鉴别。

考试时间： 60 分钟。

参考答案

中医辨病辨证依据：

患者以"呕吐紫暗鲜血"为主症，属于中医学"血证""呕血"的范畴。患者嗜食辛辣酒热之品，热积胃中，热伤胃络，胃失和降而逆于上，血随气逆，从口而出，故吐紫暗鲜血；热结中焦，和降失司，气机不利则胃脘灼热疼痛。舌红苔黄腻，脉滑数皆为胃中有热之表现。本病病位在胃，病性以实为主，若治疗及时，预后可。

西医诊断依据：

（1）青年男性，饮酒后突然发病。

（2）先兆症状为恶心，呕吐，呕吐出胃内容物后呕吐鲜血。

（3）上腹部压痛。

（4）胃镜：胃黏膜弥散性出血点、片状糜烂，黏膜表面有新鲜出血及黑色血痂，同时可见黏膜下出血表现，胃液为鲜红色。

西医鉴别诊断：

与支气管扩张出血相鉴别。支气管扩张症出血：咳嗽前多由咽痒，伴咳嗽而出，可伴有痰液，或痰中带血。血色鲜红。胸部 CT 检查可明确支气管扩张。而本病呕血前多恶心，伴随呕吐而出，胃镜下可见胃黏膜出血点，胃中有血液。

诊断：

中医疾病诊断：呕血　　　　　　　　　中医证候诊断：胃中积热证

西医诊断：上消化道出血

中医治法：清胃泻火，化瘀止血

方剂：泻心汤合十灰散加减

药物组成、剂量及煎服法：

黄芩 10g	黄连 6g	大黄 6g	大蓟 10g
小蓟 10g	荷叶 15g	侧柏叶 10g	白茅根 15g
山栀 10g	棕榈炭 10g^(包煎)	丹皮 10g	竹茹 10g

7 剂，水煎服，日 1 剂，每剂分早晚 2 次温热服

西医治疗原则与方法（药物、手术等）：

（1）一般治疗：平卧休息，暂时禁食禁热水。

（2）静脉止血应用质子泵抑制剂，胃镜下应用盐酸肾上腺素止血。

（3）对症治疗，静脉补液，维持电解质平衡。

考点链接

1. 相似疾病的鉴别

鉴别引起上消化道出血的常见病因：

（1）消化性溃疡病出血：本病以节律性上腹痛为主，腹痛抑酸药可缓解，并发呕血时有呕血、解黑便等症，胃镜及消化道钡餐可协诊。

（2）肝硬化食管胃底静脉破裂出血：本病有肝硬化病史，并发出血时有呕血、解黑便，出血量一般较大，来势凶猛，胃镜检查可协诊。

（3）急性糜烂性胃炎出血：本病多有服用非甾体类抗炎药、大量饮酒等病史，胃镜可协诊。

（4）胃癌：胃癌引起的上消化道出血多有胃部不适、饮食减少，消瘦病史，胃镜检查可见新生物存在，病理组织学检查可以诊断。

2. 其他证候、治法、方剂

（1）肝火犯胃证：辨证要点为吐血色红或紫暗，口苦胁痛，心烦易怒，寐少梦多，舌质红绛，脉弦数。治法为泻肝清胃，凉血止血。治疗代表方为龙胆泻肝汤。

（2）脾不统血证：辨证要点为吐血缠绵不止，时轻时重，血色暗淡，神疲乏力，心悸气短，面色苍白，舌质淡，脉细弱。治法为益气健脾，养血止血。治疗代表方为归脾汤。

3. 西医治疗要点

（1）一般治疗

大出血宜取平卧位，并将下肢抬高，头侧位，以免大量呕血时血液反流引起窒息，必要时吸氧、禁食。少量出血可适当进流食，对肝病患者忌用吗啡、巴比妥类药物。应加强护理，记录血压、脉搏、出血量及每小时尿量，保持静脉通路，必要时进行中心静脉压测定和心电图监护。

（2）补充血容量

当血红蛋白低于70g/L、收缩压低于90mmHg时，应立即输入足够量全血。肝硬化患者应输入新鲜血。开始输液应快，但老年人及心功能不全者输血输液不宜过多过快，否则可导致肺水肿，最好进行中心静脉压监测。如果血源困难可给右旋糖酐或其他血浆代用品。

（3）止血措施

1）药物治疗。①近年来对消化性溃疡疗效最好的药物是质子泵抑制剂奥美拉唑。对消化性溃疡和糜烂性胃炎出血，可用去甲肾上腺素8mg加入冰盐水100ml口服或作鼻胃管滴注，也可使用凝血酶口服。凝血酶需临床用时新鲜配制，且服药同时给予H_2受体拮抗剂或奥美拉唑以便使药物得以发挥作用。②食管、胃底静脉曲张破裂出血时，垂体后叶素是常用药物，但作用时间短，主张小剂量用药。高血压、冠心病患者或孕妇不宜使用。有主张同时舌下含硝酸甘油或硝酸异山梨醇酯。20世纪80年代以来临床也有采用生长抑素，对上消化道出血的止血效果较好。短期使用几乎没有严重不良反应，但价格较贵。

2）内镜直视下止血。对于门脉高压出血者，可采取：①急诊食管曲张静脉套扎术；②注射组织胶或硬化剂如乙氧硬化醇、鱼肝酸油钠等。一般多主张注射后用H_2受体拮抗剂或奥美拉唑，以减少硬化剂注射后因胃酸引起溃疡与出血。对于非门脉高压出血者，可采取：①局部注射1/10000肾上腺素盐水；②采用APC电凝止血；③血管夹（钛夹）止血。

（4）手术治疗

经上述处理后，大多数上消化道大出血可停止。如仍无效可考虑手术治疗。食管、胃底静脉曲张破裂可考虑口腔或脾肾静脉吻合等手术。胃、十二指肠溃疡大出血患者早期手术可降低死亡率，尤其是老年人不宜止血又易复发，更宜及早手术，如并发溃疡穿孔、幽门梗阻或怀疑有溃疡恶变者宜及时手术。

题卡 ⑱ ——胃癌

病例摘要：

张某，男，75 岁，退休工人。2024 年 9 月就诊。

患者于 2 个月前开始出现上腹部隐痛不适，进食后明显，伴饱胀感，食欲逐渐下降，无明显恶心、呕吐及呕血，当地医院按"胃炎"进行治疗，稍好转。近半个月自觉乏力，体重较 2 个月前下降 3 公斤。近日大便色黑而来诊。神疲乏力，面色无华，少气懒言，动则汗出，消瘦。

查体：T 36.2℃，P 84 次/分，R 20 次/分，BP 120/80mmHg。双肺呼吸音清，心率 84 次/分，律齐，全腹无压痛、反跳痛及肌紧张，肝脾未及，移动性浊音（－），肠鸣音正常，直肠指检未及异常，双下肢无浮肿。舌质淡白，舌边有齿痕，脉沉细无力。

辅助检查：上消化道造影示：胃窦小弯侧似见直径约 2cm 龛影，位于胃轮廓内，周围黏膜僵硬粗糙。腹部 B 超检查：未见肝异常，胃肠部分检查不满意。胃镜：胃窦部黏膜表面粗糙，凹凸不平，其间可见直径约 3cm 不规则溃疡，边界模糊，基底粗糙。病变部位组织病理诊断为低分化黏液腺癌。便常规：大便潜血（＋）。血常规：Hb 96g/L。

答题要求： 1. 根据上述病例摘要，在答题卡上完成书面辨证论治。

2. 鉴别诊断：请与胃溃疡相鉴别。

考试时间： 60 分钟。

参考答案

中医辨病辨证依据：

患者以"上腹部隐痛不适、体重减轻、乏力、黑便"为主症，结合上消化道造影、胃镜检查以及病理结果，属于中医学"胃癌"范畴。患者老年男性，脾肾亏虚，脾主运化水湿，脾虚水湿运化失常，聚而成痰，痰浊阻滞络脉，气机不畅，气滞血瘀，则瘀血停滞，痰瘀互结，停滞胃脘脉络，不通则痛，故上腹部隐痛不适；胃脘区气机阻滞，脾胃升降失常，则腹部饱胀，不欲饮食。脾气虚，且癌症进一步迅速发展，又更耗伤正气，则神疲乏力，少气懒言，动则汗出。瘀血不去，新血难生，血虚不能上荣于面，则面色无华。舌质淡白，边有齿痕，脉沉细无力为气血两虚之象，四诊合参，证属气血两虚证，本病病位在脾胃，病性为虚实夹杂，以虚为主，预后不佳。

西医诊断依据：

（1）老年男性，2 个月前开始出现上腹部隐痛不适。

（2）上消化道造影：胃窦小弯侧似可见直径 2cm 龛影，周围黏膜僵硬粗糙。胃镜：胃窦部黏膜表现粗糙，凹凸不平，其间可见直径约 3cm 不规则溃疡，边界模糊，基底粗糙。病变部位组织病理诊断为低分化黏液腺癌。

西医鉴别诊断：

与胃溃疡相鉴别。胃溃疡：临床症状可以相似，胃镜下均有黏膜溃疡的生成，但病灶处的病理组织学检查可以明确鉴别其良恶性。

诊断：

中医疾病诊断：胃癌　　　　　　　　中医证候诊断：气血两虚证

西医诊断：胃癌

中医治法：益气养血，健脾和营

方剂：八珍汤加减

药物组成、剂量及煎服法：

生地黄 30g　　　　赤芍 10g　　　　当归 10g　　　　川芎 15g

党参 15g　　　　茯苓 10g　　　　炒白术 10g　　　　炙甘草 6g

　　　　　　　　　　　　　　7 剂，水煎服，日 1 剂，每剂分早晚 2 次温热服

西医治疗原则与方法（药物、手术等）：

（1）手术治疗原则：胃癌手术分为根治性手术与姑息性手术，应当力争根治性切除。

（2）放射治疗。

（3）化学治疗：分为姑息化疗、辅助化疗和新辅助化疗，应当严格掌握临床适应证，并在肿瘤内科医生的指导下施行。

考点链接

1. 相似疾病的鉴别

（1）浅表性胃炎：胃脘部疼痛，常伴有食欲不振，或胀满，恶心呕吐，吞酸嘈杂；发病多与情志，饮食不节，劳累及受寒等因素有关；常反复发作，不伴极度消瘦、神疲乏力等恶病质征象。做胃镜或钡餐检查很容易与胃癌相区分。

（2）功能性消化不良：以饭后上腹饱满、嗳气、反酸、恶心、食欲不振等症状为主症，借助上消化道 X 线检查、纤维胃镜等检查可以明确诊断。

（3）胃息肉：又称胃腺瘤，常来源于胃黏膜上皮的良性肿瘤。以中老年为多见，较小的腺瘤可无任何症状，较大者可见上腹部饱胀不适，或隐痛、恶心呕吐，有时可见黑粪。胃腺瘤需与隆起型早期胃癌相鉴别。需进一步经胃镜活检予以确诊。

2. 其他证候、治法、方剂

（1）痰气交阻证：辨证要点为胸膈或胃脘满闷作胀或痛，胃纳减退，厌食肉食，或有吞咽哽噎不顺，呕吐痰涎，苔白腻，脉弦滑。治法为理气化痰，消食散结。治疗代表方为启膈散加减。

（2）肝胃不和证：辨证要点为胃脘痞满，时时作痛，窜及两胁，嗳气频繁或进食发噎，舌质红，苔薄白或薄黄，脉弦。治法为疏肝和胃，降逆止痛。治疗代表方为柴胡疏肝散合旋覆代赭汤加减。

（3）脾胃虚寒证：辨证要点为胃脘隐痛，绵绵不断，喜按喜暖，食生冷痛剧，进热食则舒，时呕清水，大便溏薄，或朝食暮吐，暮食朝吐，面色无华，神疲肢冷，舌淡而胖，有齿痕，苔白滑润，脉沉细或沉缓。治法为温中散寒，健脾益气。治疗代表方为理中汤合四君子汤加减。

（4）胃热伤阴证：辨证要点为胃脘嘈杂灼热，痞满吞酸，食后痛胀，口干喜冷饮，五心烦热，便结尿赤，舌质红绛，舌苔黄糙或剥苔、无苔，脉细数。治法为清热和胃，养阴润燥。治疗代表方为玉女煎加减。

（5）气血两虚证：辨证要点为神疲乏力，面色无华，少气懒言，动则气促，自汗，消瘦，舌苔薄白，舌质淡白，舌边有齿痕，脉沉细无力或虚大无力。治法为益气养血，健脾和营。治疗代表方为八珍汤加减。

（6）痰湿阻胃证：辨证要点为脘膈痞闷，呕吐痰涎，进食发噎不利，口淡纳呆，大便时结时溏，舌体胖大有齿痕，苔白厚腻，脉滑。治法为燥湿健脾，消痰和胃。治疗代表方为开郁二陈汤。

（7）瘀毒内阻证：辨证要点为脘痛剧烈或者向后背放射，痛处固定，拒按，上腹肿块，肌肤甲错，眼眶呈暗黑，舌苔黄，舌质紫暗或瘀斑，舌下脉络紫胀，脉弦涩。治法为理气活血，软坚消积。治疗代表方为膈下逐瘀汤加减。

3. 西医治疗要点

（1）手术治疗原则：手术切除是胃癌的主要治疗手段，也是目前治愈胃癌的唯一方法。进行全身检查，判断胃癌分期，决定手术方式。胃癌手术分为根治性手术与姑息性手术，应当力争根治性切除。胃癌根治性手术包括早期胃癌的 EMR、ESD、D_0 切除术和 D_1 切除术等，部分进展期胃癌的 D_2 及扩大手术 D_{2+}。胃癌姑息性手术包括胃癌姑息性切除术、胃空肠吻合术、空肠营养管置入术等。

（2）放射治疗：胃癌放疗或放化疗的主要目的包括施行术前或术后辅助治疗、姑息治疗和改善生活质量。术后放化疗的适应证主要针对 $T_{3\sim4}$ 或 N_+（淋巴结阳性）的胃癌；术前放化疗的适应证主要针对不可手术切除的局部晚期或进展期胃癌；姑息性放疗的适应证为肿瘤局部区域复发和/或远处转移。

（3）化学治疗：分为姑息化疗、辅助化疗和新辅助化疗，应当严格掌握临床适应证，并在肿瘤内科医生的指导下施行。化疗应当充分考虑患者病期、体力状况、不良反应、生活质量及患者意愿，避免治疗过度或治疗不足。及时评估化疗疗效，密切监测及防治不良反应，并酌情调整药物和/或剂量。

题卡 ⑲ ——溃疡性结肠炎

病例摘要：

韩某，女，43 岁，医生。2024 年 10 月就诊。

患者于 2022 年 4 月因过度劳累后出现高热、咳嗽，诊为"肺部感染"。静脉应用第二代头孢菌素 1 周后开始出现腹泻，每日 10 次。自认为是菌群失调，口服双歧杆菌三联活菌胶囊以及中药汤剂 1 个月，腹泻时轻时重，且时有黏液脓血便。多由于情绪紧张、抑郁恼怒的诱因发作，腹痛即泻，泻下黏液脓血，泻后腹痛略减，食少，胸胁胀痛，嗳气，神疲倦怠。

查体：T 36.2℃，P 84 次/分，R 20 次/分，BP 120/80mmHg。双肺呼吸音清，左下肺可闻及湿啰音。心率 84 次/分，律齐，左下腹轻度压痛，无反跳痛及肌紧张，肝脾未及，双下肢无浮肿。舌质淡，苔白，脉弦细。

辅助检查：纤维结肠镜：结肠、直肠弥漫性黏膜血管纹理模糊、紊乱、黏膜充血、水肿、质脆、易出血及有脓性分泌物附着，其间见多发糜烂及溃疡。

答题要求：1. 根据上述病例摘要，在答题卡上完成书面辨证论治。

2. 鉴别诊断：请与克罗恩病相鉴别。

考试时间：60 分钟。

参考答案

中医辨病辨证依据：

患者以"腹泻、时有黏液脓血便"为主症，属于中医学"肠风""泄泻"范畴。患者外感时邪，侵及肠胃，气血与邪毒搏结于肠腑脂膜，故泻下黏液脓血便，腹泻多由于情志失调所引起，郁怒伤肝，肝失疏泄，横逆侮脾，气滞于中则腹痛；木横乘土，脾胃受制，运化失常，水谷下趋则腹泻。肝失疏泄，脾虚不运，故胸胁胀闷，嗳气食少，神疲倦怠，舌质淡，苔白，脉沉细均为肝郁脾虚之表现，四诊合参，证属肝郁脾虚证，本病病位在肠，病性为虚实夹杂，若治疗及时，预后可。

西医诊断依据：

（1）由于情绪紧张、抑郁恼怒诱因发作，腹痛即泻，泻下黏液脓血，泻后腹痛略减。

（2）左下腹轻度压痛。

（3）纤维结肠镜见结肠、直肠弥漫性黏膜血管纹理模糊、紊乱，黏膜充血、水肿、易脆、出血及脓性分泌物附着，其间可见多发糜烂及溃疡。

西医鉴别诊断：

与克罗恩病相鉴别。克罗恩病（Crohn disease）：为一种慢性肉芽肿性炎症，病变可累及胃肠道各部位，而以末端回肠及其邻近结肠为主，多呈节段性、非连续性分布，临床主要表现为腹痛、腹泻、肛门病变和不同程度的全身症状。

诊断：

中医疾病诊断：肠风、泄泻　　　　　　　　中医证候诊断：肝郁脾虚证

西医诊断：溃疡性结肠炎

中医治法：疏肝健脾

方剂：痛泻要方加减

药物组成、剂量及煎服法：

陈皮 10g	炒白术 15g	白芍 10g	防风 10g
当归 10g	黄芩 10g	黄连 10g	木香 6g

7 剂，水煎服，日 1 剂，每剂分早晚 2 次温热服

西医治疗原则与方法（药物、手术等）：

（1）强调休息、饮食和营养。

（2）可选用柳氮磺胺吡啶片口服，氢化可的松琥珀酸钠灌肠液灌肠。

（3）保持情绪舒畅，防止复发。

考点链接

1. 相似疾病的鉴别

（1）慢性细菌性痢疾：常有急性细菌性痢疾病史。抗菌治疗有效。便培养可见痢疾杆菌。

（2）慢性阿米巴肠炎：病变主要侵犯右半结肠，呈散在性，溃疡较深，溃疡间黏膜多正常。抗阿米巴治疗有效。

（3）大肠癌：多见中年以上，直肠指诊可触及包块。结肠镜、X线钡剂灌肠对鉴别诊断有意义。

（4）肠易激综合征：常有结肠外的神经症症状。粪便中可有黏液，无脓血。镜下仅见少量白细胞。无器质性病变，精神紧张可诱发或使症状加重。

2. 其他证候、治法、方剂

（1）湿热内蕴证：辨证要点为腹泻，脓血便，里急后重，腹痛灼热，发热，肛门灼热，溲赤，舌红苔黄腻，脉滑。治法：清热利湿。治疗代表方：白头翁汤。

（2）脾胃虚弱证：辨证要点为大便时溏时泻，迁延反复，粪便带有脓血便，食少，腹胀，肢体倦怠，神疲懒言，舌淡胖边有齿痕，苔薄白，脉细弱或濡缓。治法：健脾渗湿。治疗代表方：参苓白术散。

（3）脾肾阳虚证：辨证要点为腹泻迁延日久，腹痛喜温喜按，腹胀，腰酸膝软，食少，形寒肢冷，神疲懒言，舌淡，苔白润，脉沉细。治法：健脾温肾止泻。治疗代表方：理中汤合四神丸。

（4）阴血亏虚证：辨证要点为大便秘结或少量脓血便，腹痛隐隐，午后发热，盗汗，五心烦热，头晕眼花，舌红少苔，脉细数。治法：滋阴养血，清热化湿。治疗代表方：驻车丸。

（5）气滞血瘀证：辨证要点为腹痛，腹泻，泻下不爽，便血色紫暗，胸胁胀满，腹内包块，面色晦暗，肌肤甲错，舌紫或有瘀点，脉弦涩。治法：化瘀通络。治疗代表方：膈下逐瘀汤。

3. 西医治疗要点

（1）卧床休息和全身支持治疗：包括液体和电解质平衡，尤其是钾的补充，低血钾者应予纠正。同时要注意蛋白质的补充，改善全身营养状况，必要时应给予全胃肠道外营养支持，有贫血者可予输血，胃肠道摄入时应尽量避免牛奶和乳制品。

（2）药物治疗：①柳氮磺胺吡啶水杨酸制剂是主要治疗药物，如美沙拉嗪等。②皮质类固醇常用药为强的松或地塞米松，但目前并不认为长期激素维持可防止复发。③免疫抑制剂在溃疡性结肠炎中的价值尚属可疑。

（3）20%～30%重症溃疡性结肠炎患者需要手术治疗。

题卡⑳——肝硬化

病例摘要：

包某，男，60岁，无业。2024年6月就诊。

胁痛纳差1年余。患者于去年开始自觉饮食量少，食后胁痛腹胀，7月在某医院诊断为"肝硬化失代偿期"，此后间断到门诊取药治疗，目前胁腹刺痛，腹大胀满，脉络怒张，纳差食少，食后腹胀明显，重时不能平卧，大便色黑。有乙肝病史多年。

入院体检：T 36.9℃，P 80次/分，R 22次/分，BP 105/70mmHg。慢性病容，颈侧见2处蜘蛛痣，面色黧黑，巩膜清，有肝掌、腹膨软，肝肋下未及，脾肋下3cm，腹部移动性浊音阳性。舌质紫暗，有瘀斑瘀点，脉细涩。

实验室检查：肝肾功能：总蛋白48.1g/L，白蛋白27.6g/L，球蛋白20.5g/L，A/G 1.3，总胆红素27.9μmol/L，直接胆红素8.5μmol/L，丙氨酸氨基转移酶120U/L，尿素氮8.10mmol/L，肌酐120μmol/L，葡萄糖7.60mmol/L。乙肝标志物测定（ELISA法）：HBsAg阳性、HBeAg阳性、抗HBc阳性。胃镜：食管中下段静脉中-重度曲张。B超：提示肝硬化，门静脉高压，脾肿大，中等量腹水。腹水常规：漏出液。腹水病理：未见癌细胞。

答题要求： 1. 根据上述病例摘要，在答题卡上完成书面辨证论治。

2. 鉴别诊断：请与肝脾肿大相鉴别。

考试时间： 60分钟。

参考答案

中医辨病辨证依据：

患者以"胁腹刺痛，腹大胀满"为主症，属于中医学"鼓胀"的范畴，患者胁痛迁延不愈，胁痛病总在肝，肝失疏泄，气机不畅，日久肝气犯脾，脾失健运，湿浊内生；肝伤气滞日久，则致血脉瘀阻，不通则痛，故胁腹刺痛；久治不愈，累及于肾，终致肝脾肾俱虚，则气血水互结停聚腹中，则腹大胀满；脾虚不运，气机转枢不利，则腹胀，纳差食少，食后腹胀明显。血脉瘀阻，故面色黧黑，颈侧可见蜘蛛痣、肝掌、腹部脉络怒张；舌质紫暗，有瘀点、瘀斑，脉细涩为瘀结水留之象，四诊合参，证属瘀结水留证，本病病位在肝脾肾，病性为虚实夹杂，以实为主，预后不佳。

西医诊断依据：

（1）肝硬化代偿期：慢性肝炎病史及症状可供参考。如有典型蜘蛛痣、肝掌应高度怀疑。肝质地较硬或不平滑及（或）脾大>2cm，质硬，而无其他原因解释，是诊断早期肝硬化的依据。肝功能可以正常。蛋白电泳或可异常，单胺氧化酶、血清PⅢP升高有助诊断。必要时肝穿病理检查或腹腔镜检查以利确诊。

（2）肝硬化失代偿期：症状、体征、化验皆有较显著的表现，如腹腔积液、食管静脉曲张、各种出血倾向及贫血。明显脾肿大、有脾功能亢进及各项肝功能检查异常等。

西医鉴别诊断：

与肝脾肿大相鉴别。肝脾肿大：如血液病、代谢性疾病引起的肝脾肿大，必要时可做肝穿刺活检。血液系统疾病可能需要做骨穿鉴别。

诊断：

中医疾病诊断：鼓胀 　　　　　　中医证候诊断：肝脾血瘀证

西医诊断：肝硬化

中医治法： 活血化瘀，化气行水

方剂：调营饮加减

药物组成、剂量及煎服法：

当归 10g	川芎 15g	赤芍 10g	莪术 6g
延胡索 10g	生大黄 3g	瞿麦 10g	焦槟榔 15g
葶苈子 10g(包煎)	茯苓 10g	桑白皮 10g	陈皮 10g
大腹皮 10g	白芷 10g	细辛 3g	肉桂 6g
大枣 10g	生姜 15g	炙甘草 6g	

7 剂，水煎服，日 1 剂，每剂分早晚 2 次温热服

西医治疗原则与方法（药物、手术等）：

（1）支持治疗：静脉输入高渗葡萄糖液以补充热量，输液中可加入维生素 C、胰岛素、氯化钾等。注意维持水、电解质、酸碱平衡。病情较重者可输入白蛋白、新鲜血浆。

（2）口服降低门脉压力的药物，包括普萘洛尔、硝酸酯类、钙通道阻滞剂，补充 B 族维生素和消化酶。

考点 链接

1. 相似疾病的鉴别

腹腔积液：腹腔积液有多种病因，如结核性腹膜炎、缩窄性心包炎、慢性肾小球肾炎等。根据病史及临床表现、有关检查及腹腔积液检查，与肝硬化腹腔积液鉴别并不困难，必要时做腹腔镜检查常可确诊。

2. 其他证候、治法、方剂

（1）气滞湿阻证：辨证要点为腹胀按之不坚，胁下胀满或疼痛，饮食减少，食后胀甚，得嗳气、矢气稍减，小便短少，舌苔薄白腻，脉弦。治法为疏肝理气，健脾利湿。治疗代表方为柴胡疏肝散合胃苓汤。

（2）寒湿困脾证：辨证要点为腹大胀满，按之如囊裹水，甚则颜面微浮，下肢浮肿，脘腹痞胀，得热则舒，精神困倦，怯寒懒动，小便少，大便溏，舌苔白腻，脉缓。治法为温中散寒，行气利水。治疗代表方为实脾饮。

（3）湿热蕴脾证：辨证要点为腹大坚满，脘腹胀急，烦热口苦，渴不欲饮，或有面、目、皮肤发黄，小便赤涩，大便秘结或溏垢，舌边尖红，苔黄腻或兼灰黑，脉象弦数。治法为清热利湿，攻下逐水。治疗代表方为中满分消丸合茵陈蒿汤。

（4）脾肾阳虚证：辨证要点为腹大胀满，形如蛙腹，朝宽暮急，神疲怯寒，面色

苍黄或白，脘闷纳呆，下肢浮肿，小便短少不利，舌淡胖，苔白滑，脉沉迟无力。治法为温肾补脾，化气利水。治疗代表方为附子理中汤合五苓散加减。

（5）肝肾阴虚证：辨证要点为腹大胀满，甚或青筋暴露，面色晦滞，口干舌燥，心烦失眠，牙龈出血，时或鼻衄，小便短少，舌红绛少津，少苔或无苔，脉弦细数。治法为滋养肝肾，化气利水。治疗代表方为一贯煎合膈下逐瘀汤加减。

3. 西医治疗要点

（1）支持治疗：静脉输入高渗葡萄糖液以补充热量，输液中可加入维生素 C、胰岛素、氯化钾等。注意维持水、电解质、酸碱平衡。病情较重者可输入白蛋白、新鲜血浆。

（2）口服降低门脉压力的药物，包括普萘洛尔、硝酸酯类、钙通道阻滞剂，补充 B 族维生素和消化酶。

（3）脾功能亢进的治疗：可服用升白细胞和血小板的药物（如利血生、鲨肝醇、氨肽素等），必要时可行脾切除术或脾动脉栓塞术治疗。

（4）腹腔积液，应使用利尿治疗。

题卡 ㉑——原发性肝癌

病例摘要：

常某，男，60 岁，工人。2024 年 6 月就诊。

患者多年来工作不顺，心情不畅，于 3 年前开始逐渐出现情绪易怒，两肋胀痛，体重下降，腹部结块，脘腹胀闷，纳呆乏力，嗳气泛酸，大便不实。患者既往乙肝病史 30 余年，未系统治疗。

查体：T 36.2℃，P 84 次/分，R 20 次/分，BP 120/80mmHg。营养可，浅表淋巴结未及肿大，皮肤黏膜无黄染，未见蜘蛛痣或腹壁曲张静脉。心肺未见异常。腹软，剑突下及右肋缘下轻压痛，肝脾未及，肝上界位于右锁骨中线第 5 肋间，腹部叩诊鼓音，移动性浊音（－）。

辅助检查：血化验：WBC 7.61×10^9/L，HGB 151g/L，PLT 181×10^9/L，AFP 438ng/ml，CEA 1.5ng/ml。B 超：肝右后叶内可见一直径 3.5cm 中等偏低回声肿块，边界尚清，肝内外胆管无扩张。

答题要求： 1. 根据上诉病历摘要，在答题卡上完成书面辨证论治。

2. 鉴别诊断：请与继发性肝癌相鉴别。

考试时间： 60 分钟。

参考答案

中医辨病辨证依据：

患者情志不节，易怒伤肝，肝失疏泄，肝郁气滞，加之邪毒内侵可致气滞血瘀，阻塞肝络。气、血、瘀等蕴结于肝络形成癌肿，瘀血内阻则见两肋胀痛，腹部结块，舌质暗红有瘀斑，苔薄白，脉涩，均为气滞血瘀之征，综观舌脉症，本病为气滞血瘀证，病位在肝，病性为虚实夹杂，预后一般。

西医诊断依据：

（1）中年男性，乙肝病史多年。

（2）体重下降3年。

（3）AFP 438ng/ml，CEA 1.5ng/ml。B超：肝右后叶内可见一直径3.5cm中等偏低回声肿块，边界尚清，肝内外胆管无扩张。

西医鉴别诊断：

与继发性肝癌相鉴别。继发性肝癌：原发于呼吸道、R肠道、泌尿生殖道、乳房等处的癌灶常转移至肝，一般病情发展缓慢，症状较轻，AFP检测除少数原发癌在消化道的病例可呈阳性外，一般为阴性。但确诊的关键仍在病理检查和找到肝外原发癌的证据。

中医疾病诊断：肝癌　　　　　　　　中医证候诊断：气滞血瘀证

西医诊断：原发性肝癌

中医治法： 疏肝理气，活血化瘀

方剂：逍遥散合桃红四物汤加减

药物组成、剂量及煎服法：

柴胡15g	当归15g	白芍15g	白术15g
茯苓15g	炮姜15g	薄荷6g	炙甘草6g
当归15g	熟地15g	川芎15g	白芍15g
桃仁15g	红花15g		

7剂，水煎服，日1剂，每剂分早晚2次温热服

西医治疗原则与方法（药物、手术等）：

（1）手术切除适用于全身情况良好、肿瘤局限者。

（2）姑息性治疗现常用选择性肝动脉栓塞化疗。

（3）在手术切除或化疗杀灭大量癌细胞后，应用生物和免疫治疗。

考点链接

1. 相似疾病的鉴别

（1）肝硬化：若肝硬化病例有明显的肝大、质硬的大结节，或肝萎缩变形而影像检查又发现占位性病变，肝癌的风险可能性很大。

（2）活动性肝病：病毒性肝炎活动时血清AFP往往呈短期低浓度升高，应定期多次随访测定血清AFP和ALT，或联合检测其他肝癌标志物并进行分析，如：①AFP和ALT动态曲线平行或同步升高，或ALT持续增高至正常的数倍，则肝炎的可能性大；②两者曲线分离，AFP持续升高，往往超过400ng/ml，而ALT不升离，呈曲线分离现

象，则多考虑肝癌。

（3）肝脓肿：临床表现为发热，肝区疼痛、压痛明显，白细胞计数和中性粒细胞升高。B超检查可发现脓肿的液性暗区。必要时在超声引导下做诊断性穿刺或药物试验性治疗以明确诊断。

（4）肝非癌性占位性病变：当影像学与肝脏其他良性肿瘤（血管瘤、肝腺瘤等）鉴别有困难时，可随访B超、增强CT/MRI，必要时在B超引导下行肝活检。

2. 其他证候、治法、方剂

（1）湿热瘀毒证：辨证要点为胁下结块坚实，痛如锥刺，脘腹胀满，目肤黄染，日渐加深，面色晦暗，肌肤甲错，或高热烦渴，口苦咽干，小便黄赤，大便干黑，舌质红有瘀斑，苔黄腻，脉弦数或涩。治法为清利湿热，化瘀解毒。治疗代表方为茵陈蒿汤合鳖甲煎丸。

（2）肝肾阴虚证：辨证要点为腹大胀满，积块膨隆，形体羸瘦，潮热盗汗，头晕耳鸣，腰膝酸软，两肋隐隐作痛，小便短赤，大便干结，舌红少苔或光剥有裂纹，脉弦细或细数。治法为养阴柔肝，软坚散结。治疗代表方为滋水清肝饮合鳖甲煎丸。

3. 西医治疗要点

（1）手术切除适用于全身情况良好、肿瘤局限者。

（2）放射治疗：本病对放疗不敏感。

（3）姑息性治疗现常用选择性肝动脉栓塞化疗，化学治疗由于大多数肝癌患者均合并有程度不同的肝硬变，影响着药物的使用及体内的吸收、代谢。因此不能手术治疗的肝癌患者选择经肝动脉联合化疗或加栓塞治疗可使疗效提高。

（4）在手术切除或化疗杀灭大量癌细胞后，应用生物和免疫治疗可巩固和增强疗效。

题卡 ㉒ ——急性胰腺炎

病例摘要：

李某，男，50岁，骤发剧烈上腹痛，伴腹胀、恶心、呕吐1天。

患者于发病当天无明显诱因突然发作剧烈腹痛，初起时觉剑突下偏右呈发作性胀痛，腹痛迅速波及全腹部转成持续性，刀割样剧烈疼痛，并向后背放射，伴恶心、呕吐，吐出胃内容物。发病以来未曾排便及排气，不敢翻身也不敢深呼吸，更不敢使腹部受压。12小时前腹痛加重并出现烦躁不安，憋气，伴体温升高遂来急诊。3年前查体，发现胆囊结石，从无症状，未予治疗。既往无类似腹痛，无溃疡病史。目前症见：上腹胀痛，连及两肋，按压时加重，脘痞纳差，时时欲吐，口干苦而不欲多饮，大便溏薄，黏滞不爽。

查体：T 38.9℃，P 110 次/分，R 20 次/分，BP 110/80mmHg。急性病容，右侧卧位，全身皮肤及巩膜可疑黄染，全腹膨隆，伴明显肌紧张及广泛压痛，反跳痛。肝脾触诊不满意，肝浊音界在右第 6 肋间，移动性浊音弱阳性，肠鸣音弱。舌质红，苔黄腻，脉弦滑数。

辅助检查：血常规：WBC 18.9×10⁹/L，Hb 96.1g/L。血生化：AST 21IU/L，BUN 9.9mmol/L，TBIL 30μmol/L，DBIL 12μmol/L，血钙 1.75mmol/L。血淀粉酶：885U/L。脂肪酶：1428U/L。卧位腹平片：肠管充气扩张，肠间隙增宽。B 超：肝回声均匀，未发现异常病灶，胆囊7cm×3cm×2cm大小，壁厚0.4cm，内有多发强光团，回声后有声影，胆总管直径0.9cm，胰腺形态失常，明显肿大，尤其以胰头、胰体明显，胰周多量液性暗区，胰管增粗。

答题要求：1. 根据上述病例摘要，在答题卡上完成书面辨证论治。
2. 鉴别诊断：请与消化性溃疡急性穿孔相鉴别。

考试时间：60 分钟。

参考答案

中医辨病辨证依据：

患者以"上腹胀痛"为主症，属于中医学"腹痛"范畴。患者既往胆囊结石病史，湿热蕴结，气机壅滞，腑气不通，则上腹胀满拒按，脘痞纳差；胃失和降，气逆于上，故时欲呕吐。湿热伤津，则口干苦而不多饮，舌质红，苔黄腻，脉弦滑数为脾胃湿热证，四诊合参，证属脾胃蕴热证，病位在脾胃，病性以实为主，若治疗及时，预后可。

西医诊断依据：

急性发作而持续的上腹部疼痛、恶心、呕吐、发热、上腹部压痛，同时有血清和/或尿淀粉酶显著升高，排除其他急腹症即可诊断。

西医鉴别诊断：

与消化性溃疡急性穿孔相鉴别。消化性溃疡急性穿孔：有较典型的溃疡病史，腹痛突然加剧，腹肌紧张，肝浊音消失，X 线透视见膈下有游离气体等，可资鉴别。

诊断：
中医疾病诊断：腹痛　　　　　　　　中医证候诊断：肝胆湿热证
西医诊断：急性胰腺炎
中医治法： 清热化湿，疏肝利胆
方剂：清胰汤合龙胆泻肝汤加减
药物组成、剂量及煎服法：

清半夏10g	陈皮10g	生栀子10g	川楝子10g
延胡索10g	炙甘草6g	黄连3g	黄芩6g

茯苓 15g　　　　　草豆蔻 10g

7剂，水煎服，日1剂，每剂分早晚2次温热服

西医治疗原则与方法（药物、手术等）：

防治休克，改善微循环、解痉、止痛，抑制胰酶分泌，抗感染，营养支持，预防并发症的发生，加强重症监护的一些措施等。

考点链接

1. 相似疾病的鉴别

（1）胆石症和急性胆囊炎：常有胆绞痛病史，疼痛位于右上腹，常放射到右肩部，Murphy 征阳性，血及尿淀粉酶轻度升高，B超及 X 线胆道造影可明确诊断。

（2）急性肠梗阻：腹痛为阵发性，腹胀，呕吐，肠鸣音亢进，有气过水声，无排气，可见肠型，腹部 X 线可见液气平面。

（3）心肌梗死：有冠心病史，突然发病，有时疼痛限于上腹部，心电图显示心肌梗死图像，血清心肌酶升高，血尿淀粉酶正常。

2. 其他证候、治法、方剂

（1）肝郁气滞证：辨证要点为腹痛胀闷，痛无定处，痛引少腹，或兼痛窜两胁，时作时止，得嗳气或矢气则舒，遇忧思恼怒则剧，舌质红，苔薄白，脉弦。治法为疏肝解郁，理气止痛。治疗代表方为柴胡疏肝散合清胰汤。

（2）热毒内结证：辨证要点为高热不退，神志昏迷，谵妄狂躁，腹痛拒按，持续不解，腹肌强直，口干唇燥，面目红赤，全身深黄，皮肤瘀斑，齿龈出血，大便秘结，小便黄赤，舌红，苔燥黄，脉细数。治法为清热泻火解毒。治疗代表方为黄连解毒汤。

3. 西医治疗要点

防止休克，改善微循环、解痉、止痛，抑制胰酶分泌，抗感染，营养支持，预防并发症的发生，加强重症监护的一些措施等。

（1）防治休克改善微循环：应积极补充液体、电解质和热量，以维持循环的稳定和水电解质平衡。

（2）抑制胰腺分泌：①H_2受体拮抗剂；②抑肽酶；③5－氟尿嘧啶；④禁食和胃肠减压。

（3）解痉止痛：应定时给以止痛剂。

（4）营养支持：急性重型胰腺炎时，机体的分解代谢高、炎性渗出、长期禁食、高热等，患者处于负氮平衡及存在低蛋白血症，故需营养支持，而在给予营养支持的同时，又要使胰腺不分泌或少分泌。

（5）抗生素的应用：抗生素对急性胰腺炎的应用，是综合性治疗中不可缺少的内容之一。急性出血坏死性胰腺炎，应用抗生素是无可非议的。急性水肿性胰腺炎，作为预防继发感染，应合理地使用一定量的抗生素。

（6）腹膜腔灌洗：对腹腔内有大量渗出者，可做腹腔灌洗，使腹腔内含有大量胰酶和毒素物质的液体稀释并排出体外。

（7）有局限性区域性胰腺坏死，渗出的，可酌情考虑手术治疗。

题卡 ㉓ ——慢性肾小球肾炎

病例摘要：

陈某，女，63岁，教师。2023年10月就诊。

患者于12年前因感冒后出现双眼睑轻度浮肿，伴腰酸、乏力，当时无尿急、尿频，无皮疹及关节痛，血压未升高，遂到当地医院就诊，化验尿PRO（＋），BLD（－），诊断为"肾炎"，给予抗炎等对症治疗，症状未见缓解，后间断服用中草药汤剂治疗，效果不显著，10余年来，尿常规检查：PRO（＋＋）。就诊时情况：全身浮肿，面色苍白，畏寒肢冷，腰脊冷痛，神疲，纳少，便溏。

查体：T 36.2℃，P 84次/分，R 20次/分，BP 165/100mmHg。眼睑全身浮肿，双肺呼吸音清。心率84次/分，律齐，肝脾肋下未触及，双下肢轻度凹陷性浮肿。舌质淡胖，有齿痕，脉沉迟无力。

辅助检查：血常规 WBC 6.2×10^9/L，RBC 3.47×10^{12}/L，Hb 118g/L，PLT 173×10^9/L。尿常规：PRO（＋），BLD（－）。

答题要求： 1. 根据上述病例摘要，在答题卡上完成书面辨证论治。

2. 鉴别诊断：请与继发性肾小球疾病相鉴别。

考试时间： 60分钟。

参考答案

中医辨病辨证依据：

患者以"全身浮肿"为主症，属于中医学"水肿"范畴。患者最初因风邪外袭，水湿浸渍，致肺不宣降，脾失健运而成，病程迁延不愈，累及脾肾，脾肾阳虚，健运失司，气不化水，阳不化气则水邪泛滥，全身水肿；腰为肾之府，肾虚而水气内盛，故腰脊冷痛；肾阳亏虚，命门火衰，不能温养四肢，故畏寒肢冷、神疲；脾虚运化无力，故纳少便溏；脾虚气血生化乏源，阳不温煦，则面色苍白；舌质淡胖，有齿痕，脉迟沉无力为脾肾阳虚之征象。四诊合参，患者属于脾肾阳虚证。病位在脾肾，病性为虚实夹杂，以虚为主，病程缠绵，若治疗得当，预后佳。

西医诊断依据：

凡尿化验异常（蛋白尿、血尿、管型尿）、水肿及高血压病史达一年以上，无论有无肾功能损害均应考虑此病，在除外继发性肾小球肾炎及遗传性肾小球肾炎后，临床上可诊断为慢性肾小球肾炎。

西医鉴别诊断：

与继发性肾小球疾病相鉴别。继发性肾小球疾病：如狼疮肾炎、过敏性紫癜肾炎、糖尿病肾病等，此类疾病同时具有肾病和原发疾病的特征，依据相应的系统表现及特异性实验室检查，一般不难鉴别。

诊断：

中医疾病诊断：水肿　　　　　　　　中医证候诊断：阴水（脾肾阳虚证）

西医诊断：慢性肾小球肾炎

中医治法： 温补脾肾

方剂：附子理中汤加减

药物组成、剂量及煎服法：

炮附子6g^{（先煎）}　　　　干姜10g　　　　　　党参15g　　　　　炙甘草6g

泽泻10g　　　　　　茯苓15g

　　　　　　　　　　　　　　7剂，水煎服，日1剂，每剂分早晚2次温热服

西医治疗原则与方法（药物、手术等）：

以防止或延缓肾功能恶化、防治严重并发症为主要目的。可采用下列综合治疗措施。

（1）积极控制高血压和减少尿蛋白。

（2）限制食物中蛋白及磷的入量。

（3）应用糖皮质激素和细胞毒药物。

考点 链接

1. 相似疾病的鉴别

（1）急进性肾小球肾炎：起病与急性肾炎相似，但肾功能进行性恶化。重症急性肾炎呈现急性肾衰竭者与该病相鉴别困难时，应及时作肾活检以明确。

（2）全身系统性疾病肾脏受累：狼疮性肾炎、过敏性紫癜肾炎、细菌性心内膜炎肾损害、原发性冷球蛋白血症肾损害、血管炎肾损害等可呈现急性肾炎综合征表现；根据其他系统受累的典型临床表现和实验室检查，可资鉴别。

2. 其他证候、治法、方剂

（1）脾肾气虚证：辨证要点为腰脊酸痛，神疲乏力，浮肿，纳呆，大便溏薄，尿频，舌质淡，有齿痕，苔薄白，脉细。治法：补气健脾益肾。治疗代表方：异功散。

（2）肺肾气虚证：辨证要点为颜面浮肿，疲倦乏力，少语懒言，自汗出，易感冒，腰脊酸痛，面色萎黄，舌淡，苔白，脉细弱。治法：补益肺肾。治疗代表方：玉屏风散合金匮肾气丸。

（3）肝肾阴虚证：辨证要点为目睛干涩，视物模糊，头晕耳鸣，五心烦热，口干咽燥，腰膝酸痛，遗精，月经失调，舌红少苔，脉弦细。治法：滋养肝肾。治疗代表方：杞菊地黄丸。

（4）气阴两虚证：辨证要点为面色无华，少气乏力，易感冒，午后低热，或见浮肿，口干咽燥，咽痛，舌质红，少苔，脉细。治法：益气养阴。治疗代表方：参芪地黄汤。

3. 西医治疗要点

以防止或延缓肾功能恶化、防治严重并发症为主要目的。可采用下列综合治疗措施。

（1）积极控制高血压和减少尿蛋白。高血压患者应限盐（$NaCl < 6g/d$）；可选用噻嗪类利尿剂，如氢氯噻嗪。$Ccr < 30ml/min$ 时，噻嗪类无效应改用袢利尿剂，但一般不宜过多、长久使用。ACEI 或 ARB 除具有降低血压作用外，还有减少尿蛋白和延缓肾功能恶化的肾脏保护作用，为慢性肾炎治疗高血压和/或减少尿蛋白的首选药物。

（2）限制食物中蛋白质及磷入量。肾功能不全氮质血症患者应限制蛋白质及磷的入量，采用优质低蛋白饮食或加用必需氨基酸或 α – 酮酸。

（3）糖皮质激素和细胞毒药物。鉴于慢性肾炎包括多种疾病，故此类药物是否应用，宜区别对待。但患者肾功能正常或仅轻度受损，肾脏体积正常，病理类型较轻（如轻度系膜增生性肾炎、早期膜性肾病等），尿蛋白较多，如无禁忌者可试用，无效者逐步撤去。

题卡 ㉔ ——肾病综合征

| 例 1 |

病例摘要：

孔某，男，56 岁，干部。2023 年 10 月 9 日初诊。

全身浮肿 1 年，经多方治疗，未见明显疗效。刻下症见：全身浮肿，面色苍白，胸闷心慌，喘促难以平卧，腹部胀大，阴囊肿大，下肢肿甚，按之渗液，小便短少。

查体：T 36.2℃，P 94 次/分，R 18 次/分，BP 120/80mmHg。眼睑面目轻度浮肿，双肺呼吸音清，心率 94 次/分，律齐。肝脾肋下未及，腰骶部凹陷性水肿，双下肢凹陷性浮肿，阴囊明显肿大。四（肢）末不温，舌淡胖，苔白微腻，脉沉细弦涩。

辅助检查：尿常规：尿蛋白（＋＋＋），24 小时尿蛋白定量 4.2g。生化：血清白蛋白 26g/L，血肌酐 106μmol/L。B 超检查：胸腔积液形成。

答题要求： 1. 根据上述病例摘要，在答题卡上完成书面辨证论治。

2. 鉴别诊断：请与系统性红斑狼疮性肾炎相鉴别。

考试时间： 60 分钟。

参考答案

中医辨病辨证依据：

久病则肾阳虚衰，阳不化气，导致体内水液潴留，泛滥肌肤而发为水肿。阳气不能温煦上荣，则面色苍白；水气凌心，心阳受损，则胸闷心慌；水邪干肺，肺失宣降，则喘促难以平卧；肾阳虚衰，阳不化气，水湿下聚，故见下肢肿甚，按之渗液。肾与膀胱相表里，肾阳不足，膀胱气化不足，故见小便短少，肾阳虚不能温煦四末，则四末不温。舌淡胖，苔白微腻，脉沉细弦涩均为阳气虚衰、水湿内盛之征。综观舌、脉、症，本证为心肾阳虚、水气凌心之水肿，病位在肾，病性为虚实夹杂，预后差。

西医诊断依据：

（1）中年男性，全身浮肿。

（2）查体：腰骶部凹陷性水肿，双下肢凹陷性水肿，阴囊明显肿大。

（3）尿常规：尿蛋白（＋＋＋），24小时尿蛋白定量：4.2g，生化：血清白蛋白26g/L。

西医鉴别诊断：

与系统性红斑狼疮性肾炎相鉴别。系统性红斑狼疮性肾炎好发于中青年女性，伴有发热、皮疹及关节痛，尤其是面部蝶形红斑最具诊断价值。免疫学检查可查出多种自身抗体。

诊断：

中医疾病诊断：水肿　　　　　　　　中医证候诊断：肾虚水泛证

西医诊断：肾病综合征

中医治法： 温肾助阳，化气行水

方剂：真武汤合济生肾气丸加减

药物组成、剂量及煎服法：

附子10g(先煎)	茯苓30g	炒白术15g	白芍10g
桂枝10g	熟地黄10g	山茱萸10g	牡丹皮10g
山药20g	泽泻10g	肉桂6g	川牛膝10g
车前子10g			

7剂，水煎服，每剂分早晚2次温热服

西医治疗原则与方法（药物、手术等）：

治疗总则：以改善临床症状、保护肾功能、减缓肾功能损伤为目的。

（1）一般治疗：尽量卧床，应给予正常量优质蛋白饮食，保证充分的热量。

（2）对症治疗：①利尿，排钾利尿剂和保钾利尿剂联合使用，防止出现钾离子的紊乱。②减少尿蛋白，使用ACEI。

（3）免疫调节治疗，首选糖皮质激素治疗。

考点链接

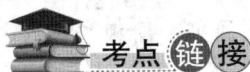

1. 相似疾病的鉴别

本病还应与过敏性紫癜性肾炎、糖尿病肾病、肾淀粉样变性、乙型肝炎病毒相关性肾炎相鉴别。

（1）过敏性紫癜性肾炎：好发于青少年，有典型的皮肤紫癜，可伴有关节痛、腹痛及黑便，多在皮疹出现后 1~4 周出现血尿和（或）蛋白尿。

（2）糖尿病肾病：多发生于糖尿病 10 年以上的患者，早期可发现尿微量白蛋白排出增加，以后逐渐发展成大量蛋白尿、继发性肾病综合征。眼底检查可见糖尿病视网膜病变。

（3）肾淀粉样变性：好发于中老年，肾淀粉样变性是全身多器官受累的一部分，肾受累时体积增大，常呈肾病综合征，需肾活检确诊。

（4）乙型肝炎病毒相关性肾炎：应有乙型肝炎病毒抗原阳性，肾活检证实有乙型肝炎病毒表面和（或）核心抗原沉积才能确诊。

2. 其他证候、治法、方剂

（1）风水相搏证：辨证要点为眼睑浮肿，继则四肢及全身皆肿，来势迅速，多有恶寒，发热，肢节酸楚，小便不利等症。偏于风热者，伴咽喉红肿疼痛，舌质红，脉浮滑数。偏于风寒者，兼恶寒，咳喘，舌苔薄白，脉浮滑或浮紧。治法为疏风清热，宣肺利水。治疗代表方为越婢加术汤。

（2）热毒浸淫证：辨证要点为眼睑浮肿，延及全身，身发痛疡，皮肤光亮，尿少色赤，身发疮痍，甚则溃烂，恶风发热，舌质红，苔薄黄，脉浮数或滑数。治法为宣肺解毒，利湿消肿。治疗代表方为麻黄连翘赤小豆汤合五味消毒饮。

（3）水湿浸渍证：辨证要点为全身水肿，按之没指，小便短少，胸闷，纳呆，泛恶，苔白腻，脉沉缓，起病缓慢，病程较长。治法为运脾化湿，通阳利水。治疗代表方为五皮饮合胃苓汤。

（4）湿热内蕴证：辨证要点为遍体浮肿，皮肤绷急光亮，胸脘痞闷，烦热口渴，小便短赤，或大便干结，舌红，苔黄腻，脉沉数或濡数。治法为清利湿热，利水消肿。治疗代表方为疏凿饮子。

（5）脾虚湿困证：辨证要点为身肿日久，腰以下为甚，按之凹陷不易恢复，脘腹胀闷，纳减便溏，面色不华，神疲乏力，四肢倦怠，小便短少，舌质淡，苔白腻或白滑，脉沉缓或沉弱。治法为温阳运脾，利水消肿。治疗代表方为实脾饮。

3. 西医治疗要点

治疗总则：以改善临床症状、保护肾功能、减缓肾功能损伤为目的。

（1）一般治疗：尽量卧床，应给予正常量优质蛋白饮食，保证充分的热量，少进食富含饱和脂肪酸的饮食，多食富含不饱和脂肪酸和可溶性纤维的饮食。水肿时低盐饮食。

（2）对症治疗：①利尿消肿，可酌情选用和联合使用噻嗪类利尿剂、潴钾利尿剂、襻利尿剂或渗透性利尿剂，提高血浆胶体渗透压。②减少尿蛋白，包括血管紧张素转换酶抑制剂、血管紧张素Ⅱ受体拮抗剂、长效二氢吡啶类钙拮抗药等。

（3）免疫调节治疗：①糖皮质激素治疗。②细胞毒药物。③环孢素。④麦考酚吗乙酯。

例 2

病例摘要：

丁某，女，农民，40 岁。2023 年 1 月就诊。

患者 1 个月前受凉后感冒，服药后缓解（具体药物不详），后反复出现感冒症状伴咽喉疼痛，去当地医院就诊，诊断为"慢性扁桃体炎"，给予消炎药物口服（具体药物不详），效果不明显，于 15 天前出现颜面及下肢浮肿，未在意，于 3 天前症状明显加重，昨日于当地医院就诊，诊断为"肾病综合征"，近 3 天来纳差，倦怠乏力，无黑便，24 小时尿量约 800ml，睡眠可。

查体：T 36.5℃，P 80 次/分，R 18 次/分，BP 130/80mmHg，颜面浮肿，咽部充血，扁桃体肿大。下肢重度浮肿，按之凹陷不起，舌淡红苔白腻，双脉细弱。

辅助检查：尿常规：尿蛋白（＋＋＋），潜血（＋＋）。生化：白蛋白 16g/L，胆固醇 6.10mmol/L，三酰甘油 2.23mmol/L。24 小时尿蛋白定量：4.7g。

答题要求： 1. 根据上述病例摘要，在答题卡上完成书面辨证论治。

2. 鉴别诊断：请与过敏性紫癜性肾炎相鉴别。

考试时间： 60 分钟。

参考答案

中医辨病辨证依据：

患者以"颜面及下肢水肿"为主症，属于中医学"水肿"范畴。患者外受风邪侵袭，肺气失宣，不能通调水道，则眼睑及下肢水肿，子病及母，肺病及脾，脾虚失运，气不化水，以致下焦水邪泛滥，故下肢重度水肿，按之凹陷不起；脾虚运化无力，故纳差；脾主四肢肌肉，脾虚气血生化乏源，故倦怠乏力；阳不化气，则水湿不行而小便短少。舌淡红苔白腻，脉细弱属于脾虚湿困之征象，四诊合参，证属脾虚湿困证。本病病位在脾，病性为虚实夹杂，若治疗及时，预后可。

西医诊断依据：

（1）尿蛋白大于 3.5g/d。

（2）血浆白蛋白低于 30g/L。

（3）水肿。

（4）高脂血症。

西医鉴别诊断：

与过敏性紫癜性肾炎相鉴别。过敏性紫癜性肾炎好发于青少年，有典型皮肤紫癜，常于四肢远端对称分布，多于出皮疹后 1～4 周出现血尿和（或）蛋白尿。

诊断：

中医疾病诊断：水肿 　　　　中医证候诊断：脾虚湿困证

西医诊断：肾病综合征

中医治法： 温运脾阳，利水消肿

方剂：实脾饮加减

药物组成、剂量及煎服法：

茯苓 15g　　木瓜 10g　　木香 10g　　　　大腹皮 10g

草果 10 g　　干姜 6g　　炮附片 6g⁽先煎⁾　　厚朴 10g

炙甘草 6g

7 剂，水煎服，日 1 剂，每剂分早晚 2 次温热服

西医治疗原则与方法（药物、手术等）：

治疗总则：以改善临床症状、保护肾功能、减缓肾功能损伤为目的。

（1）一般治疗：尽量卧床，应给予正常量优质蛋白饮食，保证充分的热量。

（2）对症治疗：①利尿，排钾利尿剂和保钾利尿剂联合使用，防止出现钾离子的紊乱。②减少尿蛋白，使用 ACEI。

（3）免疫调节治疗，首选糖皮质激素治疗。

题卡 25 ——尿路感染

例 1

病例摘要：

赵某，男，65 岁，已婚，工人。2023 年 8 月 18 日初诊。

因 2 天前天气炎热，在室外工作大量汗出，饮水不足而发病。2 天来尿频、尿急，尿道灼热疼痛，小便混浊如米泔水样，置之容器中沉淀有絮状，心烦口渴。

查体：T 38.2℃，P 100 次/分，R 18 次/分，BP 120/80mmHg。下腹部压痛，肋腰点压痛，肾区叩击痛。舌质红，苔黄腻，脉濡而数。

辅助检查：血常规：WBC 12.8×10^9/L，N 76%。尿常规：尿中有大量红细胞、白细胞。尿细菌培养：阳性。

答题要求： 1. 根据上述病例摘要，在答题卡上完成书面辨证论治。

2. 鉴别诊断：请与前列腺增生症相鉴别。

考试时间： 60 分钟。

参考答案

中医辨病辨证依据：

患者尿频尿急尿痛，小便混浊如米泔水样，故辨为膏淋之实证。湿热下注，气化不利，脂液失于约束，故见小便混浊如米泔水样、置之容器中沉淀有絮状；湿热蕴结下焦，膀胱气化失司，故见尿频、尿急，尿道灼热疼痛；湿热伤津，故见心烦口渴；舌质红，苔黄腻均为实证。综观舌、脉、症，本证为膀胱湿热证，病位在膀胱和肾，病性为实，预后可。

西医诊断依据：

（1）老年男性，因天气炎热并且饮水较少而起病。

（2）症状：尿频尿急尿痛。

（3）体征：下腹部压痛，肋腰点压痛，肾区叩击痛。

（4）辅助检查：血常规：WBC $12.8 \times 10^9/L$，N 76%；尿常规：尿中有大量红细胞、白细胞；尿培养细菌阳性。

西医鉴别诊断：

与前列腺增生症相鉴别。前列腺增生症：尿频为早期症状，先为夜尿次数增加，但每次尿量不多。膀胱逼尿肌失代偿后，发生慢性尿潴留，膀胱的有效容量因而减少，排尿间隔时间更为缩短。若伴有膀胱结石或感染，则尿频愈加明显，且伴有尿痛。下尿路梗阻时，50%~80%的患者有尿急或急迫性尿失禁。通过B超可以鉴别诊断。

诊断：

中医疾病诊断：淋证　　　　　　　中医证候诊断：膀胱湿热证

西医诊断：尿路感染

中医治法： 清热利湿通淋

方剂：八正散加减

药物组成、剂量及煎服法：

木通 10g	车前子 10g [包煎]	萹蓄 10g	生大黄 6g
滑石 10g	瞿麦 10g	炒栀子 10g	生甘草 6g

7剂，水煎服，日1剂，每剂分早晚2次温热服

西医治疗原则与方法（药物、手术等）：

（1）对症支持治疗。卧床休息，多饮水，保证每日尿量至少2000ml。

（2）抗感染治疗。针对病原体的治疗（第二代头孢菌素，氟喹诺酮类）。

考点链接

1. 相似疾病的鉴别

（1）肾结石：①本病多有典型肾绞痛、血尿。②尿常规检查以红细胞为主。③肾脏超声、静脉肾盂造影可发现结石影而明确诊断。

（2）肾结核：①本病由结核杆菌引起尿路感染，症状、体征、尿改变可与慢性肾盂肾炎相似。②本病多有肾外结核及结核中毒症状，有明显而持久的尿路刺激症状。③尿沉渣可找到抗酸杆菌，尿培养结核杆菌阳性可鉴别。④静脉肾盂造影见虫蚀样缺损。

（3）慢性肾炎：①可有急性肾炎史。②水肿及蛋白尿较多，血浆白蛋白明显降低。③尿培养阴性。④肾脏X线检查显示两侧肾脏缩小。

（4）急腹症：①尿路症状不典型。②仅有发热、腹痛。③腰痛者应与急性胆囊炎、胰腺炎、腹膜炎、阑尾炎等鉴别。

2. 其他证候、治法、方剂

（1）膀胱湿热证：辨证要点为小便频数，灼热刺痛，色黄赤，小腹拘急胀痛，腰

痛拒按，恶寒发热，口苦，大便秘结，舌质红，苔黄腻，脉滑数。治法：清热利湿通淋。治疗代表方：八正散。

（2）肝胆郁热证：辨证要点为小便不畅，少腹胀痛疼痛，小便灼热刺痛，有时可见血尿，烦躁易怒，口苦口黏，寒热往来，胸胁苦满，舌暗红，可见瘀点，脉弦。治法：疏肝理气，清热通淋。治疗代表方：龙胆泻肝汤。

（3）脾肾亏虚，湿热屡犯证：辨证要点为小便淋沥不已，时作时止，每于劳累后发作或加重，尿热，尿痛，面色无华，神疲乏力，少气懒言，腰膝酸软，食欲不振，口干不欲饮水，舌质淡，苔薄白，脉沉细。治法：健脾补肾。治疗代表方：无比山药丸。

（4）肾阴不足，湿热留恋证：辨证要点为小便频数，滞涩疼痛，尿黄赤混浊，腰膝酸软，手足心热，头晕耳鸣，四肢乏力，口干口渴，舌红少苔，脉细数。治法：滋阴益肾，清热通淋。治疗代表方：知柏地黄丸。

3. 西医治疗要点

（1）对症支持治疗。

（2）针对病原体的治疗（头孢唑林钠，诺氟沙星）。

（3）维持水电解质平衡。

（4）对所有患者均鼓励多喝水，喝水少的患者应给予输液，保证每日尿量在2000ml以上。

| 例 2 |

病例摘要：

张某，女，36岁。公司职员。

患者2024年7月30日来月经当天出现发热（未测体温）伴尿频、尿急、尿痛、腰痛、腹痛，就诊当地医院予抗炎、止痛、退热（具体不详）等治疗，症状无明显好转。刻下症见：发热，体温37.8℃，小便频数，灼热疼痛，色黄赤，小腹拘急胀痛，恶寒，口苦，大便秘结。

查体：T 37.8℃，P 94次/分，R 20次/分，BP 120/80mmHg。双肺呼吸音清，心率94次/分，律齐，肝脾未及，下腹部压痛，双下肢无浮肿。舌质红，苔薄黄腻，脉滑数。

辅助检查：血常规：WBC 10.2×10^9/L，N 76%。尿常规：WBC满视野/高倍视野，上皮细胞（＋＋）。尿培养出大肠埃希菌。

答题要求： 1. 根据上述病例摘要，在答题卡上完成书面辨证论治。

2. 鉴别诊断：请与肾结石相鉴别。

考试时间： 60分钟。

参考答案

中医辨病辨证依据：

患者以"小便频数"为主症，属于中医学"淋证"范畴。外感湿热之邪，蕴结膀胱，膀胱气化失司，则小便频数，灼热疼痛，色黄赤；腰为肾之府，湿热之邪侵犯于肾，则腰痛拒按；湿热内蕴，邪正交争，可见恶寒发热，湿热蕴结大肠，则便秘；湿热上蒸，则口苦，舌质红，苔薄黄腻，脉滑数为膀胱湿热之征象。四诊合参，证属膀胱湿热证，本病病位在膀胱，病性以实为主，预后佳。

西医诊断依据：

急性膀胱炎诊断要点：突然发生尿频、尿急、尿痛；血尿及脓尿、严重时膀胱区有压痛，尿中有大量红细胞、白细胞；尿培养细菌阳性。

西医鉴别诊断：

本病应与肾结石相鉴别。肾结石诊断要点：① 本病多有典型肾绞痛、血尿；② 尿常规检查以红细胞为主；③ 肾脏超声、静脉肾盂造影可发现结石影而明确诊断。

诊断：

中医疾病诊断：淋证　　　　　　　　中医证候诊断：膀胱湿热证

西医诊断：尿路感染（急性膀胱炎）

中医治法：清热利湿通淋

方剂：八正散加减

药物组成、剂量及煎服法：

木通 10g	车前子 10g[包煎]	萹蓄 10g	生大黄 6g
滑石 10g	瞿麦 10g	炒栀子 10g	生甘草 6g

　　　　　　　　　　　　　7 剂，水煎服，日 1 剂，每剂分早晚 2 次温热服

西医治疗原则与方法（药物、手术等）：

（1）对症支持治疗。卧床休息，多饮水，保证每日尿量至少 2000ml。

（2）抗感染治疗。针对病原体的治疗（第二代头孢菌素，氟喹诺酮类）。

考点链接

1. 相似疾病的鉴别

（1）急性肾盂肾炎：①多伴有高热，腰痛；②查体双肾区叩击痛。

（2）肾结核：①本病由结核杆菌引起尿路感染，症状、体征、尿改变可与慢性肾盂肾炎相似；②本病多有肾外结核及结核中毒症状，有明显而持久的尿路刺激症状；③尿沉渣可找到抗酸杆菌，尿培养结核杆菌阳性可鉴别；④静脉肾盂造影见虫蚀样缺损。

（3）慢性肾炎：①可有急性肾炎史；②水肿及蛋白尿较多，血浆白蛋白明显降低；③尿培养阴性；④肾脏 X 线检查显示两侧肾脏缩小。

（4）急腹症：①尿路症状不典型；②仅有发热、腹痛；③腰痛者应与急性胆囊炎、

胰腺炎、腹膜炎、阑尾炎等鉴别。

2. 其他证候、治法、方剂

（1）膀胱湿热证：辨证要点为小便频数，灼热刺痛，色黄赤，小腹拘急胀痛，腰痛拒按，恶寒发热，口苦，大便秘结，舌质红，苔黄腻，脉滑数。治法：清热利湿通淋。治疗代表方：八正散。

（2）肝胆郁热证：辨证要点为小便不畅，少腹胀痛疼痛，小便灼热刺痛，有时可见血尿，烦躁易怒，口苦口黏，寒热往来，胸胁苦满，舌暗红，可见瘀点，脉弦。治法：疏肝理气，清热通淋。治疗代表方：丹栀逍遥合石苇散。

（3）脾肾亏虚，湿热屡犯证：辨证要点为小便淋沥不已，时作时止，每于劳累后发作或加重，尿热，尿痛，面色无华，神疲乏力，少气懒言，腰膝酸软，食欲不振，口干不欲饮水，舌质淡，苔薄白，脉沉细。治法：健脾补肾。治疗代表方：无比山药丸。

（4）肾阴不足，湿热留恋证：辨证要点为小便频数，滞涩疼痛，尿黄赤混浊，腰膝酸软，手足心热，头晕耳鸣，四肢乏力，口干口渴，舌红少苔，脉细数。治法：滋阴益肾，清热通淋。治疗代表方：知柏地黄丸。

3. 西医治疗要点

（1）对症支持治疗。

（2）针对病原体的治疗（头孢唑林钠、诺氟沙星）。

（3）维持水、电解质平衡。

（4）对所有患者均鼓励多喝水，喝水少的患者应给予输液，保证每日尿量在2000ml以上。

题卡 ㉖ ——慢性肾衰竭

病例摘要：

吴某，男，45 岁。企业职工。2023 年 11 月就诊。

患者因自觉 1 周来尿量减少而来诊。诉近来下肢浮肿，按之凹陷难复，神疲乏力，面色黧黑晦暗，纳差便溏，五更泄泻，口黏淡不渴，腰部冷痛，畏寒肢冷，夜尿频多。肾病综合征 10 年，长期服用卡托普利、氢氯噻嗪等药物，中药服用金水宝片、黄葵胶囊等。近来血压突然升高，最高 190/110mmHg。

查体：T 36.7℃，P 75 次/分，R 16 次/分，BP 160/95mmHg，晨起眼睑水肿，伴有下肢轻度凹陷性水肿，双肺底部湿啰音。舌淡胖嫩，齿痕明显，脉沉弱。实验室检查：血常规：血红蛋白：80g/L。肾功能：血肌酐 320μmol/L，肾小球滤过率 55ml/(min·1.73m^2)。双肾 B 超：见双肾缩小，皮髓质分界不清。尿蛋白定量：45g/d，尿沉渣可见颗粒管型和透明管型。

答题要求：1. 根据上述病例摘要，在答题卡上完成书面辨证论治。

2. 鉴别诊断：请与急性肾衰竭相鉴别。

参考答案

中医辨病辨证依据：

患者肾病日久，肾元虚衰，肾虚不能蒸化水液，水津代谢失常，湿浊内蕴而发病。脾肾气虚，脾气虚不能运化则水湿内聚或外溢；肾气亏虚，失于蒸腾气化，或失于固摄，则小便量少或小便频频，或精微下泄。若素体阳虚，或久病脾肾俱受损，或过用苦寒，导致脾肾阳虚，脾阳虚不能运化水湿，肾阳虚则水液失主，阳虚不能温煦形体则形寒肢冷，气化失司则小便不利。

西医诊断依据：

（1）患者有肾病综合征 10 年，近来血压升高。

（2）肾小球滤过率（GFR） $< 90 \text{ml}/(\text{min} \cdot 1.73 \text{m}^2)$。

西医鉴别诊断：

与急性肾衰竭相鉴别。急性肾衰竭：有慢性肾脏疾病史，伴有贫血、夜尿增多，B超见双肾缩小或皮髓质分界不清，即可诊断为慢性肾衰竭。若有导致急性肾衰竭的肾前性、肾性、肾后性的原发病因，肾脏大小常正常或稍增大，则首先考虑急性肾衰竭。必要时可行肾活检明确诊断。

诊断：

中医疾病诊断：癃闭、关格　　　　中医证候诊断：脾肾阳虚证

西医诊断：慢性肾衰竭

中医治法：温补脾肾

方剂：济生肾气丸加减

药物组成：

熟地黄 20g	山茱萸 15g	牡丹皮 10g	山药 20g
茯苓 20g	泽泻 10g	肉桂 6g(后下)	黑附子 10g(先煎)
牛膝 15g	车前子 10g	玉米须 20g	生姜皮 15g

7 剂，水煎服，日 1 剂，每剂分早晚 2 次温热服

西医治疗原则与方法（药物、手术等）：

（1）一般治疗

1）治疗基础疾病及去除促使慢性肾衰竭恶化的因素。

2）延缓慢性肾衰竭的发展。

①饮食治疗：a. 限制蛋白饮食；b. 高热量摄入；c. 其他：给予低磷饮食，限盐限钾。

②必需氨基酸的应用。

③控制全身性高血压和（或）肾小球内高压。

（2）并发症的治疗

1）纠正水、电解质紊乱。

2）代谢性酸中毒的治疗：轻度酸中毒时，可口服碳酸氢钠。

3）肾性心力衰竭的治疗。

4）肾性贫血的治疗。

5）并发感染的处理。

（3）替代治疗：肾脏替代治疗包括血液透析、腹膜透析和肾移植。

考点链接

1. 其他证候、治法、方剂

（1）脾肾气虚证：辨证要点为倦怠乏力，气短懒言，纳呆腹胀，腰酸膝软，大便溏薄，口淡不渴，舌淡有齿痕，苔白或白腻，脉象沉细。治法为补气健脾益肾。治疗代表方为六君子汤加减。

（2）气阴两虚证：辨证要点为面色少华，神疲乏力，腰膝酸软，口干唇燥，饮水不多，或手足心热，大便干燥或稀，夜尿清长，舌淡有齿痕，脉象沉细。治法为益气养阴，健脾补肾。治疗代表方为参芪地黄汤加减。

（3）肝肾阴虚证：辨证要点为头晕头痛，耳鸣眼花，两目干涩或视物模糊，口干咽燥，渴而喜饮或饮水不多，腰膝酸软，大便易干，尿少色黄，舌淡红少津，苔薄白或少苔，脉弦或细弦，常伴血压升高。治法为滋肾平肝。治疗代表方为杞菊地黄汤加减。

（4）阴阳两虚证：辨证要点为周身乏力，畏寒肢冷，或手足心热，口干欲饮，腰膝酸软，或腰部酸痛，大便稀溏或五更泄泻，小便黄赤或清长，舌胖润有齿痕，舌苔白，脉沉细，全身虚弱症状明显。治法为温扶元阳，补益真阴。治疗代表方为金匮肾气丸加减。

2. 西医治疗要点（治疗思路）

本病症状常见高血压，甚至严重高血压，并可伴有少尿、水肿、电解质及酸碱平衡失调，西药在病因治疗、控制血压、利尿、纠正电解质及酸碱平衡失调等方面具有较好的作用，特别应重视可逆因素的治疗，对晚期尿毒症患者则需选择透析治疗或肾移植术。而中药在延缓慢性肾衰竭的病程进展，保护残余肾功能，改善临床症状，提高生存质量等方面具有优势。病程早期一般以辨证论治、整体调理的中药汤剂治疗，中晚期可配合静脉滴注中药针剂和中药灌肠，以及药浴等中医综合治疗。多途径的中医药综合治疗，其疗效通常优于单纯口服方药。

（1）治疗基础疾病及去除促使慢性肾衰竭恶化的因素及时控制感染，积极控制血压。

（2）延缓慢性肾衰竭的发展

①饮食治疗：在慢性肾衰竭早期开始饮食治疗，可以减轻慢性肾衰竭症状，延缓健存肾单位的破坏速度。给予低蛋白饮食，应个体化，注意营养指标检测，避免营养不良的发生。a. 限制蛋白饮食：蛋白质的摄入量宜根据 GFR 作适当调整，一般认为 GFR 降至 50ml/min 以下时，需限制蛋白质摄入 $0.5 \sim 0.6g/(kg \cdot d)$，其中 50% ~60% 必须是富含必需氨基酸的蛋白质（即高生物效价优质蛋白），如鸡蛋、鱼、瘦肉、牛奶

等。b. 高热量摄入：高热量饮食可使低蛋白饮食的氮得到充分利用，减少体内蛋白质的分解消耗。热量每日至少需要 125.6kJ/kg（30kcal/kg），消瘦或肥胖者酌情加减。

c. 其他：给予低磷饮食，每日不超过 600mg。此外，有水肿、高血压和少尿者要限制食盐，有尿少、水肿、心力衰竭者应严格控制进水量，尿量每日少于 1000ml 者要限制钾的摄入。②必需氨基酸（essential amino acids，EAA）的应用：当 GFR ≤ 10ml/min 时，患者因食欲差、蛋白质摄入少，会发生蛋白质营养不良，必须加用 EAA 或 EAA 及 α-酮酸混合制剂，才可使肾衰竭患者维持较好的营养状态。③控制全身性高血压和（或）肾小球内高压：全身性高血压不仅会促使肾小球硬化，而且能增加心血管并发症，故必须控制。首选血管紧张素 Ⅱ 抑制剂，包括血管紧张素转换酶抑制剂（ACEI）和血管紧张素 Ⅱ 受体拮抗剂（ARB）。

题卡 27 ——缺铁性贫血

病例摘要：

李某，女，47 岁，干部。2024 年 6 月就诊。

疲劳、头晕 3 年，加重 1 周。患者最近 3 年来经常自觉头晕，易于疲劳，每于月经后加重，月经量多，平素纳差倦怠，食后腹胀，便溏。1 周前再值月经，加之此前父亲去世过度悲痛与劳累，月经量非常多，血色淡。神疲倦怠，食少纳差，腹胀便溏，懒言嗜卧，心悸失眠。

查体：T 36.2℃，P 84 次/分，R 20 次/分，BP 100/70mmHg。双肺呼吸音清，心率 84 次/分，律齐，肝脾未及，双下肢无浮肿。口唇爪甲色淡，舌质淡，苔薄白，脉沉细。

辅助检查：血常规：WBC 8.2×10^9/L，N 66%，RBC 3.0×10^{12}/L，Hb 90g/L，血清铁浓度 2.98μmol/L，总铁结合力 90μmol/L，转铁蛋白饱和度 10%。

答题要求： 1. 根据上述病例摘要，在答题卡上完成书面辨证论治。

2. 鉴别诊断：请与慢性病性贫血相鉴别。

考试时间： 60 分钟。

参考答案

中医辨病辨证依据：

患者以"疲劳，头晕"为主症，属于中医学"虚劳"范畴。患者素体脾气虚弱，脾虚则运化失调，故纳差，食后腹胀，便溏；脾气不足失其统摄，故月经量多，色淡，失血过多进一步耗伤正气，故神疲倦怠，懒言嗜卧，血虚不足，心失所养，神不归舍则心悸失眠。血虚则口唇爪甲色淡，舌质红，苔薄白，脉沉细为气血亏虚之象。四诊合参，证属气血亏虚证，本病病位在心脾，病性以虚为主，若治疗及时，预后佳。

西医诊断依据：

有出血史；表现为疲乏，头晕；检查：血红蛋白 <110g/L，血清铁 <8.95μmol/L，总铁结合力 >64.44μmol/L，转铁蛋白饱和度 <15%。属于小细胞低色素性贫血。

西医鉴别诊断：

与慢性病性贫血相鉴别。慢性病性贫血：慢性炎症、感染或肿瘤引起的铁代谢异常性贫血。贫血为小细胞性。贮铁（血清铁蛋白和骨髓小粒含铁血黄素）增多，血清铁、血清铁饱和度、总铁结合力减低。

诊断：

中医疾病诊断：虚劳 　　　　　中医证候诊断：心脾两虚证

西医诊断：缺铁性贫血

中医治法：益气补血，养心安神

方剂：八珍汤加减

药物组成、剂量及煎服法：

党参15g 　　　　炒白术10g 　　　　茯苓15g 　　　　炙甘草6g

熟地30g 　　　　赤芍10g 　　　　当归10g 　　　　川芎15g

　　　　　　　　　　　　　7剂，水煎服，日1剂，每剂分早晚2次温热服

西医治疗原则与方法（药物、手术等）

（1）去除病因：尽可能查明病因，针对病因治疗。

（2）药物治疗：

1）口服药。如硫酸亚铁与饭同时服用，如胃肠道症状明显，可根据情况逐渐增加剂量，胃肠道症状会明显减轻。或口服富马酸铁等。

2）注射铁剂。可给予注射铁治疗的患者为：①口服铁不能耐受；②失血过快，用口服铁不能补偿；③溃疡性结肠炎或局限性结肠炎患者经口服铁治疗无效；④不能从胃肠道吸收铁剂者，如胃肠道手术患者。

考点链接

1. 相似疾病的鉴别

（1）铁粒幼细胞性贫血：可见环形铁粒幼细胞，血清铁与铁蛋白增多，总铁结合力降低。

（2）地中海贫血：有家族史，血片可见大量靶形红细胞，血红蛋白 A_2 增加，血清铁蛋白及骨髓可染铁增加。

2. 其他证候、治法、方剂

（1）脾胃虚弱证：辨证要点为面色萎黄，口唇色淡，爪甲无泽，神疲乏力，食少便溏，恶心呕吐，舌质淡，苔薄腻，脉细弱。治法为健脾和胃，益气养血。治疗代表方为香砂六君子汤合当归补血汤加减。

（2）脾肾阳虚证：辨证要点为面色苍白，形寒肢冷，神倦耳鸣，少气懒言，周身浮

肿，甚则腹水，大便溏薄，肠鸣腹痛，每因受寒或饮食不慎而加剧。治法为温补脾肾。治疗代表方为八珍汤合无比山药丸。

（3）虫积证：辨证要点为面色萎黄，少华，腹胀，善食易饥，恶心呕吐，或有便溏，嗜食生米、泥土、茶叶等，神疲肢软，气短头晕，舌质淡，苔白，脉虚弱。治法为杀虫消积，补益气血。治疗代表方为化虫丸合八珍汤加减。

3. 西医治疗要点

（1）病因治疗：应尽可能地去除导致缺铁的病因。单纯的铁剂补充只能使血象恢复。如对原发病忽视，不能使贫血得到彻底的治疗。

（2）铁剂的补充：铁剂的补充治疗以口服为宜，每天元素铁 150～200mg。常用的是亚铁制剂（琥珀酸亚铁或富马酸亚铁）。于进餐时或餐后服用，以减少药物对胃肠道的刺激。铁剂忌与茶同服。网织红细胞一般于服后 3～4 天上升，7 天左右达高峰。血红蛋白于 1 周后明显上升，2 个月后达正常水平。在血红蛋白恢复正常后，铁剂治疗仍需继续服用，待血清铁蛋白恢复到 50μg/L，或者继续服用铁剂 3 个月，以补充体内应有的贮存铁量。

对口服铁剂不能耐受，不能吸收或失血速度快须及时补充者，可改用胃肠外给药。

（3）缺铁患者多伴有维生素 E 缺乏，因此铁剂疗效不显著者，可加用维生素 E。

题卡 28 ——再生障碍性贫血

病例摘要：

沈某，男，39 岁，公司职员。2024 年 5 月就诊。

乏力、皮肤紫斑半年。半年前无诱因发现，间断下肢皮肤出血点，轻度碰撞即出现瘀斑，可自行吸收，服过 20 多剂中药不见好转。刻下症见：倦怠神疲嗜卧，心悸气短，周身乏力，面色晦暗，头晕耳鸣，腰酸膝软，畏寒喜暖。

查体：T 36℃，P 100 次/分，R 20 次/分，BP 120/70mmHg，贫血貌，双下肢散在皮下出血点，右侧膝盖处可见约 2cm×3cm 瘀斑，浅表淋巴结未触及，巩膜不黄，胸骨无压痛，心肺无异常，肝脾未触及，下肢不肿。舌质紫暗，有瘀点和瘀斑，脉细或涩。

辅助检查：血常规：Hb 45g/L，RBC 1.5×10^{12}/L，网织红细胞 0.1%，WBC 3.0×10^9/L；分类：中性粒细胞 30%，淋巴细胞 65%，单核细胞 5%，PLT 35×10^9/L；血清铁蛋白 210μg/L，血清铁 170μg/dl，总铁结合力 280μg/dl。骨穿（髂骨）：骨髓增生程度重度减低，淋巴细胞比例 75%。

答题要求： 1. 根据上述病例摘要，在答题卡上完成书面辨证论治。

2. 鉴别诊断：请与阵发性睡眠性血红蛋白尿相鉴别。

考试时间： 60 分钟。

参考答案

中医辨病辨证依据：

患者以"乏力、皮肤紫斑"为主症，属于中医学"虚劳"范畴。患者久病伤肾，肾气不足，脾失所养，气不摄血，血溢脉外，溢于肌肤，发为斑疹。腰为肾之府，耳为肾窍，肾虚则腰膝酸软，髓海不足，则头晕耳鸣，肾为阳气之根，肾阳不足，失于温煦，则畏寒喜暖；肾阳衰惫，阴寒内盛，则本脏之色外现而面色黧黑；阳虚不能鼓舞精神，则神疲乏力；血喜温而恶寒，寒则涩不能流，肾阳虚影响血液运行，则血液瘀滞，故皮肤紫斑。舌质紫暗，有瘀点瘀斑，脉细或涩均为肾虚血瘀证之征象，四诊合参，证属肾虚血瘀，本病病位在肾，病性为虚实夹杂，若治疗得当，预后可。

西医诊断依据：

急性再生障碍性贫血常以出血和感染发热为首起及主要表现，慢性再生障碍性贫血常以贫血为首起和主要表现。1987年第四届全国再生障碍性贫血学术会议修订的再生障碍性贫血诊断标准如下：①全血细胞减少，网织红细胞绝对值减少。②一般无脾肿大。③骨髓检查显示至少一个部位增生减低或重度减低（如增生活跃，巨核细胞应明显减少，骨髓小粒成分中应见非造血细胞增多）。④能除外其他引起全血细胞减少的疾病，如阵发性睡眠性血红蛋白尿、骨髓增生异常综合征、难治性贫血、急性造血功能停滞、骨髓纤维化、急性白血病、恶性组织细胞病等。⑤一般抗贫血药物治疗无效。

西医鉴别诊断：

与阵发性睡眠性血红蛋白尿相鉴别。阵发性睡眠性血红蛋白尿（PNH）：患者出血和感染少见，网织红细胞增高，骨髓呈幼红细胞增生象。尿沉渣中含铁血黄素阳性。

诊断：

中医疾病诊断：虚劳　　　　　　　　中医证候诊断：肾虚血瘀证

西医诊断：再生障碍性贫血

中医治法：补肾活血

方剂：金匮肾气丸合桃红四物汤

药物组成、剂量及煎服法：

熟地30g	山药15g	山萸肉15g	丹皮10g
茯苓12g	泽泻10g	肉桂6g	炮附子6g^{（先煎）}
桃仁10g	红花10g	赤芍10g	当归10g
川芎15g	炙甘草6g		

7剂，水煎服，日1剂，每剂分早晚2次温热服

西医治疗原则与方法（药物、手术等）：

包括病因治疗、支持疗法和促进骨髓造血功能恢复的各种措施。慢性型一般以雄激素治疗为主，辅以其他综合治疗，经过长期不懈的努力，才能取得满意疗效。不少病例血红蛋白恢复正常，但血小板长期处于较低水平，临床无出血表现，可恢复轻体

力工作。急性型预后差，上述治疗常无效，诊断一旦确立宜及早选用骨髓移植或抗淋巴细胞球蛋白等治疗。

考点 链接

1. 相似疾病的鉴别

（1）MDS：全血细胞减少，但骨髓三系细胞均增生，可见变态造血。

（2）低增生性急性白血病：多见于老年人，外周血呈全血细胞减少，主要靠骨髓检查鉴别，骨髓灶性增生减低，但原始细胞百分数已达白血病诊断标准。

（3）纯红细胞再生障碍性贫血：溶血性贫血、再生障碍性贫血危象和急性造血停滞时全血细胞减少，起病急，去除诱因后可自行缓解，后者骨髓象中可出现巨幼红细胞。

2. 其他证候、治法、方剂

（1）肾阴虚证：辨证要点为面色苍白，颧红如妆，心悸乏力，腰膝酸软，盗汗，手足心热，白带清稀，舌质淡，脉弱。治法为滋阴补肾，益气养血。治疗代表方为左归丸合当归补血汤。

（2）肾阳虚证：辨证要点为面色苍白，形寒肢冷，神倦乏力，少气懒言，大便溏薄，面色浮肿，每因受寒或饮食不慎而加剧。治法为补肾助阳，益气养血。治疗代表方为右归丸合当归补血汤。

（3）气血两虚证：辨证要点为面白无华，唇淡，头晕心悸，气短乏力，动则为甚，舌淡，苔薄白，脉细弱。治法为补益气血。治疗代表方为八珍汤加减。

（4）热毒壅盛证：辨证要点为壮热，口渴，咽痛，鼻衄，齿衄，皮下紫癜、瘀斑，心悸，舌红而干，苔黄，脉洪数。治法为清热凉血，解毒养阴。治疗代表方为清瘟败毒饮加减。

3. 西医治疗要点

（1）包括病因治疗、支持疗法和促进骨髓造血功能恢复的各种措施。慢性型一般以雄激素为主，辅以其他综合治疗，经过长期不懈的努力，才能取得满意疗效，不少病例血红蛋白恢复正常，但血小板长期处于较低水平，临床无出血表现，可恢复轻体力工作。急性型预后差，上述治疗常无效，诊断一旦确立宜及早选用骨髓移植或抗淋巴细胞球蛋白等治疗。

（2）对症支持疗法一般包括抗感染、止血和输血治疗，根据患者的临床表现对症施用。

题卡 29 ——急性白血病

病例摘要：

张某，男，21岁。在校大学生。2024年5月初诊。

因渐进性面色苍白、心悸半月，皮下紫癜10天入院。患者于半月前无明显诱因逐渐出现面色苍白，心悸，头晕，近10天发现下肢出血点，偶有鼻衄、低热、自汗、盗汗、气短、乏力、手足心热。曾在某医院输全血400ml后，患者无咯血、呕血、黑粪等，不伴酱油色小便。既往无特殊病史。

查体：T 37.5℃，P 96 次/分，R 24 次/分，BP 120/80mmHg。轻度贫血貌，皮肤及巩膜无黄染，双下肢皮肤散在出血点，浅表淋巴结未触及肿大，咽部（－），胸骨下段轻度压痛，心肺（－），腹软，肝脾未触及，神经系统检查无异常。舌质红，苔薄黄，脉细数。

辅助检查：血常规：WBC 1.2×10^9/L，分类中可见异常早幼粒细胞，Hb 90g/L，PLT 18×10^9/L。肝肾功能正常。凝血：PT 12s，APTT 38s，FIB 3.5g/L，D－D（－）溶血象（－）。骨髓象：增生明显活跃，粒系增生明显，以异常早幼粒细胞增生为主，占 0.83，胞浆中嗜天青颗粒粗大，可见棒状小体，全片见巨核细胞 2 个。过氧化物酶化学染色反应：强阳性。免疫学分型：CD13 65%，CD33 73%，CD7、CD19、CD34 与 HLA－DR 均（－）；染色体分析：t（15；17）。

答题要求：1. 根据上述病例摘要，在答题卡上完成书面辨证论治。

2. 鉴别诊断：请与类白血病反应相鉴别。

考试时间：60 分钟。

参考答案

中医辨病辨证依据：

本病患者虽无明显诱因即发病迅速，但罹患本病多为感受热毒之邪，侵及血液，深伏骨髓，耗伤气血阴精，则出现体倦乏力形体渐瘦等症；气不足，不能固摄血液，导致血溢脉外，出现皮下紫癜，鼻衄之症；血不足，不能荣于头目，出现头晕、面色苍白之症；热毒内蕴，耗伤气阴，则出现低热、自汗盗汗、手足心热之症；综观舌脉，为气阴两虚之证。本病病位在骨髓，与肝肾相关，涉及心、肺、脾。主要因"热毒"直中骨髓而发病，出现一系列临床症状。发病之初，多以邪实为主，兼有正虚，主要以扶正祛邪为法以治之。

西医诊断依据：

（1）青年男性，因渐进性面色苍白、心悸半月，皮下紫癜 10 天入院。

（2）临床表现为无明显诱因逐渐出现面色苍白，心悸，头晕，以及下肢出血点，鼻衄，低热等。

（3）胸骨下段轻度压痛。

（4）血常规：WBC 1.2×10^9/L，分类中可见异常早幼粒细胞，PLT 18×10^9/L。

（5）骨髓象：增生明显活跃，粒系增生明显，以异常早幼粒细胞增生为主，占 0.83，胞浆中嗜天青颗粒粗大，可见棒状小体，全片见巨核细胞 2 个。过氧化物酶化学染色反应强阳性。免疫学分型：CD13 65%，CD33 73%，CD7、CD19、CD34 与 HLA－DR 均（－）；染色体分析：t（15；17）。

西医鉴别诊断：

与类白血病反应相鉴别。类白血病反应：严重感染可出现类白血病反应，白细胞明显增多，但可以找到感染灶，抗感染治疗有效。一般无贫血和血小板减少。骨髓检查无异常增多的原始细胞，碱性磷酸酶活力明显增高。

诊断：

中医疾病诊断：虚劳　　　　　　　　中医证候诊断：气阴两虚证

西医诊断：急性白血病

中医治法： 益气养阴，清热解毒

方剂：五阴煎加减

药物组成、剂量及煎服法：

熟地 15g	山药 15g	扁豆 10g	炙甘草 6g
茯苓 10g	白芍 10g	人参 10g	五味子 10g
白术 10g			

7 剂，水煎服，日 1 剂，每剂分早晚 2 次温热服

西医治疗原则与方法（药物、手术等）：

（1）血细胞分离机清除过高白细胞，同时化疗和水化，预防并发症。

（2）防治感染。

（3）纠正贫血。

（4）控制出血，如果血小板减少引起出血，输注浓集血小板悬液是较有效措施。如果出血是 DIC 引起，应立即给予适当的抗凝治疗。

（5）防治高尿酸血症肾病。

（6）维持营养。

考点链接

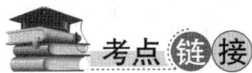

1. 相似疾病的鉴别

（1）骨髓增生异常综合征：该病的 RAEB 型应当与急性白血病相鉴别，其特点为除病态造血外，外周血中有原始和幼稚细胞，全血细胞减少和染色体异常，易与白血病相混淆。但骨髓中原始细胞小于 20%。

（2）某些感染引起的白细胞异常：如传染性单核细胞增多症，血象中出现异形淋巴细胞，但形态与原始细胞不同，血清中嗜异性抗体效价逐步上升，病程短，可自愈。百日咳、传染性淋巴细胞增多症、风疹等病毒感染时，血象中淋巴细胞增多，但淋巴细胞形态正常，病程良性。骨髓原幼细胞不增多。

（3）巨幼细胞贫血：有时可与白血病混淆。但前者骨髓中原始细胞不增多，幼红细胞 PAS 反应常为阴性，予以叶酸、维生素 B_{12} 治疗有效。

（4）急性粒细胞缺乏症恢复期：在药物或某些感染引起的粒细胞缺乏症的恢复期，骨髓中原、幼粒细胞增多。但该病多有明确病因，血小板正常，原、幼粒细胞中无 Auer 小体及染色体异常。短期内骨髓粒细胞成熟恢复正常。

2. 其他证候、治法、方剂

（1）热毒炽盛证：辨证要点为壮热，汗出，口渴，面赤头痛，口舌生疮，皮肤紫癜，齿衄，鼻衄，血色鲜红，黑粪。舌质红绛少津，苔黄，脉洪数。治法为清热解毒，凉血止血。治疗代表方为黄连解毒汤合清营汤。

（2）痰热瘀阻证：辨证要点为腹部积块，颌下、腋下、颈部有痰核，单个或成串，痰多，胸闷，头重，纳呆，发热，肢体困倦，心烦口苦，目眩，骨痛，胸部刺痛，口渴而不欲饮，舌质紫暗，或有瘀点、瘀斑，舌苔黄腻，脉滑数或沉细而涩。治法为清热化痰，活血散结。治疗代表方为温胆汤合桃红四物汤加减。

（3）阴虚火旺证：辨证要点为皮肤瘀斑，鼻衄，齿龈出血，发热或五心烦热，口干口苦，盗汗，乏力，体倦，面色晦滞，舌质红，苔黄，脉细数。治法为滋阴降火，凉血解毒。治疗代表方为知柏地黄丸合二至丸。

（4）湿热内蕴证：辨证要点为发热，有汗而热不解，头身困重，腹胀纳呆，关节酸痛，大便不爽或下利不止，肛门灼热，小便黄赤而不利，舌红，苔黄腻，脉滑数。治法为清热解毒，利湿化浊。治疗代表方为葛根芩连汤。

3. 西医治疗要点

（1）当白细胞 $> 100 \times 10^9/L$ 时，应立即使用血细胞分离机清除过高白细胞，同时化疗和水化，预防并发症。

（2）防治感染。

（3）纠正贫血，严重贫血可输浓集红细胞或全血。

（4）控制出血，如果血小板减少引起出血，输注浓集血小板悬液是较有效措施。如果出血是 DIC 引起，应立即给予适当的抗凝治疗。

（5）防治高尿酸血症肾病。

（6）维持营养。

题卡 30 ——慢性髓细胞白血病

病例摘要：

黄某，男性，50 岁，农民。2023 年 3 月就诊。

主因"左上腹包块 2 个月"以"左上腹包块性质待定"收入院治疗。患者平素体健，2 个月前无明显诱因出现左上腹包块，按之坚硬、刺痛，皮肤瘀斑，鼻衄、齿衄遂收入院。入院时症见：左上腹包块，鼻衄、齿衄。患者既往体健，从事制鞋工作 10 余年，有接触"苯"类物质史。

查体：T 36.2℃，P 84 次/分，R 20 次/分，BP 120/80mmHg。面色晦暗，形体消瘦，全身皮肤及巩膜无黄染，皮下有出血瘀斑，全身浅表淋巴结未及肿大，胸骨下段压痛，心肺（－），肝肋下未及，脾大平脐，质硬，轻度压痛，神经系统（－）。舌质紫暗，脉细涩。

辅助检查：血常规：WBC 180×10^9/L，RBC 4.50×10^{12}/L，HBG 140g/L，PLT 450×10^9/L；白细胞分类：原始粒细胞 0.02，中性早幼粒细胞 0.03，中幼粒细胞 0.16，晚幼粒细胞 0.22，杆状核粒细胞 0.28，嗜酸粒细胞 0.08，嗜碱粒细胞 0.04，淋巴细胞 0.17，可见少量有核红细胞。骨髓象示：增生极度活跃，以粒系增生为主，原粒细胞 0.02，早幼粒细胞 0.05，中幼粒细胞 0.15，晚幼粒细胞 0.32，杆状核细胞 0.18，伴嗜酸嗜碱粒细胞增多，粒：红为 20∶1，巨核细胞增多，全片见巨核细胞 300 个，以成熟型为主，成熟红细胞形态正常。骨髓活检：符合慢粒慢性期组织学改变，无纤维组织增生迹象，NAP（－）。染色体核型分析：染色体（＋）；PCR 行 bcr/abl 融合基因检测（＋）。B 超：脾脏显著增大，未探及肝脏及腹腔淋巴结肿大。

答题要求： 1. 根据上述病例摘要，在答题卡上完成书面辨证论治。

2. 鉴别诊断：请与类白血病反应相鉴别。

考试时间： 60 分钟。

参考答案

中医辨病辨证依据：

患者从事制鞋工作 10 余年，有接触"苯"类物质史，即为长期感受邪毒，邪毒内蕴，使痰瘀客于腹中，而成积聚。瘀血内阻，致血不循经而出现鼻衄、齿衄、皮肤瘀斑等出血症状；瘀结不消，正气渐损，而致脾之运化不足，则见形体消瘦、面色晦暗等症。舌质紫暗，脉细涩，为瘀血内阻之证。本病病位主要在肝脾，肝脾失调，气血涩滞，壅塞不通，形成腹内结块，导致积聚。其辨证应根据病史长短、邪正盛衰以及伴随症状，辨其虚实主次。本病初起，病理性质多属实，为邪气壅实，正气未虚。临床多以消散和活血化瘀为主。

西医诊断依据：

（1）中年男性，慢性起病。从事制鞋工作 10 余年，有接触"苯"类物质史。

（2）无明显诱因出现左上腹包块，皮肤瘀斑，牙龈出血，鼻黏膜出血。

（3）皮下有出血瘀斑，胸骨下段压痛，脾大平脐，质硬，轻度压痛。

（4）血常规：WBC 180×10^9/L，RBC 4.50×10^{12}/L，HBG 140g/L，PLT 450×10^9/L。白细胞分类：原始粒细胞 0.02，中性早幼粒细胞 0.03，中幼粒细胞 0.16，晚幼粒细胞 0.22，杆状核粒细胞 0.28，嗜酸粒细胞 0.08，嗜碱粒细胞 0.04，淋巴细胞 0.17，可见少量有核红细胞；骨髓象示：增生极度活跃，以粒系增生为主，原粒细胞 0.02，早幼粒细胞 0.05，中幼粒细胞 0.15，晚幼粒细胞 0.32，杆状核细胞 0.18，伴嗜酸嗜碱粒细胞增多，粒：红为 20∶1，巨核细胞增多，全片见巨核细胞 300 个，以成熟型为主，成熟红细胞形态正常；骨髓活检：符合慢粒慢性期组织学改变，无纤维组织增生迹象；NAP（－），染色体核型分析：染色体（＋），PCR 行 bcr/abl 融合基因检测（＋）；

B 超：脾脏显著增大，未探及肝脏及腹腔淋巴结肿大。

西医鉴别诊断：

与类白血病反应相鉴别。类白血病反应：常继发于严重感染、恶性肿瘤等疾病，并有相应原发病的临床表现。白细胞数可达 $50 \times 10^9/L$、粒细胞胞浆中常有中毒颗粒和空泡。嗜酸性粒细胞和嗜碱性粒细胞不增多。NAP 反应强阳性。Ph 染色体阴性。血小板和血红蛋白大多正常。原发病控制后，类白血病反应亦随之消失。

诊断：

中医疾病诊断：积聚　　　　　　　　　中医证候诊断：瘀血内阻证

西医诊断：慢性髓细胞白血病

中医治法：活血化瘀

方剂：膈下逐瘀汤

药物组成、剂量及煎服法：

五灵脂 10g（包煎）	当归 10g	川芎 10g	桃仁 10g
丹皮 10g	赤芍 10g	乌药 6g	延胡索 6g
生甘草 9g	香附 10g	红花 10g	枳壳 10g

7 剂，水煎服，日 1 剂，每剂分早晚 2 次温热服

西医治疗原则与方法（药物、手术等）：

慢性髓细胞白血病治疗应着重于慢性期早期，避免疾病转化，力争细胞遗传学和分子生物学水平的缓解，一旦进入加速期或急变期则预后很差。化疗虽可使大多数 CML 患者血象及异常体征得到控制，但中位生存期（40 个月左右）并未延长，化疗时宜保持每日尿量在 2500ml 以上和尿液碱化，加用别嘌醇 100mg，每 6 小时一次，防止高尿酸血症肾病。至白细胞数正常后停药。

其他治疗：干扰素 $-\alpha$、甲磺酸伊马替尼、异基因造血干细胞移植。

考点链接

1. 相似疾病的鉴别

（1）其他原因引起的脾大：血吸虫病、慢性疟疾、黑热病、肝硬化、脾功能亢进等均有脾大。但各病均有各自原发病的临床特点，并且血象及骨髓象无 CML 的典型改变。Ph 染色体及 BCR – ABL 融合基因均阴性。

（2）类白血病反应：常并发于严重感染、恶性肿瘤等基础疾病，并有相应原发病的临床表现，白细胞数可达 $50 \times 10^9/L$。粒细胞胞浆中常有中毒颗粒和空泡。嗜酸性粒细胞和嗜碱性粒细胞不增多。NAP 反应强阳性。Ph 染色体及 BCR – ABL 融合基因阴性。血小板和血红蛋白大多正常。原发病控制后，白细胞恢复正常。

（3）骨髓纤维化：原发性骨髓纤维化脾大显著，血象中白细胞增多，并出现幼粒细胞等，易于同慢性粒细胞白血病混淆。但骨髓纤维化外周血白细胞数一般比 CML 少，多不超过 $30 \times 10^9/L$，且波动不大。NAP 阳性，此外有红细胞持续出现于外周血中，红细胞形态异常，特别是泪滴状红细胞易见。Ph 染色体及 BCR – ABL 融合基因阴

性。多次多部位骨髓穿刺干抽。骨髓活检网状纤维染色阳性。

2. 其他证候、治法、方剂

（1）气血两虚证：辨证要点为面色萎黄，头晕眼花，心悸、心慌，疲乏无力，气短懒言，自汗，食欲减退，舌质淡，苔薄白，脉细弱。治法为补益气血。治疗代表方为八珍汤。

（2）热毒壅盛证：辨证要点为发热甚或壮热，汗出，口渴喜冷饮，衄血发斑，或便血尿血，身疼骨痛，左胁下积块进行性增大，硬痛不移，倦怠神疲，消瘦，舌红，苔黄，脉数。治法为清热解毒为主，佐以扶正祛邪。治疗代表方为清营汤合犀角地黄汤。

（3）阴虚内热证：辨证要点为低热，多汗或盗汗，头晕目眩，虚烦，面部潮红，口干口苦，消瘦，手足心热，皮肤瘀斑或鼻衄、齿衄，舌质光红，苔少，脉细数。治法为滋阴清热，解毒祛瘀。治疗代表方为青蒿鳖甲汤加减。

3. 西医治疗要点

（1）化学疗法：化疗虽可使大多数 CML 患者血象及异常体征得到控制，但中位生存期（40 个月左右）并未延长，化疗时宜保持每日尿量在 2500ml 以上和尿液碱化，加用别嘌呤醇 100mg，每 6 小时一次，防止高尿酸血症肾病。至白细胞数正常后停药。常见药：羟基脲、白消安，其他药物 Ara－C、高三尖杉酯碱、靛玉红、异靛甲、二溴卫茅醇、6－MP、美法仑、6TG、环磷酰胺，砷剂及其他联合化疗亦有效，但多在上述药物无效时才考虑使用。

（2）其他治疗：干扰素－α、甲磺酸伊马替尼、异基因造血干细胞移植。

（3）CML 晚期的治疗：

晚期患者对药物耐受性差，缓解率低且缓解期很短。加速期治疗：①Allo－SCT：HLA 相合同胞间移植和非亲缘间或单倍型移植的 DFS 分别为 30%～40% 和 15%～35%。②IM：CHR，MCR 和 CCR 分别为 34%、11%～25% 和 11%～19%。③其他：干扰素联合化疗药物或使用联合化疗方案等。急变期治疗：①化疗：髓系急变可采用 ANLL 方案化疗；急淋变可按 ALL 方案治疗。②IM：CHR、MCR 和 CCR 分别为 8%、3%～8% 和 0～2%，且疗效维持短暂。③Allo－SCT：复发率高达 60%，长期 DFS 仅 15%～20%。对于重回慢性期后做移植者，其效果同 AP。

题卡 ㉛ ——原发免疫性血小板减少症

病例摘要：

李某，男，27 岁，在读研究生。2024 年 9 月就诊。

一侧腿部因磕碰引起大片紫癜不消，继而另一侧腿部也发生大片紫癜。无其他不适。饮食睡眠尚可，口渴、尿黄便秘。

查体：T 36.2℃，P 84 次/分，R 20 次/分，BP 120/80mmHg。腹部多个点状皮下出血点，两腿从上到下都是连成片的紫癜，双肺呼吸音清，心率 84 次/分，律齐，肝脾未及，双下肢无浮肿。舌质红，苔薄黄，脉弦数。

辅助检查：血常规：PLT $12 \times 10^9/L$。骨穿结果如下：骨髓增生明显活跃，粒红系比约为 3.3∶1，粒系增生活跃，占有核细胞的 59.5%，各阶段细胞形态未见明显异常，红系增生活跃，占有核细胞的 18.5%，细胞形态大致正常，成熟红细胞形态基本正常。巨核细胞全片见 200 余个，分类细胞 25 个，原始巨核细胞 1 个，幼稚巨核细胞 8 个，颗粒型巨核细胞 16 个，产生血小板巨型 0 个，血小板少见。

答题要求：1. 根据上述病例摘要，在答题卡上完成书面辨证论治。

2. 鉴别诊断：请与药物引起的血小板减少相鉴别。

考试时间：60 分钟。

参考答案

中医辨病辨证依据：

患者以"皮肤紫斑"为主症，属于中医学"血证"范畴。患者外受火热之邪，火热偏盛，迫血妄行，血溢于肌肤脉络之外，故皮肤出现大片紫斑，火热伤津则见口渴，尿赤便秘。舌质红，苔薄黄，脉弦数皆为火热之邪偏盛的表现，四诊合参，患者属于血热妄行证，本病病位在血分，病性为实，若治疗及时，预后可。

西医诊断依据：

临床表现：多起病隐匿，表现为散在的皮肤出血点及其他较轻的出血症状，如鼻衄、牙龈出血等。紫癜及瘀斑可出现在任何部位的皮肤或黏膜，但常见于下肢及上肢远端。

实验室检查：①至少 2 次检查血小板计数减少，血细胞形态无异常；②脾一般不大；③骨髓中巨核细胞数正常或增多，伴有成熟障碍；④需排除其他继发性血小板减少症。

西医鉴别诊断：

与药物引起的血小板减少相鉴别。药物引起的血小板减少部分也属于免疫性，与 ITP 较难鉴别，通常有明确的用药后出现血小板减少的病史。

诊断：

中医疾病诊断：血证　　　　　　　中医证候诊断：紫癜（血热妄行证）

西医诊断：原发免疫性血小板减少症

中医治法：清热解毒，凉血止血

方剂：犀角地黄汤加减

药物组成、剂量及煎服法：

大蓟 10g	小蓟 10g	白茅根 10g	生地 15g
赤芍 15g	丹皮 10g	玄参 10g	麦冬 10g
紫草 10g	茜草根 10g	水牛角代（犀角）10g	知母 10g

7 剂，水煎服，日 1 剂，每剂分早晚 2 次温热服

西医治疗原则与方法（药物、手术等）：

（1）激素（首选）：泼尼松 1mg/（kg·d）用 4 周，此后逐渐减量，至少治疗半年，如治疗 4~6 周后无效可换其他治疗。约 2/3 的患者有效。

（2）切脾（次选）：激素治疗无效的患者，2/3 对切脾治疗有效。

适用于：①正规糖皮质激素治疗无效，病程迁延 3～6 个月；②糖皮质激素维持量大于 30mg/d；③有糖皮质激素使用禁忌证；④^{51}Cr 扫描脾区放射指数增高。年龄 <2 岁是禁忌证。

（3）免疫抑制，激素或切脾治疗无效及不能切脾者可选用治疗。

（4）短期内迅速提升血小板的治疗。①大剂量静脉丙种球蛋白：剂量为每日 0.4g/kg，连用 5 日，可以通过阻断巨噬细胞对抗体包裹的血小板的清除作用而使血小板水平在短期内快速上升。②大剂量甲泼尼龙：剂量为 1g/d，可以用于有严重出血倾向的患者，通过抑制单核－吞噬细胞系统的功能，减少血小板的破坏。

（5）支持疗法，减少活动与创伤。

考点链接

1. 相似疾病的鉴别

（1）先天性血小板减少性紫癜与本病相似，应调查家族史，必要时检查其他家庭成员加以区别。

（2）结缔组织病早期的表现可能仅有血小板减少，对血小板减少患者应进行相关实验室检查。

（3）伴有血栓形成者注意抗磷脂抗体综合征，应询问流产史及检测抗磷脂抗体加以鉴别。

（4）伴有溶血性贫血者应考虑 Evans 综合征。

（5）此外尚需与脾功能亢进、血栓性微血管病、白血病、淋巴瘤、骨髓增生异常综合征等疾病相鉴别。

2. 其他证候、治法、方剂

（1）阴虚火旺证：辨证要点为皮肤斑点或斑块，时轻时重，反复发作，色红或紫红，伴颧红，心烦少寐，手足心热，或有潮热盗汗，舌质红少苔，脉细数。治法为滋阴降火，清热止血。治疗代表方为茜根散加味。

（2）气不摄血证：辨证要点为斑色暗淡，多散在出现，时起时消，反复发作，过劳则加重，可伴神情倦怠，心悸，气短，头晕目眩，食欲不振，面色苍白或萎黄，舌质淡，苔白，脉弱。治法为益气摄血，健脾养血。治疗代表方为归脾汤。

3. 西医治疗要点

（1）治疗应个体化。一般说来血小板计数大于 $50×10^9$/L，无出血倾向者可予观察并定期检查；血小板计数介于（20～50）$×10^9$/L，则要视患者临床表现、出血程度及风险而定；血小板小于 $20×10^9$/L 者通常应予治疗。出血倾向严重的患者应卧床休息，避免外伤，避免服用影响血小板功能的药物。本病治疗的目的是控制出血症状，减少血小板的破坏，但不强调将血小板计数提高至正常，以确保患者不因出血发生危险，又不因过度治疗而引起严重不良反应。

（2）初始治疗：糖皮质激素，重度患者可使用大剂量丙种球蛋白，国外使用抗 Rh（D）免疫球蛋白。

（3）二线治疗药物包括硫唑嘌呤、环孢素 A、达那唑、长春生物碱、吗替麦考酚酯等，必要时选择脾切除术。

题卡 ③② ——甲状腺功能亢进症

病例摘要：

林某，男，37 岁，个体老板。

因"心慌、失眠、突眼、消瘦 2 年，加剧 1 个月余"收入院。患者于 2 年前开始出现心悸、汗多，烦躁，睡眠差，消瘦，乏力，手颤，口干。经门诊查甲状腺功能示 T_3、T_4 升高，TSH 降低。并给予规范治疗，1 年前自行停药，今年初，工作紧张、外出应酬较多，且喜食海鲜。后渐感心烦急躁、失眠多梦（每日睡眠 1～3h），消瘦加剧（体重减轻 4～5kg）、心慌阵作，体倦乏力，出汗较多。故收入院进一步治疗。既往无高血压、冠心病、糖尿病史。

查体：T 36.5℃，P 108 次/分，R 20 次/分，BP 105/60mmHg。形体消瘦，皮肤潮湿汗多，双目炯炯有神，眼球微突，双眼睑无浮肿，唇色干红，颈软，双甲状腺Ⅰ度肿大，质软，可触及震颤，未触及结节，可闻及血管杂音。心率 108 次/分，律齐，第一心音亢进，各瓣膜听诊区未闻及病理性杂音。腹平软，肝脾肋下未及，肠鸣音稍活跃。双下肢无水肿，四肢肌力及肌张力正常。腱反射亢进，病理反射未引出。舌暗红，苔少而干，脉细数。

辅助检查：甲功五项：TT_4 68nmol/L，TT_3 4.82nmol/L，FT_4 45.4pmol/L，FT_3 7.95pmol/L，TSH 0.01mU/L。动态心电图：阵发窦速，偶发房早，个别合并室内差异传导。甲状腺摄 ^{131}I 率的测定：甲状腺摄 ^{131}I 率增高，高峰前移。

答题要求： 1. 根据上诉病历摘要，在答题卡上完成书面辨证论治。

2. 请与单纯性甲状腺肿鉴别。

考试时间： 60 分钟。

参考答案

中医辨病辨证依据：

患者病程较久，且迁延不愈，导致阴精暗耗，阴损及气，而致气阴两虚，且患者近期工作紧张和偏嗜海鲜，以致病情恶化。心之气阴不足，则心失所养，而症见失眠多梦、心烦、心慌阵作；脾之气阴不足，则导致脾失健运，而见消瘦，倦怠乏力，汗出等症。患者舌暗红，苔少而干，脉细数，为气阴两虚之证。本病病位多与肝、肾、心、脾胃等脏腑关系密切，初起多实，其主要病理因素为气郁、肝火、痰凝和血瘀，久病者多伤及气阴。

西医诊断依据：

（1）患者有心慌、失眠、突眼、消瘦、急躁、出汗较多等甲状腺激素过多的典型症状表现。

（2）体检甲状腺肿大，有震颤和血管杂音。

（3）有眼征、突眼。

（4）患者血清 TT_3、TT_4 升高，TSH 降低。动态心电图：阵发窦速，偶发房早，个别合并室内差异传导。甲状腺摄 ^{131}I 率增高，高峰前移。

西医鉴别诊断：

与单纯性甲状腺肿相鉴别。单纯性甲状腺肿除甲状腺肿大外，无甲亢的症状和体征，虽然测甲状腺摄 ^{131}I 率有时可增高，但高峰不前移，且 T_3 抑制试验可被抑制。TRH 兴奋试验正常，血清 T_3、T_4 水平正常。

诊断：

中医疾病诊断：气瘿　　　　　　　　中医证候诊断：气阴两虚证

西医诊断：甲状腺功能亢进症

中医治法：益气养阴，消瘿散结

方剂：生脉散加减

药物组成、剂量及煎服法：

人参 10g	麦冬 15g	五味子 10g	玄参 10g
煅牡蛎 25g(先煎)	煅龙骨 25g(先煎)	浮小麦 25g	远志 6g

7 剂，水煎服，日 1 剂，每剂分早晚 2 次温热服

西医治疗原则与方法（药物、手术等）：

（1）甲亢治疗有三种方法，抗甲状腺药物治疗，^{131}I 治疗和手术治疗。

（2）抗甲状腺药物治疗的适应范围广，抗甲状腺药物有两种——咪唑类和硫氧嘧啶类，代表药物分别为甲巯咪唑和丙硫氧嘧啶。

（3）^{131}I 治疗对老年人尤其合适。

（4）甲状腺次全切除手术也是甲亢的有效治疗方法。手术适应证为：①甲状腺明显肿大（Ⅲ度以上），血管杂音明显，内科治疗后甲状腺无明显缩小。②结节性甲状腺肿或毒性腺瘤。③内科治疗效果不理想，多次复发。④长期药物治疗有困难或难以坚持者。

考点链接

1. 相似疾病的鉴别

（1）神经官能症：神经官能症的患者由于植物神经调节紊乱，也可出现心悸、气短、易激动、手颤、乏力、多汗等症状，与甲亢患者临床表现相似，但无突眼，甲状

腺不肿大，血清 T_3、T_4 水平及甲状腺摄 [131]I 率等检查结果正常。

（2）其他部分不典型患者：常以心脏症状为主，如早搏、心房纤颤或充血性心力衰竭等，易被误诊为心脏疾病；以低热、多汗为主要表现者，应与结核病鉴别；老年甲亢的临床表现多不典型，常有淡漠、厌食等症。且消瘦明显，应与癌症相鉴别；甲亢伴有肌病应与家族性周期性麻痹和重症肌无力鉴别。

2. 其他证候、治法、方剂

（1）气滞痰凝证：辨证要点为颈前肿胀，烦躁易怒，胸闷，两胁胀满，善太息，失眠，月经不调，腹胀便溏，舌质淡红，舌苔白腻、脉弦或弦滑。治法为疏肝理气，化痰散结。治疗代表方为逍遥散合二陈汤加减。

（2）肝火旺盛证：辨证要点为颈前肿胀，眼突，烦躁易怒，易饥多食，手指颤抖，恶热多汗，面红烘热，心悸失眠，头晕目眩，口苦咽干，大便秘结，月经不调，舌质红，舌苔黄，脉弦数。治法为清肝泻火，消瘿散结。治疗代表方为龙胆泻肝汤加减。

（3）阴虚火旺证：辨证要点为颈前肿大，眼突，心悸汗多，手颤，易饥多食，消瘦，口干咽燥五心烦热，急躁易怒，失眠多梦，月经不调，舌质红，舌苔少，脉细数。治法为滋阴降火，消瘿散结。治疗代表方为天王补心丹加减。

3. 西医治疗要点

甲亢的治疗旨在抑制甲状腺激素的合成和释放，或者减少或破坏甲状腺组织，阻断了激素的分泌。

（1）一般治疗：合理安排饮食，需要高热量、高蛋白质、高维生素和低碘饮食；精神要放松；适当休息，避免重体力活动，是必需的、不可忽视的。

（2）药物治疗：使用硫脲嘧啶类药物是目前治疗甲亢采取的主要方法。本治疗方法的特点：口服用，更容易被患者接受；治疗后不会引起不可逆的损伤；但用药疗程长，需要定期随查；复发率较高。即便是合理规则用药，治后仍有 20% 以上的复发率。硫脲嘧啶类药物的品种，临床选用顺序常为：甲巯咪唑、丙硫氧嘧啶、卡比马唑（甲亢平）和甲硫氧嘧啶。

（3）手术治疗：药物治疗后的甲状腺次全切除，效果良好，治愈率达到 90% 以上，但有一定并发症的发生几率。

（4）放射性 [131]I 治疗：此法安全、方便，治愈率达到 85%～90%，复发率低，治疗后症状消失较慢，约 10% 的病患永久地发生甲状腺功能减退。

（5）甲状腺介入栓塞治疗：此种治疗方法适应证是甲状腺较大，对抗甲状腺药疗效欠佳或过敏者；不宜采用手术或放射性碘治疗者；也可用于甲状腺非常肿大时的手术前治疗。初发的甲亢，甲状腺肿大不明显，有出血倾向及有明显的大血管硬化者应为禁忌之列。

题卡 ㉝ ——甲状腺功能减退症

病例摘要：

郑某，女，35岁，教师。2024年4月就诊。

患者平素性情忧郁，因全身疲乏、无力2个月前来就诊，无明显诱因，自觉怕冷严重、少汗、有逐渐加重趋势。刻下症见：畏寒怕冷，无汗出，记忆力减退，反应迟钝，嗜睡，精神抑郁，厌食腹胀，便秘，月经量少。全身皮肤干燥、脱屑，毛发脱落严重，指甲增厚变脆、多裂纹。

查体：T 36.1℃，P 60次/分，R 16次/分，BP 110/85mmHg。表情淡漠，面色苍白，眼睑浮肿，唇厚舌大，踝部有非凹陷性浮肿。舌淡胖有齿痕，苔白，脉弱沉迟。

辅助检查：甲状腺功能检查：TSH增高，FT₄降低，甲状腺过氧化物酶抗体（TPOAb）和甲状腺球蛋白抗体（TgAb）两项明显增高。甲状腺彩超：有甲状腺结节，并伴有弥漫性病变。

答题要求： 1. 根据上述病例摘要，在答题卡上完成书面辨证论治。
　　　　　　 2. 鉴别诊断：请与垂体瘤相鉴别。

参考答案

中医辨病辨证依据：

由于情志内伤，忧愁思虑，肝气郁结，损伤脾土，气血生化乏源，则见倦怠乏力、少气懒言、语声低微；久病伤肾，肾精亏损，肾气虚衰，肾阳不足，致形体失温，脑髓失充，见神疲短气、畏寒肢冷；病久渐至阳气衰竭，而见嗜睡、神昏等。舌淡胖有齿痕，苔白，脉弱沉迟，均为脾肾阳虚，水湿不循常道之见症。

西医诊断依据：

（1）表情淡漠，面色苍白，眼睑浮肿，唇厚舌大，全身皮肤干燥、增厚、粗糙、多脱屑，毛发脱落，指甲增厚变脆、多裂纹等典型黏液性水肿的表现，为甲状腺功能减退的主要症状。

（2）实验室检查血清TSH增高，FT₄减低，原发性甲减即可以成立，应进一步寻找甲减的病因。如果TPOAb阳性，可考虑甲减的病因为自身免疫性甲状腺炎。

西医鉴别诊断：

与垂体瘤相鉴别。原发性甲减时TRH分泌增加可以导致高泌乳素（PRL）血症、溢乳及蝶鞍增大，酷似垂体催乳素瘤，可行MRI鉴别。

诊断：

中医疾病诊断：瘿劳　　　　　　　中医证候诊断：脾肾阳虚证

西医诊断：甲状腺功能减退症

中医治法：温补脾肾

方剂：附子理中丸加减。

药物组成：

附子10g^(先煎)	人参6g	干姜6g	甘草3g
白术15g	熟地黄30g	肉桂3g	山药20g
山茱萸15g	菟丝子20g	鹿角胶10g^(烊化)	枸杞子15g
当归20g	炒杜仲15g		

7剂，水煎服，日1剂，每剂分早晚2次温热服

西医治疗原则与方法（药物、手术等）：

（1）替代治疗：不论何种甲减，均需TH替代治疗，永久性者需终身服用。

（2）对症治疗：有贫血者补充铁剂、维生素 B_{12}、叶酸等。胃酸不足者给予稀盐酸。但所有对症治疗的措施都必须在替代疗法的基础上进行才可获效。

考点链接

1. 相似疾病的鉴别

（1）低 T_3 综合征：也称为甲状腺功能正常的病态综合征，指非甲状腺疾病原因引起的伴有低 T_3 的综合征。严重的全身性疾病、创伤和心理疾病等都可导致甲状腺激素水平的改变，它反映了机体内分泌系统对疾病的适应性反应。主要表现血清 TT_3、FT_3 水平减低，血清 T_4、TSH 水平正常。

（2）垂体瘤：原发性甲减时 TRH 分泌增加可以导致高泌乳素（PRL）血症、溢乳及蝶鞍增大，酷似垂体催乳素瘤，可行 MRI 鉴别。

2. 其他证候、治法、方剂

（1）脾肾气虚证：辨证要点为神疲乏力，少气懒言，纳呆腹胀，面色萎黄，腰膝酸软，小便频数而清，白带清稀，大便溏，舌质淡，脉沉弱。治法为益气健脾补肾。治疗代表方为四君子汤合大补元煎加减。

（2）脾肾阳虚证：辨证要点为神疲乏力，畏寒肢冷，记忆力减退，头晕目眩，耳鸣耳聋，毛发干燥易落，面色苍白，少气懒言，厌食腹胀，便秘，男子可见遗精阳痿，女子可见月经量少，舌淡胖有齿痕，苔白，脉弱沉迟。治法为温补脾肾。治疗代表方为以脾阳虚为主者，附子理中丸加减；肾阳虚为主者，右归丸加减。

（3）心肾阳虚证：辨证要点为形寒肢冷，心悸，胸闷，怕冷，汗少，身倦欲寐，浮肿，表情淡漠，女性月经不调，男性阳痿，舌质淡暗或青紫，苔白，脉迟缓微沉。治法为温补心肾，利水消肿。治疗代表方为真武汤合苓桂术甘汤加减。

（4）阳气衰微证：辨证要点为畏寒蜷卧，腰膝酸冷，小便清长或遗尿，喜热饮，眩晕耳鸣，视物模糊，男子阳痿、遗精、滑精，女子不孕、带下量多，舌质淡红，舌体胖大，舌苔薄白，尺脉弱。治法为益气回阳救逆。治疗代表方为四逆加人参汤。可同时应用大剂量参附注射液。

2. 西医治疗要点

治疗目的是改善甲减的症状、体征，提高患者的生活质量。TH 替代治疗疗效确切，替代治疗与中医辨证论治有机结合，常可取得最佳疗效。本病应及早处理，长期坚持治疗，甚至终生服药。黏液性水肿昏迷者需及时积极抢救。

替代治疗：不论何种甲减，均需 TH 替代治疗，永久性者需终身服用。治疗的目标是将血清 TSH 和甲状腺激素水平恢复到正常范围内。治疗的剂量取决于患者的病情、年龄、体重和个体差异。

成年患者左甲状腺素（$L-T_4$）替代剂量 $50\sim200\mu g/d$，平均 $125\mu g/d$。按照体重计算的剂量是 $1.6\sim1.8\mu g/（kg\cdot d）$；儿童需要较高的剂量，大约 $2.0\mu g/（kg\cdot d）$；老年患者则需要较低的剂量，大约 $1.0\mu g/（kg\cdot d）$；妊娠时的替代剂量需要增加 $30\%\sim50\%$；甲状腺癌术后的患者需要剂量大约 $2.2\mu g/（kg\cdot d）$。T_4 的半衰期是 7 天，所以可以每天早晨服药一次。

题卡 ㉞ ——糖尿病

病例摘要：

段某，女，58 岁，退休干部。2024 年 6 月就诊。

主诉口干舌燥，烦渴多饮 3 年。患者平素喜吃甜食，3 年来无明显诱因出现口干舌燥、烦渴多饮，每天饮水至少 10 斤，未曾诊治。症见尿频量多，混浊如脂，尿有甜味，腰膝酸软，无力，头晕耳鸣，口干唇燥，皮肤干燥，瘙痒。

查体：T 36.2℃，P 84 次/分，R 20 次/分，BP 120/80mmHg。双肺呼吸音清，心率 84 次/分，律齐，肝脾未及，双下肢无浮肿。舌红少苔，脉细数。

辅助检查：尿常规：尿糖阳性。空腹血糖：12.3mmol/L。血清糖化血红蛋白 10.2g/dl。

答题要求： 1. 根据上述病例摘要，在答题卡上完成书面辨证论治。

　　　　　　2. 鉴别诊断：请与应激状态的血糖升高相鉴别。

考试时间： 60 分钟。

参考答案

中医辨病辨证依据：

患者以"多饮、多尿、尿有甜味"为主症，结合辅助检查结果，属于中医学"消渴病"范畴。患者长期嗜食肥甘，损伤脾胃，可致脾胃运化失常，积热内蕴，中灼胃液，下耗肾阴而致消渴。肾阴亏损，约束无权，故尿频量多；肾失固摄，水谷精微下注，而见尿液浑浊，阴液亏损，津不上承，故烦渴多饮，口干唇燥；腰为肾之外府，肾虚则腰膝酸软；髓海空虚，则头晕耳鸣；阴精亏虚，肌肤失养，故皮肤干燥瘙痒；舌红少苔，脉细数为肾阴亏虚之征象，四诊合参，属下消，肾阴亏虚证。本病病位在肾，病性以虚为主，本病并发症较多，预后不佳。

西医诊断依据：

空腹血糖大于或等于7.0mmol/L和（或）餐后两小时血糖大于或等于11.1mmol/L即可确诊。1型糖尿病有明显三多症状，多数以酮症酸中毒为首发症状；2型糖尿病发病隐匿，三多症状不明显。

西医鉴别诊断：

与应激状态的血糖升高相鉴别。许多应激状态如心、脑血管意外，急性感染、创伤，外科手术都可能导致血糖一过性升高，应激因素消除后1~2周可恢复。

诊断：

中医疾病诊断：消渴　　　　　　　　中医证候诊断：下消（肾阴亏虚证）

西医诊断：2型糖尿病

中医治法：滋阴固肾

方剂：六味地黄丸加减

药物组成、剂量及煎服法：

熟地30g	山药15g	山茱萸15g	丹皮10g
泽泻10g	茯苓10g	菊花10g	知母10g

7剂，水煎服，日1剂，每剂分早晚2次温热服

西医治疗原则与方法（药物、手术等）：

目前尚无根治糖尿病的方法，但通过多种治疗手段可以控制好糖尿病。主要包括5个方面：糖尿病患者的教育，自我监测血糖，饮食治疗，运动治疗和药物治疗。

考点链接

1. 相似疾病的鉴别

其他原因所致的尿糖阳性：如肾性糖尿、甲状腺功能亢进症、胃空肠吻合术后，弥漫性肝病及大量用维生素C等。

2. 其他证候、治法、方剂

（1）上消肺热津伤证：辨证要点为口渴多饮，口舌干燥，尿频量多，烦热多汗，舌边尖红，苔薄黄，脉洪数。治法为清热润肺，生津止渴。治疗代表方为消渴方。

（2）中消胃热炽盛证：辨证要点为多食易饥，口渴，尿多，形体消瘦，大便干燥，苔黄，脉滑实有力。治法为清胃泻火，养阴增液。治疗代表方为玉女煎。

（3）气阴亏虚证：辨证要点为口渴引饮，能食与便溏并见，或饮食减少，精神不振，四肢乏力，体瘦，舌质淡红，苔白而干，脉弱。治法为益气健脾，生津止渴。治疗代表方为七味白术散。

（4）痰瘀互结证：辨证要点为"三多"症状不明显，形体肥胖，胸脘腹胀，肌肉酸胀，四肢沉重或刺痛，舌暗或有瘀斑，苔厚腻，脉滑。治法为活血化瘀祛痰。治疗代表方为平胃散合桃红四物汤加减。

3. 西医治疗要点

目前尚无根治糖尿病的方法，但通过多种治疗手段可以控制好糖尿病。主要包括5个方面：糖尿病患者的教育，自我监测血糖，饮食治疗，运动治疗和药物治疗。

题卡 ㉟ ——血脂异常

病例摘要：

王某，男，25岁，职员。2024年8月就诊。

患者素体较胖，喜食油炸肥甘，不喜运动，常四肢倦怠，胸脘痞满，腹胀，大便溏薄，时有心悸眩晕。查体：T 36.5℃，P 70次/分，R 20次/分，BP：130/80mmHg。双肺呼吸音清，心率70次/分，律齐，肝脾未及，双下肢无浮肿。BMI指数为30。其父有高血压、高脂血症及糖尿病。

实验室检查：空腹血糖：5.1mmol/L；血脂：TC 5.24mmol/L，TG 5.6mmol/L，HDL－C 0.91mmol/L，LDL－C 3.8mmol/L。

答题要求：1. 根据上述病例摘要，在答题卡上完成书面辨证论治。
2. 鉴别诊断：请与肥胖症相鉴别。

参考答案

中医辨病辨证依据：

患者平素喜食油炸肥甘之品，恣食肥甘厚腻，嗜酒无度，脾胃受损，脾失健运，水谷不正化，化生痰湿，痰湿中阻，精微物质输布失司，酿为本病。脾主四肢，痰浊困阻，脾失健运，则四肢倦怠，腹胀，大便溏薄；脾虚不运，气机升降失常，则胸脘痞满。脾虚气血生化乏源，无以滋养心脑，则心悸眩晕。舌体胖，边有齿痕，苔腻，脉滑，均为脾虚痰浊之征象。

西医诊断依据：

（1）有家族史。

（2）个人生活和饮食习惯引起高脂血症，喜食油炸、肥甘厚腻之品。

（3）实验室检查以血脂测定为主，血脂水平升高。

西医鉴别诊断：

与肥胖症相鉴别。肥胖症（obesity）是指体内脂肪堆积过多和（或）分布异常，体重增加，是遗传因素、环境因素等多种因素相互作用所引起的慢性代谢性疾病。具体鉴别应着重参考实验室检查结果。

诊断：

中医疾病诊断：脂浊　　　　　　　中医证候诊断：痰浊中阻证

西医诊断：高脂血症

中医治法： 健脾化痰降浊

方剂：导痰汤加减

药物组成：

半夏 9g	陈皮 10g	茯苓 15g	麸炒枳实 10g
胆南星 9g	甘草 6g	白术 10g	泽泻 15g
决明子 20g			

7 剂，水煎服，日 1 剂，每剂分早晚 2 次温热服

西医治疗原则与方法（药物、手术等）：

（1）治疗的首要目标：降脂治疗的首要目标是降低 LDL－C 水平。

（2）饮食治疗：饮食治疗是血脂异常首要的基本治疗措施，应长期坚持。饮食治疗的目的是降低血浆胆固醇，保持均衡营养。对超重患者，应减除过多的总热量：脂肪入量＜30% 总热量，饱和脂肪酸占 8% ~10%，每日胆固醇入量＜300mg。

（3）药物治疗：调节血脂药的选择可按高脂血症简易分型选药。如以 TC、LDL－C 增高为主者，可选用他汀类、胆酸螯合树脂类或使用烟酸类，但糖尿病患者一般不宜用烟酸。

考点链接

1. 其他证候、治法、方剂

（1）肝郁脾虚证：辨证要点为精神抑郁或心烦易怒，肢倦乏力，胁肋胀满窜痛，月经不调，口干，不思饮食，腹胀纳呆，舌苔白，脉弦细。治法为疏肝解郁，健脾和胃。治疗代表方为逍遥散加减。

（2）胃热滞脾证：辨证要点为多食，消谷善饥，体胖壮实，脘腹胀满，面色红润，口干口苦，心烦头昏，舌红，苔黄腻，脉弦滑。治法为清胃泄热。治疗代表方为保和丸合小承气汤加减。

（3）肝肾阴虚证：辨证要点为头晕目眩，腰膝酸软，失眠多梦，耳鸣健忘，咽干口燥，五心烦热，胁痛，颧红盗汗，舌红少苔，脉细数。治法为滋养肝肾。治疗代表方为杞菊地黄汤加减。

（4）脾肾阳虚证：辨证要点为畏寒肢冷，腰膝腿软，面色㿠白，大便稀溏，腹胀纳呆，耳鸣眼花，腹胀不舒，舌淡胖，苔白滑，脉沉细。治法为温补脾肾。治疗代表方为附子理中汤加减。

（5）气滞血瘀证：辨证要点为胸胁胀闷，胁下痞块刺痛拒按，心烦易怒，夜不能寐或夜寐不安，舌紫暗或见瘀斑，脉沉涩。治法为活血祛瘀，行气止痛。治疗代表方为血府逐瘀汤合失笑散加减。

2. 西医治疗要点

依据冠心病危险性高低而决定应用药物或采用治疗性生活方式的改变（therapeutic lifestyle change，TLC）降低 LDL－C 的起始值和达标值。

危险分层	目标值	TLC 起始值	药物治疗起始值
冠心病或冠心病危症（10 年危险性＞20%）	＜100	≥100	≥130（100～129 可考虑用药）
2 项或 2 项以上的危险因素（10 年危险性 ≤20%）	＜130	≥130	10 年危险性 10%～20% 者 ≥130
0～1 项危险因素	＜160	≥160	≥190（160～189 可考虑用药）

题卡 36 ——高尿酸血症与痛风

病例摘要：

陈某，男，55 岁，机关干部。2024 年 6 月就诊。

患者 10 天前因饮酒、食用海鲜后，凌晨突发足跟红肿热痛，痛感持续难忍，体检时发现血尿酸增高，但并未重视。自行服用止痛药后，疼痛缓解，但仍隐隐作痛。近日就诊，观足部局部皮肤略红，自觉疼痛如火烧，伴有发热、恶风、口渴、烦闷不安，头痛汗出，小便短黄，舌红苔黄腻，脉弦滑数。

查体：T 36.3℃，P 60 次/分，R 16 次/分，BP 120/85mmHg。形体肥胖，足部皮肤略红，关节肿胀。

实验室检查：生化检查：血尿酸 580μmol/L，TC 5.24mmol/L，TG 4.7mmol/L，HDL－C 0.91mmol/L，LDL－C 3.8mmol/L。足部关节穿刺收取滑液：少量关节滑液；滑液中可见负性双折光的针形尿酸盐结晶。足部 X 线：有不对称关节内肿胀。

答题要求： 1. 根据上述病例摘要，在答题卡上完成书面辨证论治。

2. 鉴别诊断：请与类风湿关节炎相鉴别。

参考答案

中医辨病辨证依据：

患者因后天饮食不节、嗜酒、过食膏粱厚味，致脾胃受损，转运失职，湿浊内生，痹阻肌肉、筋骨、关节、经络而成痛风。风湿致病，可见发热恶风；久病不愈，郁而化热，热灼津液，可见口干口渴；热迫津液可见头汗，小便短黄，舌苔黄腻，脉弦滑。

西医诊断依据：

（1）患者因饮酒、食用海鲜等高嘌呤食物，出现足跟红肿、热痛等症状。

（2）实验室检查：血尿酸明显增高。滑囊液检查有痛风石内容物，即尿酸盐结晶。X 线检查有不对称的关节肿胀。

西医鉴别诊断：

与类风湿关节炎相鉴别。类风湿关节炎与痛风均可见关节肿痛，但前者以中年女性多发，多为上肢小关节对称性肿痛，晨僵明显，类风湿因子或抗环瓜氨酸抗体阳性，血尿酸正常。

诊断：

中医疾病诊断：痛风、痹证 中医证候诊断：风湿热郁证

西医诊断：痛风

中医治法：清热利湿，祛风通络

方剂：白虎加桂枝汤加减

药物组成：

生石膏 30g^(先煎)	知母 10g	桂枝 10g	甘草 6g
茵陈 10g	防风 10g	苍术 10g	当归 20g
知母 10g	猪苓 10g	泽泻 10g	升麻 10g
白术 15g	黄芩 10g	葛根 15g	人参 6g
苦参 15g	川牛膝 15g		

7 剂，水煎服，日 1 剂，每剂分早晚 2 次温热服

西医治疗原则与方法（药物、手术等）：

（1）非药物治疗：低嘌呤饮食，避免饮酒，每日饮水量 2000ml 以上。慎用抑制尿酸排泄的药物，如噻嗪类利尿药、阿司匹林等。适度运动，保持体重。伴发代谢综合征者，应进行调脂、控制血压，改善胰岛素抵抗等综合治疗。

（2）痛风急性发作期的治疗：非甾体抗炎药（NSAIDs）可用于缓解关节炎症，可选择双氯芬酸钠肠溶片、氯诺昔康、洛索洛芬钠等。活动性消化道溃疡、消化道出血者禁用。

（3）高尿酸血症和痛风间歇期的治疗：①抑制尿酸合成的药物通过抑制黄嘌呤氧化酶的活性（黄嘌呤氧化酶能使次黄嘌呤转化为黄嘌呤，再使黄嘌呤转化为尿酸），使尿酸生成减少。如别嘌醇、非布司他等。②促尿酸排泄药通过抑制肾小管重吸收，增加尿酸排泄，降低血尿酸。常用药物是苯溴马隆。③碱性药物碳酸氢钠片：口服，每次 0.5～2.0g，每日 3 次。

考点链接

1. 相关疾病鉴别诊断

（1）假性痛风：假性痛风急性发作表现与痛风非常相似。但前者多见于老年患者，为关节软骨钙化所致，膝关节受累最常见，关节滑液检查可见焦磷酸钙结晶或磷灰石，X 线可见软骨呈线状钙化或关节旁钙化，血尿酸不高。

（2）肾结石：肾结石可能由草酸钙、尿酸、磷酸钙等导致。但尿酸结石在 X 线下不显影，而 B 超可显示肾结石，因此可与普通肾结石鉴别。

2. 其他证候、治法、方剂

（1）风寒湿阻证：辨证要点为关节疼痛，肿胀不甚，局部不热，痛有定处，屈伸不利，或见皮下囊肿或痛风石，肌肤麻木不仁，舌苔薄白或白腻，脉弦或濡缓。治法为温经散寒，除湿通络。治疗代表方为蠲痹汤加减。

（2）痰瘀痹阻证：辨证要点为关节疼痛反复发作，日久不愈，时轻时重，或呈刺

痛，固定不移，关节肿大，甚至强直畸形，屈伸不利，皮下囊肿或痛风石，或皮色紫暗，脉弦或沉涩。治法为化瘀祛痰，通络止痛。治疗代表方为桃红饮加减。

（3）肝肾亏虚证：辨证要点为关节疼痛，经久不愈，时常反复发作，或关节呈游走性疼痛，甚至关节变形，屈伸不利，腰膝酸软，神疲乏力、气短懒言、面色无华，舌淡，苔白，脉细无力。治法为补益肝肾，祛风通络。治疗代表方为独活寄生汤加减。

3. 西医治疗要点

（1）非药物治疗：低嘌呤饮食，避免饮酒，每日饮水量 2000ml 以上。慎用抑制尿酸排泄的药物，如噻嗪类利尿药、阿司匹林等。适度运动，保持体重。伴发代谢综合征者，应进行调脂、控制血压，改善胰岛素抵抗等综合治疗。

（2）痛风急性发作期的治疗

①非甾体抗炎药（NSAIDs）：可用于缓解关节炎症，可选择双氯芬酸钠肠溶片、氯诺昔康、洛索洛芬钠等。活动性消化道溃疡、消化道出血者禁用。

②秋水仙碱：首次剂量 1mg，以后每 1～2 小时予 0.5mg，总量不超过 6mg/d，出现胃痛等胃肠症状或止痛后停药。不良反应：有严重的胃肠道反应，如恶心、呕吐、腹泻、腹痛等，肝细胞损害、骨髓抑制、脱发等。肾功能衰竭者慎用。

③糖皮质激素：非首选用药，多用于对 NSAIDs、秋水仙碱不敏感、不耐受或肾功能衰竭者。常予醋酸泼尼松 20～30mg，3～4 天减量停用，以防止发生不良反应。

4. 高尿酸血症和痛风间歇期的治疗

（1）抑制尿酸合成的药物：为黄嘌呤氧化酶抑制剂。通过抑制黄嘌呤氧化酶的活性（黄嘌呤氧化酶能使次黄嘌呤转化为黄嘌呤，再使黄嘌呤转化为尿酸），使尿酸生成减少。①别嘌醇：初始剂量 100mg/d，每日分 2～3 次服用，一般最大剂量在 300mg/d 以内，严重者可用至 600mg/d，不良反应包括皮疹、发热、肝毒性、胃肠道反应、骨髓抑制等。②非布司他：为非嘌呤类黄嘌呤氧化酶选择性抑制剂，40mg/d 或 80mg/d，每日 1 次。且经肝脏代谢和肾脏清除，不单纯依赖肾脏排泄，可用于轻中度肾功能不全者。不良反应较轻，可见一过性肝功能异常、腹泻、头痛等。

（2）促尿酸排泄药：通过抑制肾小管重吸收，增加尿酸排泄，降低血尿酸。适用于肾功能良好者。已有尿路结石、痛风肾病者不宜使用，当肌酐清除率＜20ml/min 时无效。常用药物是苯溴马隆（Benzbromarone）：初始剂量 25mg/d，渐增至 50～100mg/d，早餐后服用。服药期间需大量饮水增加尿量，并需监测尿液酸碱度。不良反应较少，对肝肾功能多无影响，少数有皮疹、肾绞痛等。

（3）碱性药物：碱化尿液，使尿酸石溶解，将尿 pH 值维持在 6.5 左右。①碳酸氢钠片：口服，每次 0.5～2.0g，每日 3 次。②枸橼酸钾钠颗粒：口服，早晨、中午各 2.5g，晚上 5g，饭后服用；注意监测血钾。

题卡 ③⑦ ——类风湿关节炎

病例摘要：

田某，男，68岁，已婚，工人。2022年10月22日初诊。

患者晨起双手关节活动不利10余年。双手关节刺痛，关节僵硬，肿大变形，屈伸不利已有3年。关节肌肤紫暗，肿胀，按之较硬，肢体顽麻，面色暗黑，眼睑浮肿，胸闷痰多。

查体：T 38℃，P 100次/分，R 18次/分，BP 120/80mmHg。双手多个近端指间关节、掌指关节痛及压痛，肿胀，多为对称性，同时伴有关节功能障碍。舌质紫暗，有瘀斑，苔白腻，脉弦涩。

辅助检查：血常规：白细胞 5.5×10^9/L，中性粒细胞68%，血红蛋白102g/L。血沉：112mm/h。类风湿因子：40~80IU/ml。双手X线示：双手近端、远端关节变形，间隙明显变窄，骨密度减低。

答题要求： 1. 根据上述病例摘要，在答题卡上完成书面辨证论治。

2. 鉴别诊断：请与骨性关节炎相鉴别。

考试时间： 60分钟。

参考答案

中医辨病辨证依据：

患者病程日久不愈，正气受损，肝肾亏虚，气血俱虚，痰瘀交结而发为本病。痰瘀交结，寒湿凝滞，痹阻经络，停滞关节，故见关节刺痛、肿大变形、屈伸不利；寒凝痰瘀，肢节失于气血温煦濡养，故见关节肌肤紫暗、面色暗黑；肝肾亏虚，痰瘀痹阻，故见眼睑浮肿、胸闷痰多；舌质紫暗，有瘀斑，苔白腻，脉弦涩均为痰瘀痹阻之征象。综观舌、脉、症，本证为痰瘀痹阻之痹病，病位在肝肾，病性为虚实夹杂，预后一般。

西医诊断依据：

美国风湿病学会1987年修订的类风湿关节炎（简称RA）分类标准如下（≥4条可以确诊RA）：①晨僵至少1小时（≥6周）。②3个或3个以上的关节受累（≥6周）。③手关节（腕、掌指或近端指间关节区中至少一个关节区肿）受累（≥6周）。④对称性关节炎（≥6周）。⑤有类风湿皮下结节。⑥X线片改变。⑦血清类风湿因子阳性。

西医鉴别诊断：

与骨关节炎相鉴别。骨关节炎：多见于中、老年人，起病过程大多缓慢。手、膝、髋及脊柱关节易受累，而掌指、腕及其他关节较少受累。病情通常随活动而加重或因休息而减轻。晨僵时间多小于半小时。双手受累时查体可见 Heberden 和 Bouchard 结节，膝关节可触及摩擦感。不伴有皮下结节及血管炎等关节外表现。类风湿因子多为阴性，少数老年患者可有低滴度阳性。

诊断：

中医疾病诊断：痹证　　　　　　　　中医证候诊断：痰瘀互结，经脉痹阻证

西医诊断：类风湿关节炎

中医治法：活血化瘀，祛痰通络

方剂：身痛逐瘀汤合指迷茯苓丸加减

药物组成、剂量及煎服法：

当归 10g	川芎 10g	白芍 10g	生地 10g
陈皮 10g	姜半夏 10g	茯苓 30g	桃仁 10g
红花 10g	生甘草 6g	桑寄生 10g	杜仲 10g

7 剂，水煎服，日 1 剂，每剂分早晚 2 次温热服

西医治疗原则与方法（药物、手术等）：

治疗的主要目的在于减轻关节炎症反应，抑制病变发展及不可逆骨质破坏，尽可能保护关节和肌肉的功能，最终达到病情完全缓解或降低疾病活动度的目标。

个体化的药物治疗方案包括非甾体类抗炎药、慢作用抗风湿药、免疫抑制剂和生物制剂等。

考点 链 接

1. 相似疾病的鉴别

（1）银屑病关节炎：银屑病关节炎的多关节炎型和类风湿关节炎很相似。但本病患者有特征性银屑疹或指甲病变，或伴有银屑病家族史。常累及远端指间关节，早期多为非对称性分布，血清类风湿因子等抗体为阴性。

（2）强直性脊柱炎：本病以青年男性多发，以中轴关节如骶髂关节及脊柱关节受累为主，虽有外周关节病变，但多表现为下肢大关节，为非对称性的肿胀和疼痛，并常伴有棘突、大转子、跟腱、脊肋关节等肌腱和韧带附着点疼痛。关节外表现多为虹膜睫状体炎、心脏传导阻滞及主动脉瓣关闭不全等。X 线可见骶髂关节侵袭、破坏或融合，患者类风湿因子阴性，并且多为 HLA－B27 抗原阳性。本病有更为明显的家族发病倾向。

（3）系统性红斑狼疮：本病患者在病程早期可出现双手或腕关节的关节炎表现，但患者常伴有发热、疲乏、口腔溃疡、皮疹、血细胞减少、蛋白尿或抗核抗体阳性等狼疮特异性、多系统表现，而关节炎表现较类风湿关节炎患者程度轻，不出现关节畸形。实验室检查可发现多种自身抗体。

（4）反应性关节炎：本病起病急，发病前常有肠道或泌尿道感染史。以大关节（尤其下肢关节）非对称性受累为主，一般无对称性手指近端指间关节、腕关节等小关

节受累。可伴有眼炎、尿道炎、龟头炎及发热等，HLA－B27 可呈阳性而类风湿因子阴性，患者可出现非对称性骶髂关节炎的 X 线改变。

2. 其他证候、治法、方剂

（1）湿热痹阻证：辨证要点为发热，口苦，饮食无味，纳呆，泛泛欲吐，关节肿痛以下肢为重，全身困乏无力，下肢沉重酸胀，浮肿或有关节积液，舌苔黄腻，脉滑数。治法：清热利湿，祛风通络。治疗代表方四妙丸。

（2）阴虚内热证：辨证要点为午后或夜间发热，盗汗，口干咽燥，手足心热，关节肿胀疼痛，小便赤涩，大便秘结，舌质干红，少苔，脉细数。治法：养阴清热，祛风通络。治疗代表方为丁氏清络饮。

（3）寒热错杂证：辨证要点为低热，关节灼热疼痛，有红肿，形寒肢冷，阴雨天疼痛加重，得温则舒，舌质红，苔白，脉弦细。治法：祛风散寒，清热化湿。治疗代表方为桂枝芍药知母汤。

3. 西医治疗要点

（1）类风湿关节炎治疗的主要目的在于减轻关节炎症反应，抑制病变发展及不可逆骨质破坏，尽可能保护关节和肌肉的功能，最终达到病情完全缓解或降低疾病活动度的目标。

（2）关节肿痛明显者应强调休息及关节制动，而在关节肿痛缓解后应注意早期开始关节的功能锻炼。此外，理疗、外用药等辅助治疗可快速缓解关节症状。

（3）药物治疗主要包括非甾体类抗炎药、慢作用抗风湿药、免疫抑制剂、免疫和生物制剂及植物药等。

（4）此外，还包括免疫净化、功能锻炼、外科治疗等。

题卡 38 ——系统性红斑狼疮

病例摘要：

张某，女性，41 岁。2024 年 2 月 10 日初诊。

患者于 4 年前无明显诱因出现发热，体温波动于 38℃ 左右，无咳嗽咳痰及盗汗。4 年来一直以午后低热为主，最高体温近 38℃。曾反复检查血常规等，均无明显异常，曾输抗生素、口服感冒药等，均无明显疗效。1 个月前出现双手非对称性关节疼痛，与受风、受湿无关，面部出现片状红斑，在当地拟诊类风湿关节炎，治疗无效，遂来我院就诊。刻下症：头晕乏力，目眩，纳差，小便少。

查体：T 37.8℃，P 89 次/分，R 22 次/分，BP 140/90mmHg。神清，面颊部可见片状红色皮疹，腋下淋巴结可触及，心肺阴性，双肾区有叩击痛，四肢关节无畸形，双下肢不肿。舌红绛，少苔，脉细数。

实验室检查：血常规：RBC 3.4×10^{12}/L，Hb 93g/L，WBC 3.6×10^9/L。尿常规：蛋白（＋），潜血（＋），白细胞（＋），镜检 WBC 0～2 个/HP，RBC 0～3 个/HP。血生化：血清白蛋白 19g/L，球蛋白 23.4g/L，A/G 0.81，AKP 324U/L，ESR 120mm/h。抗核抗体谱：抗核抗体阳性，抗双链 DNA 抗体阳性，抗 Sm 抗体阳性。血清狼疮细胞检查 2 次均阳性。

答题要求：1. 根据上述病例摘要，在答题卡上完成书面辨证论治。

2. 鉴别诊断：请与原发性肾小球病相鉴别。

考试时间：60 分钟。

参考答案

中医辨病辨证依据：

患者久病，阴血暗耗，阴虚则生内热，故见低热日久；阴虚则火旺，迫血妄行，则见面部红斑隐隐；肝肾阴虚，筋脉失养，故见肢体酸痛；头晕乏力，目眩，舌红绛，少苔，脉细数为肝肾阴虚之象。四诊合参属内伤发热之阴虚火旺证。

西医诊断依据：

患者中年女性，以间断发热 4 年，关节痛伴面部红斑为主诉。查体可见面部红斑、非对称性、非畸形性关节炎，蛋白尿及镜下血尿，贫血，SLE 自身抗体阳性等，可以诊断为系统性红斑狼疮。

西医鉴别诊断：

与原发性肾小球病相鉴别。系统性红斑狼疮早期临床表现可能不明显，可仅表现为肾损害，易被误诊为原发性肾小球病，应作抗核抗体、抗 dsDNA 抗体等检查，以便早期诊断。

诊断：

中医疾病诊断：内伤发热　　　中医证候诊断：阴虚内热证

西医诊断：系统性红斑狼疮

中医治法：养阴清热

方剂：玉女煎合增液汤加减

药物组成、剂量及煎服法：

麦冬 10g	玄参 10g	生地 12g	知母 6g
丹皮 9g	秦艽 10g	川牛膝 10g	生石膏 20g^{（先煎）}

7 剂，水煎服，日 1 剂，每剂分早晚 2 次温热服

西医治疗原则与方法（药物、手术等）

激素与雷公藤联合应用，以减轻症状和控制疾病的发展。

考点链接

1. 相似疾病的鉴别

类风湿关节炎：一种病因未明的慢性、以炎性滑膜炎为主的系统性疾病。其特征

是手、足小关节的多关节、对称性、侵袭性关节炎症，经常伴有关节外器官受累及血清类风湿因子阳性，可以导致关节畸形及功能丧失。通过抗核抗体、抗 dsDNA 抗体等检查可鉴别。

2. 其他证候、治法、方剂

（1）气营热盛证：辨证要点为发热，面部蝶形红斑，皮肤紫斑，大便干结，口干口苦，舌红绛，苔黄腻，脉洪数或弦数。治法为清热解毒，凉血化斑。治疗代表方为清瘟败毒饮加减。

（2）热郁积饮证：辨证要点为心悸怔忡，胸闷气短，红斑皮疹，咽干口渴；脉滑数，偶有结代自汗，烦热，舌淡或舌红有裂纹，苔薄白。治法为清热蠲饮。治疗代表方为葶苈大枣泻肺汤合泻白散加减。

（3）瘀热伤肝证：辨证要点为胁痛，腹胀，月经失调，皮肤红斑、瘀斑，头晕失眠，舌红少津，苔薄少，脉细涩。治法为滋阴凉血解毒。治疗代表方为茵陈蒿汤合柴胡疏肝散加减。

3. 西医治疗要点

采用药物治疗，以减轻症状和控制疾病的发展。严重活动期系统性红斑狼疮和急进性狼疮肾炎，可采用血浆置换和免疫吸附治疗。

题卡 39 ——脑梗死

病例摘要：

李某，男，68 岁，已婚，工人。2023 年 9 月 18 日初诊。

2 年前睡眠醒后发现左侧上下肢体不能活动，为寻求康复来诊。

现症：左侧上下肢软瘫，不能动弹，右侧肢体能举动，但力量稍弱，语言謇涩，形盛体丰，面色暗淡无华。

查体：T 36.2℃，P 80 次/分，R 18 次/分，BP 120/80mmHg。面色暗淡无华，左侧上下肢肌力均为 0 级，右上肢肌力 4 级，右下肢肌力 3 级。舌质紫暗，苔灰腻，脉细。

辅助检查：头颅 CT：左侧颞叶见点片状低密度灶，边界较清，左侧枕叶见小斑片状低密度灶，边界清楚，右侧基底节区可见扇形低密度灶，贴近颅骨内板；脑室系统形态、大小正常，脑中线结构居中。

答题要求： 1. 根据上述病例摘要，在答题卡上完成书面辨证论治。

2. 鉴别诊断：请与脑出血相鉴别。

考试时间： 60 分钟。

参考答案

中医辨病辨证依据：

患者偏瘫 2 年余，半身不遂，属中风后遗症期明确。气血已伤，气虚尤甚。气虚血行乏力，血脉痹阻故见全身瘫痪、不能动弹；气虚气不能行，血瘀血不濡筋，故见左侧上下肢软瘫，右侧肢体稍能举动；气血不能上荣，故见面色暗淡无华；络脉空虚，痰瘀内阻，故见语言謇涩；舌质紫暗，苔灰腻，脉细均为气虚血滞、脉络瘀阻之征象。综观舌、脉、症，本证为中风后遗症期，病位在脑，与心肝脾肾有关，病性为虚实夹杂，预后差。

西医诊断依据：

（1）中老年人，静态下发病。

（2）2 年前睡眠醒后发现左侧上下肢体不能活动，现左侧上下肢软瘫，不能动弹，右侧肢体能举动，但力量稍弱，语言謇涩。

（3）左侧上下肢肌力均为 0 级，右上肢肌力 4 级，右下肢肌力 3 级。

（4）头颅 CT 显示低密度影。

西医鉴别诊断：

与脑出血相鉴别。脑出血：活动中起病，病情进展快，常有高血压病史，头颅 CT 可鉴别。

诊断：

中医疾病诊断：中风　　　　　　　　中医证候诊断：后遗症期，气虚血瘀证

西医诊断：脑梗死后遗症期

中医治法： 益气活血，通经活络

方剂：补阳还五汤加减

药物组成、剂量及煎服法：

生黄芪 30g	当归 10g	桃仁 10g	赤芍 10g
红花 10g	川芎 6g	地龙 6g	川牛膝 10g
桑寄生 10g	杜仲 10g	全蝎 5g	僵蚕 6g

7 剂，水煎服，日 1 剂，每剂分早晚 2 次温热服

西医治疗原则与方法（药物、手术等）：

（1）后遗症期的治疗重点以防止脑梗复发，改善症状为主。

（2）注意清淡饮食，功能锻炼，控制好血压血脂外，最重要的还是依靠用药对脑梗死发病危险因素的持续性防治。

考点链接

1. 相似疾病的鉴别

（1）脑栓塞：发病形式类似脑出血，但早期脑 CT 常无明显异常改变，多有风湿性心脏病、心肌梗死、亚急性细菌性心内膜炎、心房颤动等病史。

（2）颅内占位病变：病史较长，脑 CT 或 MRI 示肿瘤周围水肿明显，部分有占位效应。

2. 其他证候、治法、方剂

（1）肝阳暴亢，风火上扰证：辨证要点为平素头晕头痛、耳鸣目眩，突然发生口

眼歪斜，舌强语謇，或手足重滞，甚则半身不遂，或伴麻木等症；舌质红，苔黄，脉弦。治法为平肝潜阳，活血通络。治疗代表方为天麻钩藤饮加减。

（2）风痰瘀血，痹阻脉络证：辨证要点为肌肤不仁，手足麻木，突然口眼㖞斜，语言不利，口角流涎，舌强语謇，甚则半身不遂，或间见手足拘挛，关节酸痛，恶寒发热；舌苔薄白，脉浮数。治法为祛风化痰通络。治疗代表方为真方白丸子加减。

（3）痰热腑实，风痰上扰证：辨证要点为半身不遂，舌强语謇或不语，口眼㖞斜，偏身麻木，口黏痰多，腹胀便秘，头晕目眩；舌红，苔黄腻或黄厚燥，脉弦滑。治法为通腑泄热，化痰理气。治疗代表方为星蒌承气汤加减。

（4）气虚血瘀证：辨证要点为肢体不遂，软弱无力，形体肥胖，气短声低，面色萎黄；舌质淡暗或有瘀斑，苔薄，脉细弱或沉弱。治法为益气养血，化瘀通络。治疗代表方为补阳还五汤加减。

3. 西医治疗要点

（1）康复功能锻炼，包括对面瘫、语言吞咽功能、认知功能、肢体功能锻炼：①转移训练；②关节被动活动。③诱发患者的主动运动。④手功能训练。⑤平衡协调能力的训练。⑥步行功能训练等。

（2）理疗，主要包括功能性电刺激、生物反馈、经颅磁刺激、顺序循环治疗仪、针灸及高压氧等。

题卡 ㊵ ——脑出血

病例摘要：

患者，男性，58 岁，公司职员。2024 年 5 月就诊。

因"突发意识障碍伴左侧肢体偏瘫 3 天"入院。患者 3 天前骑自行车时，突然跌倒在地，神志不清，喷射样呕吐，小便自遗，被送至某院急诊，考虑为"急性脑血管病"给予脱水、降血压、防感染等治疗，病情尚平稳，于今日上午转诊于我院，当时患者呈轻度嗜睡状态，面色潮红，呼之能应，言语不清，左肢偏瘫，鼻鼾痰鸣，便秘，尿黄。既往有高血压史 30 年。

查体：T 36.2℃，P 84 次/分，R 16 次/分，BP 150/80mmHg。嗜睡，颈软，双眼凝视右侧，双瞳孔等大等圆，直径约 3mm，左鼻唇沟变浅，伸舌偏左，左侧肢体无自主活动，痛刺激反应减弱，肌张力低，左肢二、三头肌、膝腱反射（＋＋），左侧巴氏征阳性。舌质红苔黄腻，脉弦滑。

辅助检查：头颅 CT 示：右外囊区高密度影，右侧脑室稍受压变形，中线结构向左偏移。

答题要求：1. 根据上诉病历摘要，在答题卡上完成书面辨证论治。

2. 鉴别诊断：请与脑梗死相鉴别。

考试时间：60 分钟。

参考答案

中医辨病辨证依据：

患者既往高血压病史30年，即素体肝阳偏亢，又因骑车劳累，而致肝阳暴张，阳亢风动，气血上逆，挟痰火上扰清窍，而至神明不用，故突然昏仆、神志不清、小便自遗，此为中风中脏腑之症；风火痰热内闭经络，故见面赤、鼻鼾与喉中痰鸣；痰热痹阻经脉，气血运行不畅，故半身不遂；热结于阳明而成腑实证，则见大便干，小便黄等证；舌红苔黄腻，脉弦滑数或洪大，均为痰热之象。本病病位在脑，与心、肝、脾、肾密切相关，病性多属本虚标实，多留后遗症。

西医诊断依据：

（1）患者50岁以上，有高血压病史，在体力活动或情绪激动时突然起病，发病迅速。

（2）早期有意识障碍及头痛、呕吐等颅内压增高症状，并有脑膜刺激征及偏瘫、失语等局灶症状。

（3）头颅CT示右外囊区高密度影，右侧脑室稍受压变形，中线结构向左偏移。

西医鉴别诊断：

与脑梗死相鉴别：①脑出血患者多有高血压和脑动脉硬化病史，而脑梗死患者多有短暂性脑缺血发作或心脏病史。②脑出血多在情绪激动或用力的情况下发病，而脑梗死多在安静休息时发病。③脑出血发病急、进展快，常在数小时内达到高峰，发病前多无先兆。而脑梗死进展缓慢，常在1~2天后逐渐加重，发病前常有短暂性脑缺血发作病史。④脑出血患者发病后常有头痛、呕吐、颈项强直等颅内压增高的症状，且血压高、意识障碍重。脑梗死发病时血压多较正常，神志清醒。

诊断：

中医疾病诊断：中风　　　　　中医证候诊断：痰热内闭清窍证

西医诊断：脑出血

中医治法： 清热化痰，醒神开窍

方剂：首先灌服（或鼻饲）至宝丹或安宫牛黄丸以辛凉开窍，继以羚羊角汤加减

药物组成、剂量及煎服法：

羚羊角6g(先煎)	龟甲30g(先煎)	生地15g	白芍10g
丹皮15g	柴胡10g	薄荷6g(后下)	菊花10g
夏枯草10g	蝉蜕10g	大枣10g	生石决明30g

7剂，水煎服，日1剂，每剂分早晚2次温热服

西医治疗原则与方法（药物、手术等）：

保持安静，防止继续出血；积极抗脑水肿，降低颅内压；调整血压、改善循环；加强护理，防治并发症。发病后，尽可能就近治疗，不宜长途搬运。如需搬动，亦应尽量保持平稳，减少颠簸，以免加重出血。一般头平位，昏迷患者应将头歪向一侧，

便于口腔黏液或呕吐物流出，如分泌物不能流出，应随时吸出，必要时进行气管切开吸痰，保持呼吸道通畅，防止发生肺炎。

考点链接

1. 相似疾病的鉴别

（1）有明显意识障碍者，应与可引起昏迷的全身性疾病如肝性脑病、尿毒症、糖尿病昏迷、低血糖、药物中毒、一氧化碳中毒等相鉴别。此类疾病多无神经系统局灶定位体征，但有时全身性疾病与脑出血可同时存在。

（2）有神经系统局灶定位征者，应与其他颅内占位性病变、闭合性脑外伤特别是硬膜下血肿、脑膜炎、脑炎相鉴别。

（3）考虑为脑血管疾病后，应与脑梗死及蛛网膜下腔出血鉴别。单从临床表现分析，有时轻症脑出血与脑梗死的鉴别还是很困难的，此时可做CT检查以资诊断。

2. 其他证候、治法、方剂

（1）阴虚风动证：辨证要点为突然发生口眼㖞斜，舌强语謇，半身不遂；平素头晕头痛，耳鸣目眩，膝酸腿软；舌红、苔黄，脉弦细而数或弦滑。治法为滋阴潜阳，镇肝息风。治疗代表方为镇肝熄风汤加减。

（2）痰湿壅闭心神证：辨证要点为突然昏仆，不省人事，牙关紧闭，口噤不开，痰涎壅盛，静而不烦，四肢欠温；舌淡，苔白滑而腻，脉沉。治法为辛温开窍，豁痰息风。治疗代表方为急用苏合香丸灌服，继用涤痰汤加减。

（3）元气败脱，心神涣散证：辨证要点为突然昏仆，不省人事，目合口开，鼻鼾息微，手撒肢冷，汗多不止，二便自遗，肢体软瘫；舌痿，脉微欲绝。治法为益气回阳，救阴固脱。治疗代表方为大剂参附汤合生脉散加减。

3. 西医治疗要点

（1）内科治疗

急性期一般应在当地组织抢救，不宜长途运送或搬动，以免加重出血，应将头位抬高30°、注意保持呼吸道通畅，随时吸取口腔内分泌物或呕吐物；适当给氧，保持动脉血氧饱和度维持在90%以上。密切观察生命体征变化，观察神志、呼吸，直到病情稳定为止。

控制脑水肿，降低颅内压。降低颅内压和控制脑水肿以防止脑疝形成是急性期处理的一个重要环节。应立即使用脱水剂，可快速静脉滴注甘露醇或者静脉应用利尿剂。

控制高血压根据患者的年龄、病前血压水平、病后血压情况及颅内压高低，确定最适当的血压水平。

止血药和凝血药对脑出血无效果，但如合并消化道出血时或凝血障碍时，仍可使用。

（2）手术治疗

目的在于清除血肿，解除脑病，挽救生命和争取神经功能的恢复。凡一般情况尚好，生命体征稳定，心肾功能无明显障碍，年龄不过大，且昏迷不深，瞳孔等大，偏瘫，经内科治疗后病情进一步恶化的患者，可以考虑手术治疗。

题卡 ④1 ——癫痫

病例摘要：

患者，男性，48 岁，农民，已婚。

因"反复抽搐发作，持续意识不清 3 小时"就诊。因患者于 2000 年被车撞伤后，既而反复出现突发昏仆，目不识人，伴见全身抽搐，发作约 10 分钟后症状自行消失，无头痛，无偏瘫，无失语及后遗肢体麻木等。每年发作 3 次或每 2~3 年发作 1 次，近 3 年来发作较频繁，2021 年已发作 4 次。2021 年 10 月 16 日下午 5 时，患者在打麻将中突发昏仆，目不识人，全身抽搐，持续十多分钟后停止，间歇数分钟后抽搐再次发生，持续意识不清。刻下症见：轻－中度昏迷，抽搐时作，颜面口唇青紫。否认家族史。

查体：T 36.2℃，P 84 次/分，R 16 次/分，BP 120/80mmHg。神志不清，轻－中度昏迷，压眶有反应，双侧瞳孔散大，约 4mm，对光反射迟钝，颈软，双肺呼吸音粗，可闻及湿啰音。双侧肢体痛觉有反应，四肢肌张力增高，双肱二头肌腱反射（＋＋＋），双膝腱反射（＋＋＋）。病理征（＋）。舌质紫暗，有瘀斑，脉涩。

答题要求： 1. 根据上诉病历摘要，在答题卡上完成书面辨证论治。

2. 鉴别诊断：请与晕厥相鉴别。

考试时间： 60 分钟。

参考答案

中医辨病辨证依据：

患者早年有明确脑部外伤史，脑窍受损，瘀血阻络，使其髓海存瘀。因打麻将易情绪激动，或气机郁滞，而致脏腑功能失调，气血逆乱，引起风痰瘀血，扰乱神明，神明失用，昏不知人，风火痰瘀交结扰乱神明，正气与之相搏，抽搐时作；抽搐不止，必致正气渐虚，清阳之气不得舒展，津液必将渗泄，出现颅脑水瘀互结，加深阴阳失衡，进而将由闭而脱，危及生命。患者颜面口唇青紫，舌质紫暗，有瘀斑，脉涩，均为瘀血之象。本病病位主要责于心肝，与脾肾有关，发作期多实或实中夹虚，以心脑神机失用为本，风、火、痰、瘀致病为标，治疗当以急则开窍醒神以治其标，缓则祛邪补虚以治其本。

西医诊断依据：

癫痫的临床诊断主要根据癫痫患者的发作病史，特别是可靠目击者所提供的详细的发作过程和表现，辅以脑电图痫性放电即可诊断，脑电图是诊断癫痫最常用的一种辅助检查方法。40%~50% 癫痫患者在发作间歇期的首次 EEG 检查可见棘波、尖波或棘－慢波、尖－慢波等痫性放电波形。神经影像学检查可确定脑结构性异常或损害。

西医鉴别诊断：

与晕厥相鉴别。晕厥因全脑短暂缺血引起意识丧失和跌倒，但无抽搐，脑电图正常。发病前常先有头晕、心慌、黑蒙等症状。可有见血、直立、排尿等诱因。清醒后常有肢体发冷、乏力等，平卧后可逐渐恢复。但无抽搐，脑电图正常。

诊断：

中医疾病诊断：痫证　　　　　　　　中医证候诊断：瘀阻清窍证

西医诊断：癫痫

中医治法：活血化瘀，通络息风

方剂：通窍活血汤

药物组成、剂量及煎服法：

赤芍 3g	川芎 3g	桃仁 9g	大枣 10g
红花 9g	老葱 10g	生姜 9g	麝香 0.15g
僵蚕 6g			

7 剂，水煎服，日 1 剂，每剂分早晚 2 次温热服

西医治疗原则与方法（药物、手术等）：

（1）药物治疗

①地西泮（安定）为首选药物；②苯妥英钠；③苯巴比妥钠（鲁米那）肌注；④异戊巴比妥钠；单药治疗失败后，可联合用药。尽量将作用机制不同、很少或没有药物间相互作用的药物配伍使用。合理配伍用药应当以临床效果最好、患者经济负担最轻为最终目标。

（2）手术治疗

经过正规抗癫痫药物治疗，仍有约 20%～30% 患者为药物难治性癫痫。癫痫的外科手术治疗为这一部分患者提供了一种新的治疗手段，估计 50% 的药物难治性癫痫患者可通过手术使发作得到控制或治愈，从一定程度上改善了难治性癫痫的预后。

考点链接

1. 相似疾病的鉴别

发作性睡病：是一种不明原因的睡眠障碍，是在不该睡眠的时间和场所发生不可克制的睡眠。其睡眠与正常睡眠相同，能被唤醒，多数患者可伴有一种或数种其他症状，包括猝倒症、睡瘫症和入睡性幻觉，也称为发作性睡眠四联征。起病年龄以 10～20 岁居多，两性发病率相同，个别病例有阳性家族史。

主要症状是不能抗拒的睡眠，在各种静坐环境下，或饭后及下午尤为明显，大多数患者在发作前先感到睡意加重，或曾努力抗拒，仅有少数患者由相对的清醒状态突然进入睡眠，每次发作持续数秒至数小时，一般在 10 分钟左右，睡眠程度大都不深，容易唤醒，醒后一般感到意识清晰，一日可能发作多次。

2. 其他证候、治法、方剂

（1）发作期－阳痫：辨证要点为突然仆倒，不省人事，面色潮红，牙关紧闭，两目上视，四肢抽搐，口吐涎沫；喉中痰鸣或怪叫，移时苏醒，发病前常有眩晕，头昏，胸闷，乏力，舌红，苔白腻，脉弦数。治法：急以开窍醒神，继以泻热涤痰息风。治疗代表方黄连解毒汤合定痫丸。

（2）发作期－阴痫：辨证要点为突然仆倒，不省人事，面色晦暗萎黄，手足清冷，双眼半开半闭，僵卧拘急，颤动，抽搐时发，口吐涎沫，一般口不啼叫，或声音小，平素常有神疲乏力，恶心泛呕，胸闷纳差，舌质淡，苔白而厚腻，脉沉细或沉迟。治法：温阳除痰，顺气定痫。治疗代表方为五生饮合二陈汤。

（3）肝火痰热证：辨证要点为平素性情急躁，心烦失眠，口苦咽干，时吐痰涎，大便秘结，发作则昏仆抽搐，口吐涎沫，舌红苔黄，脉弦滑数。治法为清肝泻火，化痰息风。治疗代表方为龙胆泻肝汤合涤痰汤。

（4）脾虚痰湿证：辨证要点为痫病日久，神疲乏力，眩晕时作，面色不华，胸闷痰多，或恶心欲呕，纳少便溏，舌淡胖，苔白腻，脉濡弱。治法为健脾和胃，化痰息风。治疗代表方为醒脾汤。

（5）肝肾阴虚证：辨证要点为痫病久发，头晕目眩，两目干涩，心烦失眠，腰膝酸软，舌质红少苔，脉细数。治法为补益肝肾，育阴息风。治疗代表方为左归丸。

3. 西医治疗要点

目前癫痫的西医疗法包括药物治疗、手术治疗、神经调控治疗等。

（1）药物治疗：目前国内外对于癫痫的治疗主要以药物治疗为主。对癫痫发作及癫痫综合征进行正确分类，此外还要考虑患者的年龄（儿童、成人、老年人）、性别、伴随疾病以及抗癫痫药物潜在的副作用可能对患者未来生活质量的影响等因素。治疗应该尽可能采用单药治疗，直到达到有效或最大耐受量。单药治疗失败后，可联合用药。尽量将作用机制不同、很少或没有药物间相互作用的药物配伍使用。合理配伍用药应当以临床效果最好、患者经济负担最轻为最终目标。抗癫痫治疗需持续用药，不应轻易停药。目前认为，至少持续 3 年以上无癫痫发作时，才可考虑是否逐渐停药。停药过程中，每次只能减停 1 种药物，并且需要 1 年左右时间逐渐停用。

（2）手术治疗：经过正规抗癫痫药物治疗，仍有 20%～30% 患者为药物难治性癫痫。癫痫的外科手术治疗为这一部分患者提供了一种新的治疗手段，估计 50% 的药物难治性癫痫患者可通过手术使发作得到控制或治愈，从一定程度上改善了难治性癫痫的预后。

（3）神经调控治疗：神经调控治疗是一项新的神经电生理技术，在国外神经调控治疗癫痫已经成为最有发展前景的治疗方法。目前包括：重复经颅磁刺激术（rTMS）；中枢神经系统电刺激（脑深部电刺激术、癫痫灶皮层刺激术等）；周围神经刺激术（迷走神经刺激术）。

题卡 42 ——帕金森病

病例摘要：

患者，男性，65 岁，退休干部。

患者因"静止性震颤、行动迟缓 7 年余，进食困难 8 个月"入院。患者于 7 年前开始出现行动迟缓，四肢拘紧，左手不自主震颤，并逐渐延及四肢，曾在外院住院，给予"安坦"治疗，后因前列腺增生而改用美多巴 1/2 片，每日 3 次治疗，震颤改善，但行动迟缓及四肢拘紧改善不明显，近 8 个月来出现进食困难，吞咽缓慢，每顿饭进餐时间要 3～4 小时。曾多次因症状反复而住院，给予泰舒达、美多巴等药治疗，症状略有改善，但常有反复，现为进一步治疗收入院。症见：精神疲倦，左手静止性不自主震颤，腰酸腿笨，四肢拘紧，进食困难，进餐约需 4 小时，言语缓慢，夜间偶有呼吸困难，睡眠差，小便频数，大便难。有前列腺增生病史 14 年。

体格检查：T 39.5℃，P 90 次/分，R 20 次/分，BP 120/80mmHg。营养较差，心率 70 次/分，律齐，各瓣膜听诊区未闻及病理性杂音，心界不大，双下肢无浮肿。神经系统检查：左手静止性不自主震颤，四肢肌力 V 级、肌张力明显增高，肱二头肌反射（＋），肱三头肌反射（－），舌质淡红，苔白，脉弦细。

辅助检查：血常规：WBC 4.33×10^9/L，NE 0.533，RBC 3.63×10^{12}/L，HGB 115g/L，PLT 174×10^9/L。头颅 CT：轻度脑萎缩。

答题要求： 1. 根据上诉病历摘要，在答题卡上完成书面辨证论治。

2. 鉴别诊断：请与抑郁症相鉴别。

考试时间： 60 分钟。

参考答案

中医辨病辨证依据：

患者年老久病，致肝肾精血亏虚，从而导致筋脉失荣，虚风内动，震颤肢强；久病耗伤脾胃之气，脾胃气虚则气血生化无源，故见精神疲倦，进食困难；久病不愈，阴损及阳、阴阳俱损，导致阴阳两虚之证。肾阳虚衰，不能固摄，故小便频数；津液亏虚，肠道食欲濡润，以致便难；本病病位在脑，与肝、脾、肾密切相关，以肝肾不足为本，正虚邪恋，虚实互见，总属本虚标实。随病程的延长，本虚之象逐渐加重，初期多以实邪表现为主，多见痰热内阻、血瘀动风之象，随病情逐渐加重，气血两虚、血瘀动风之象渐显，病情发展至中晚期，病情严重，阴阳两虚、血瘀动风之象为重。

西医诊断依据：

（1）老年男性，隐袭起病，逐渐严重。

（2）临床表现为静止性震颤、行动迟缓 7 年余，进食困难 8 个月。

（3）美多巴等药治疗，症状可以有改善。

（4）神经系统检查：左手静止性不自主震颤，四肢肌力 V 级、肌张力明显增高，肱二头肌反射（＋），肱三头肌反射（−）。

（5）头颅 CT：轻度脑萎缩。

西医鉴别诊断：

与抑郁症相鉴别。抑郁症的主要表现是情绪低落、兴趣缺乏、精力不足。但不具有帕金森病的肌强直和震颤，抗抑郁剂治疗有效，可资鉴别。

诊断：

中医疾病诊断：颤证　　　　　　　　中医证候诊断：阳气虚衰证

西医诊断：帕金森病

中医治法：阴阳双补，兼以息风

方剂：地黄饮子加减

药物组成、剂量及煎服法：

生地黄 30g	芦根 15g	麦冬 25g	人参 15g
薄荷 6g	陈皮 10g	生姜 15g	山茱萸 20g
石斛 10g	巴戟天 10g	肉苁蓉 10g	五味子 10g
肉桂 6g	茯苓 15g	石菖蒲 10g	远志 10g

　　　　　　　　　　　　　7 剂，水煎服，日 1 剂，每剂分早晚 2 次温热服

西医治疗原则与方法（药物、手术等）：

帕金森病应强调综合性治疗，包括药物、理疗、水疗、医疗体育和日常生活调整和外科手术等，不应强调单一治疗方法。

药物治疗是帕金森病最主要的治疗手段，左旋多巴制剂仍是最有效的药物。手术治疗是药物治疗的一种有效补充，康复治疗、心理治疗及良好的护理也能在一定程度上改善症状。目前应用的治疗手段主要是改善症状，尚不能阻止病情的进展。用药宜从小剂量开始逐渐加量以较小剂量达到较满意疗效，不求余效，用药在遵循一般原则的同时也应强调个体化，根据患者的病情、年龄、职业及经济条件等因素采用最佳的治疗方案。药物治疗时不仅要控制症状，也应尽量避免药物副作用的发生，并从长远的角度出发尽量使患者的临床症状得到较长期的控制。

考点链接

1. 相似疾病的鉴别

（1）生理性震颤：是身体某一部分具有大幅度的震颤，是 $8 \sim 12Hz$ 的频率，是肢体或躯体在保持某种姿势或活动时出现的震颤，震颤不随活动加剧而加重。

（2）特发性震颤：约 1/3 的患者有家族史，起病年龄轻，震颤与体位和动作有关，常影响头部引起点头或摇晃，无肌强直和少动。饮酒或服用心得安震颤可显著减轻，而帕金森病典型影响面部和口唇。

（3）多动秽语综合征：本病系由爆破性不自主发声、多发性抽动、早年起病和慢性病程等特点组成。由 Tourette（1885）首先描述，发病率不详。普遍认识是一种遗传性多发的抽搐疾病，发病于儿童期。

（4）肝豆状核变性：发病年龄小，有肝损害和角膜 K－F 环，血清铜、铜蓝蛋白、铜氧化酶活性降低，尿铜增加。

2. 其他证候、治法、方剂

（1）风阳内动证：辨证要点为肢体颤动粗大，程度较重，不能自制，头晕耳鸣，面赤烦躁，易激动，心情紧张时颤动加重，伴有肢体麻木，口苦而干，语言迟缓不清，流涎，尿赤，大便干，舌质红，苔黄，脉弦。治法为镇肝息风，舒筋止颤。治疗代表方为天麻钩藤饮合镇肝熄风汤加减。

（2）痰热风动证：辨证要点为头摇不止，肢麻震颤，重则手不能持物，头晕目眩，胸脘痞闷，口苦口黏，甚则口吐痰涎，舌体胖大，有齿痕，舌质红，舌苔黄腻，脉弦滑数。治法为清热化痰，平肝息风。治疗代表方为导痰汤合羚角钩藤汤加减。

（3）气血亏虚证：辨证要点为头摇肢颤，面色白，表情淡漠，神疲乏力，动则气短，心悸健忘，眩晕，纳呆，舌体胖大，舌质淡红，舌苔薄白滑，脉沉濡无力或沉细弱。治法为益气养血，濡养筋脉。治疗代表方为人参养荣汤加减。

（4）髓海不足证：辨证要点为头摇肢颤，持物不稳，腰膝酸软，失眠心烦，头晕，耳鸣，善忘，老年患者常兼有神呆、痴傻，舌质红，舌苔薄白，或红绛无苔，脉象细数。治法为填精补髓，育阴息风。治疗代表方为龟鹿二仙膏加减。

3. 西医治疗要点

（1）药物治疗：是帕金森病最主要的治疗手段，左旋多巴制剂仍是最有效的药物。手术治疗是药物治疗的一种有效补充。康复治疗、心理治疗及良好的护理也能在一定程度上改善症状。目前应用的治疗手段主要是改善症状，尚不能阻止病情的进展。用药宜从小剂量开始逐渐加量以较小剂量达到较满意疗效，不求余效，用药在遵循一般原则的同时也应强调个体化，根据患者的病情、年龄、职业及经济条件等因素采用最佳的治疗方案。药物治疗时不仅要控制症状，也应尽量避免药物副作用的发生，并从长远的角度出发尽量使患者的临床症状得到较长期的控制。主要药物包括：抗胆碱能药物，金刚烷胺，单胺氧化酶 B 抑制剂，DR 激动剂，复方左旋多巴，儿茶酚氧位甲基转移酶抑制剂。

（2）手术治疗：主要有两种，神经核毁损术和脑深部电刺激术。手术与药物治疗一样，仅能改善症状，而不能根治疾病，也不能阻止疾病的进展。术后仍需服用药物，但可减少剂量。

题卡 ④③ ——病毒性肝炎

| 例 1 |

病例摘要：

陈某，女，37 岁，外企员工。2024 年 3 月就诊。

因为离职，1 个月来频繁与同事聚会饮酒、在外就餐，自觉非常劳累。1 周前自觉低热，纳差，未引起注意。2 天前发现目睛黄染而来就诊。症见：身目俱黄，其色不甚鲜明，无发热，头重身困，胸脘痞满，纳差，恶心呕吐，厌食油腻，腹胀便溏，小便短黄。

查体：T 36.2℃，P 84 次/分，R 20 次/分，BP 120/80mmHg。双侧巩膜明显黄染，皮肤黄染，双肺呼吸音清。心率 84 次/分，律齐，肝脾未及，右上腹叩击痛阳性。双下肢无浮肿。舌质淡，苔黄厚腻，脉滑。

辅助检查：血常规：WBC 8.2×10^9/L，N 66%。血生化：ALT 66 IU/L，TBIL 37.1μmol/L。病原学检查：甲型肝炎病毒抗体阳性，乙型肝炎病毒表面抗原阴性。腹部 B 超：肝体积略大。

答题要求：1. 根据上述病例摘要，在答题卡上完成书面辨证论治。

　　　　　　2. 鉴别诊断：请与乙型肝炎相鉴别。

考试时间：60 分钟。

参考答案

中医辨病辨证依据：

患者以"身目俱黄"为主症，属于中医学"黄疸"范畴。患者嗜食辛辣油腻之品，损伤脾胃，脾失健运，湿浊内阻，积久成热，湿热交阻，蕴结中焦，熏蒸肝胆，胆汁不循肠道而泛溢，熏染身目肌肤而发黄；因湿为阴邪，故湿重于热，色不甚鲜明，湿遏清阳，故头身困重；湿热壅滞中焦，脾胃气机不畅，故胸脘痞满；脾胃功能受阻，则见纳差，恶心呕吐，便溏；小便短黄，舌淡，苔黄厚腻，脉滑都是湿重于热的表现，四诊合参，证属于湿重于热，病位在肝胆，病性以实为主，若治疗得当，预后可。

西医诊断依据：

突然出现黄疸的患者，依据流行病学史、临床表现及实验室检查肝功能异常，有助于甲型肝炎的诊断。确诊甲型肝炎应根据病毒学指标。

西医鉴别诊断：

与乙型肝炎相鉴别。乙型肝炎亦可出现急性肝炎的临床表现，鉴别诊断主要依据是特异性血清学检查，乙型肝炎乙肝表面抗原阳性，并且易于表现为慢性病程。

诊断：

中医疾病诊断：急性黄疸型肝炎　　　　　　中医证候诊断：阳黄

西医诊断：急性甲型肝炎

中医治法：利湿化浊

方剂：茵陈蒿汤合甘露消毒丹加减

药物组成、剂量及煎服法：

茵陈 15g	炒白术 15g	泽泻 10g	猪苓 10g
茯苓 15g	桂枝 6g	广藿香 10g	木香 6g
陈皮 12g	黄连 6g		

7剂，水煎服，日1剂，每剂分早晚2次温热服

西医治疗原则与方法（药物、手术等）：

（1）一般及支持治疗为主，辅以适当药物，避免饮酒、疲劳和使用对肝脏有损伤的药物。

（2）早期卧床休息，至症状明显减退，可逐步增加活动，以不感到疲劳为原则。

（3）宜住院隔离治疗，隔离期（起病后3周）满，临床症状消失，血清总胆红素在17.1μmol/L以下，ALT在正常值2倍以下时可以出院，但出院后仍应休息1～3个月，恢复工作后应定期复查半年至1年。

考点链接

1. 相似疾病的鉴别

中毒性肝炎：各种全身性感染均有可能出现肝肿大、黄疸、肝功能异常等。但均有原发疾病的临床表现及实验室证据，且随原发病痊愈而恢复，血清抗－HAV、IgM阴性等特点可鉴别。

2. 其他证候、治法、方剂

（1）急性黄疸型肝炎—阴黄：辨证要点为身目发黄，色泽晦暗，形寒肢冷，大便溏薄，舌质淡，体胖，苔白滑，脉沉缓无力。治法：健脾和胃，温化寒湿。治疗代表方：茵陈术附汤。

（2）急性无黄疸型肝炎—湿阻脾胃证：辨证要点为脘闷不饥，肢体困重，怠惰嗜卧，或见浮肿，口中黏腻，大便溏泄，舌淡有齿痕，苔腻，脉濡缓。治法：清热利湿，健脾和胃。治疗代表方为茵陈五苓散。

（3）急性无黄疸型肝炎—肝郁气滞证：辨证要点为胁肋胀痛，胸闷不舒，喜叹息，情志抑郁，不欲饮食，口苦喜呕，头晕目眩，舌淡红，苔白滑。妇女月经不调，痛经，或经期乳房作胀。治法：疏肝理气。治疗代表方为柴胡疏肝散。

3. 西医治疗要点

（1）一般及支持治疗为主，辅以适当药物，避免饮酒、疲劳和使用对肝脏有损伤的药物。

（2）早期卧床休息，至症状明显减退，可逐步增加活动，以不感到疲劳为原则。

（3）宜住院隔离治疗，隔离期（起病后3周）满，临床症状消失，血清总胆红素在17.1μmol/L以下，ALT在正常值2倍以下时可以出院，但出院后仍应休息1～3个月，恢复工作后应定期复查半年至1年。

例 2

病例摘要：

刘某，男，54岁，工人。

患者10年前，因食用不洁食物，全身发黄，被诊断为"乙型肝炎"，经长期治疗，一直服用抗病毒、保肝类药物，因近来反复出现乏力，头晕，食欲减退，尿黄，睡眠不佳而就诊。刻下症见：胁肋胀满，精神抑郁，性急，面色萎黄，纳食减少，口淡乏味厌油，脘腹痞胀，大便溏薄。

查体：T 36.8℃，P 68次/分，R 18次/分，BP 120/80mmHg。肝病面容、肝掌、蜘蛛痣、肝区触痛，有轻度脾肿大。舌淡苔白，脉沉弦。

实验室检查：生化检查：ALT 98IU/L，A/G 1.4，PTA 60%，胆碱酯酶 4799U/L。病原学检查：HBsAg（＋），HBeAb（＋），HBcAb（＋）。

答题要求： 1. 根据上述病例摘要，在答题卡上完成书面辨证论治。

2. 鉴别诊断：请与溶血性黄疸相鉴别。

参考答案

中医辨病辨证依据：

本病由湿热疫毒隐伏，正气不能抗邪所致，其病初期为肝气郁结，血行缓滞，气机受阻，脏腑功能失调，病变日久脾胃亦受损，气郁而湿滞，湿滞郁久化热，热郁而生痰，痰结而血不行。由于湿热血瘀相搏，气难行，血难生，病变日趋深化，肝脾功能日衰，从而影响到人体津液的正常输布，血流壅滞，络脉瘀阻，形成痞块，结于胁下，谓之肝脾肿大。且出现全身瘀血征象。

西医诊断依据：

（1）肝炎病程10年，有慢性肝炎的症状和体征。常有乏力、厌油、肝区不适等症状，有肝病面容、肝掌、蜘蛛痣、肝区触痛等体征。

（2）实验室检查：病原学检查：HBsAg（＋），HBeAb（＋），HBCAb（＋）；生化检查：ALT升高。

西医鉴别诊断：

与溶血性黄疸相鉴别。溶血性黄疸常有药物或感染等诱因，表现为贫血、腰痛、发热、血红蛋白尿，实验室检查网织红细胞升高，间接胆红素升高。黄疸大多较轻。

诊断：

中医疾病诊断：胁痛、慢性肝炎（乙肝）　　中医证候诊断：肝郁脾虚证

西医诊断：慢性肝炎（乙肝）

中医治法：疏肝解郁，健脾和中

方剂：逍遥散加减

药物组成：

柴胡 6g	当归 12g	白芍 30g	白术 15g
茯苓 20g	薄荷 6g	甘草 6g	陈皮 10g
清半夏 10g	茯苓 20g		

7 剂，水煎服，日 1 剂，每剂分早晚 2 次温热服

西医治疗原则与方法（药物、手术等）：

（1）治疗原则：保证足够的休息、营养为主，辅以适当药物，避免饮酒、过劳和应用损害肝脏药物。

（2）一般治疗：①适当休息；②合理饮食；③心理平衡。

（3）病原治疗：目的是抑制病毒复制，减少传染性；改善肝功能；减轻肝组织病变；提高生活质量；减少或延缓肝硬化和 HCC 的发生。符合适应证者应尽可能进行抗病毒治疗。①IFN-α 用于治疗慢性乙型肝炎。②拉米呋啶（1amivudine）：是一种逆转录酶抑制剂，具有较强的抑制 HBV 复制的作用，可使 HBV DNA 水平下降或阴转，ALT 复常，改善肝组织病变。③免疫调节剂，如胸腺肽。④抗肝纤维化；⑤对症治疗。

考点 链接

1. 其他相关疾病的鉴别

（1）其他原因引起的黄疸：肝外梗阻性黄疸 常见病因有胆囊炎、胆石症、胰头癌、壶腹周围癌、肝癌、胆管癌、阿米巴肝脓肿等。有原发病症状、体征，肝功能损害轻，以直接胆红素为主，影像学证实有肝内外胆管扩张。

（2）其他原因引起的肝炎：①其他病毒所致的肝炎，如巨细胞病毒感染、传染性单核细胞增多症等。应根据原发病的临床特点和病原学、血清学检查结果进行鉴别。②感染中毒性肝炎，如肾病综合征、出血热、恙虫病、伤寒、钩端螺旋体病、阿米巴肝病、急性血吸虫病、华支睾吸虫病等。主要根据原发病的临床特点和实验室检查加以鉴别。③药物性肝损害，有使用肝损害药物的历史，停药后肝功能可逐渐恢复。肝炎病毒标志物阴性。④酒精性肝病，有长期大量饮酒的历史，肝炎病毒标志物阴性。⑤自身免疫性肝炎，主要有原发性胆汁性肝硬化（PBC）和自身免疫性慢性活动性肝炎（ACAH）。PBC 主要累及肝内胆管，ACAH 主要破坏肝细胞。诊断主要依靠自身抗体的检测。⑥脂肪肝及妊娠期急性脂肪肝，脂肪肝大多继发于肝炎后或身体肥胖者。血中甘油三酯多增高，B 超有较特异的表现。妊娠急性脂肪肝多以急性腹痛起病或并发急性胰腺炎，黄疸深，有严重低血糖及低蛋白血症，尿胆红素阴性。

2. 其他证候、治法、方剂

（1）湿热中阻证：辨证要点为右胁胀痛，脘腹满闷，恶心厌油，身目黄，小便黄赤，大便黏滞臭秽，舌苔黄腻，脉弦滑数。治法为清利湿热，凉血解毒。治疗代表方为茵陈蒿汤合甘露消毒丹加减。

（2）肝肾阴虚证：辨证要点为头晕耳鸣，两目干涩，咽干，失眠多梦，五心烦热，

腰膝酸软，女子经少经闭，舌红体瘦少津或有裂纹，脉细数。治法为养血柔肝，滋阴补肾。治疗代表方为一贯煎加减。

（3）脾肾阳虚证：辨证要点为畏寒喜暖，少腹腰膝冷痛，食少便溏，食谷不化，甚则滑泄失禁，下肢浮肿，舌质淡胖，脉沉无力或迟。治法为健脾益气，温肾扶阳。治疗代表方为附子理中汤合五苓散或四君子汤合肾气丸加减。

（4）瘀血阻络证：辨证要点为面色晦暗或见赤缕红斑，肝脾肿大，质地较硬，或有蜘蛛痣、肝掌，女子行经腹痛，经水色暗有块，舌质紫暗或有瘀斑，脉沉细或细涩。治法为活血化瘀，散结通络。治疗代表方为膈下逐瘀汤加减。

（5）湿热中阻证：辨证要点为右胁胀痛，脘腹满闷，恶心厌油，身目黄或不黄，小便黄赤，大便黏滞臭秽，舌红，苔黄腻，脉弦滑数。治法为清利湿热，凉血解毒。治疗代表方为茵陈蒿汤合甘露消毒丹加减。

3. 西医治疗要点

病毒性肝炎目前还缺乏可靠的特效治疗方法。治疗时应根据不同病原、不同临床类型及组织学损害区别对待。

题卡 ④④ ——乳腺增生病

病例摘要：

李某，女，36 岁。2023 年 6 月就诊。

患者近半年来精神郁闷，心烦易怒，胸闷气短。4 个月前，自触双乳房有肿块，月经前及行经期间两侧乳房胀痛，偶有刺痛，且乳房肿块随情志波动而增大。

查体：T 36.5℃，P 80 次/分，R 19 次/分，BP 110/60mmHg，发育正常，双侧乳房上方可触及如鸡蛋大囊性肿块，质软、活动、无压痛、皮色不变，与胸部无粘连，乳头无异常分泌物，舌淡苔白，脉细弦。

辅助检查：钼靶 X 线片：乳腺内可见多个大小不等的肿块样阴影；密度高于乳腺腺体，边界尚光整；无明确异常钙化影，可见"透明晕圈"征。

答题要求： 1. 根据上述病例摘要，在答题卡上完成书面辨证论治。

2. 鉴别诊断：请与急性乳腺炎相鉴别。

考试时间： 60 分钟。

参考答案

中医辨病辨证依据：

患者年轻女性，由于情志不遂，久郁伤肝，肝气郁结，气机阻滞于乳房，经脉阻塞不同，不通则痛，而引起乳房疼痛；肝气郁久化热，热灼津液为痰，气滞、痰凝、血瘀即可形成乳房肿块，脉细弦为肝气郁结之象，故综合辨证为"肝郁痰凝证"。

西医诊断依据：

（1）中年女性，有月经前乳房疼痛。

（2）体检双侧乳房上方可触及如鸡蛋大囊性肿块，乳头无异常分泌物。

（3）钼靶 X 线摄影示乳腺内多个大小不等的肿块样阴影；密度高于乳腺腺体。

西医鉴别诊断：

与急性乳腺炎相鉴别。急性乳腺炎：好发于哺乳期，有局部的红、肿、热、痛和全身发热及乏力的表现，一般不难鉴别。

诊断：

中医疾病诊断：乳癖　　　　　　　　　中医证候诊断：肝郁气滞证

西医诊断：乳腺增生病

中医治法：疏肝解郁，散结止痛

方剂：逍遥散加减

药物组成、剂量及煎服法：

醋柴胡 10g	当归 15g	炒白芍 15g	茯苓 15g
炒白术 15g	全瓜蒌 15g	大贝母 15g	清半夏 9g
制南星 6g	生牡蛎 30g^(先煎)	玄参 10g	山慈菇 30g

7 剂，水煎服，日 1 剂，每剂分早晚 2 次温热服

西医治疗原则与方法（药物、手术等）：

（1）调节情绪，保持心情舒畅。无症状时可以观察，注意随访。

（2）有疼痛症状时，可以对症治疗，口服相关中成药。

（3）若有肿块与肿瘤不能区分者，可手术切除活检。

考点链接

1. 相似疾病的鉴别

乳腺癌：乳腺癌多可以发现局限的肿块，质地偏硬，与周围乳腺有较明显的区别，有时有腋窝淋巴结肿大。

2. 其他证候、治法、方剂

（1）冲任失调证：辨证要点为多见于中年妇女，辨证要点是乳房肿块或胀痛，经前加重，经后缓减；伴腰酸乏力，神疲倦怠，头晕，月经先后失调，量少色淡，甚或经闭；舌淡，苔白，脉沉细。治法为调摄冲任。治疗代表方为二仙汤加减。

（2）痰瘀凝结证：辨证要点为乳中结块，多为片块状，边界不清，质地较韧，乳房刺痛或胀痛；舌边有瘀斑，苔薄白或薄而微黄，脉弦或细涩。治法为活血祛瘀，软坚化痰。治疗代表方为失笑散合开郁散加减。

（3）气滞血瘀证：辨证要点为乳房疼痛及肿块没有随月经周期变化的规律性，乳房疼痛以刺痛为主，痛处固定，肿块坚韧；伴经行不畅，经血量少，色暗红，夹有血

块，少腹疼痛；舌质淡红，边有瘀点或瘀斑，脉涩。治法为行气活血，散瘀止痛。治疗代表方为桃红四物汤合失笑散加减。

3. 西医治疗要点

（1）无症状时可以观察，注意随访。

（2）有疼痛症状时，可以对症治疗，口服相关中成药。

（3）若有肿块与肿瘤不能区分者，可手术切除活检。

题卡 45 ——急性乳腺炎

病例摘要：

梁某，女，24岁，职员。2024年6月就诊。

患者3周前顺产1女，头胎。3日后开始给孩子喂食母乳，近1周患者右侧乳房肿大，触痛，翻身或哺乳时痛甚，乳汁排泄不畅。随后，出现恶寒发热，体温开始增高，壮热不退，骨节酸痛，胸闷，口渴喜饮。

查体：T 39℃，P 83次/分，R 20次/分，BP 110/75mmHg。右侧乳房的外下象限患部压痛，结块，皮肤红肿，皮温升高，触痛显著，按之有波动感，穿刺抽得脓液。患侧腋下可扪及肿大的淋巴结，并有触痛。

辅助检查：血常规检查：WBC 12×10^9/L，N 85%。乳房B超检查：有低回声团块。

答题要求：1. 根据上述病例摘要，在答题卡上完成书面辨证论治。

2. 鉴别诊断：请与炎性乳癌相鉴别。

参考答案

中医辨病辨证依据：

因患者感染风热毒邪，引起乳汁淤积，乳络闭阻，气血瘀滞，从而腐肉酿脓而成急性乳腺炎。乳汁排出不畅，宿乳蓄积，化热酿脓，脓毒炽盛，可见发热，骨节酸痛，胸闷；热灼津液，故见口渴喜饮。

西医诊断依据：

（1）哺乳期妇女有乳房胀痛、发热等临床表现。

（2）体格检查可见乳房局部红肿、触痛。

（3）乳房B超检查：有低回声团块。

西医鉴别诊断：

与炎性乳癌相鉴别。炎性乳癌更好发于年轻妇女，多见于妊娠期或哺乳期；局部症状显著，发病后患乳迅速增大，常累及整个乳房的1/3或1/2以上，甚至可增大2～3倍；患部皮肤水肿、潮红、发热、轻触痛，但无明显肿块可扪及，患侧腋窝常常出现转移性肿大的淋巴结；病变可迅速波及到对侧乳房，全身炎症反应较轻；血液白细胞总数及中性粒细胞比例无明显升高；抗炎治疗无效；针吸细胞学检查可查到癌细胞。本病病情严重，发展较快，甚至数月内死亡。

诊断：

中医疾病诊断：乳痈　　　　　　中医证候诊断：热毒炽盛证

西医诊断：急性乳腺炎

中医治法：清热解毒，托里透脓

方剂：五味消毒饮合透脓散

药物组成：

金银花 12g	连翘 12g	蒲公英 10g	紫花地丁 10g
天花粉 12g	黄芩 9g	山栀 9g	皂角刺 9g
青皮 6g	陈皮 6g	柴胡 6g	生甘草 3g
生黄芪 15g	川芎 10g	当归 10g	

7 剂，水煎服，日 1 剂，每剂分早晚 2 次温热服

切开排脓或自溃后脓腐较多者，先用九一丹、五五丹等掺于小盐水纱条上插入脓腔内引流换药，去除脓腐。待脓腐已净时，改用生肌玉红膏、生肌膏等外用，以生肌长皮。

西医治疗原则与方法（药物、手术等）：

（1）本病早期宜用含有 100 万 U 青霉素的等渗盐水 20ml 注射在炎性结块四周，必要时每 4~6 小时重复 1 次，能促使早期炎症病灶消散。

（2）应用足量广谱抗菌药物。可选用青霉素、红霉素、头孢类抗生素等。

（3）脓肿形成后宜及时切开排脓。

考点链接

1. 相似疾病的鉴别

（1）乳腺导管扩张症：多有先天性乳头凹陷畸形，乳头孔有粉刺样或油脂样物溢出；在急性期，其表现类似急性乳腺炎；主要表现为乳房红肿疼痛、乳头溢液（浆液或脓液）、乳头内陷、乳房肿块与皮肤粘连，溃后疮口经久不敛或愈合又复发，形成多个通向乳头孔的瘘管。本病与急性乳腺炎的鉴别主要有 3 点：①抗炎治疗无效；②乳腺导管造影显示乳腺导管扩张；③乳头或乳晕下触到增粗的导管。

（2）哺乳期外伤性乳房血肿：有乳房外伤史；乳房可见肿胀疼痛，局部可见青紫瘀斑等出血征象，可触及乳房内肿块，大小不等，质地中等偏硬，可有轻压痛；局部穿刺吸出物为血液。

2. 其他证候、治法、方剂

（1）肝胃郁热证：辨证要点为乳房肿胀疼痛，结块或有或无，皮色不变或微红，

排乳不畅。伴有恶寒发热，头痛骨楚，胸闷泛恶，食欲不振，大便秘结等。舌质正常或红，苔薄白或薄黄，脉浮数或弦数。治法为疏肝清胃，通乳消肿。治疗代表方为瓜蒌牛蒡汤加减。

（2）正虚毒恋证：辨证要点为溃脓后乳房肿痛虽轻，但疮口流脓清稀，淋漓不尽，日久不愈，或乳汁从疮口溢出，形成乳漏，伴面色少华，神疲乏力，或低热不退，食欲不振。舌质淡，苔薄，脉弱无力。治法为益气和营，托毒生肌。治疗代表方为托里消毒散加减。

3. 西医治疗要点

脓肿形成后宜及时切开排脓。切开引流时应注意以下几点：①为避免手术损伤乳管络而形成乳瘘，切口应以乳头为中心循乳管方向作放射状切口，至乳晕处为止。深部或乳房后脓肿可沿乳房下缘作弧形切口，经乳房后间隙引流，既有利于引流排脓，又可避免损伤乳管。乳晕下脓肿应沿乳晕边缘作弧形切口。②若炎症明显而波动感不明显者，应在压痛最明显处进行穿刺，及早发现深部脓肿。③切开后应以手指探入脓腔，轻轻分离多房脓肿的房间隔膜，以利引流。④为引流通畅，可在探查脓腔时找到脓腔的最低部位，另作切口作对口引流。

感染非常严重或脓肿切开引流损伤乳管者，可终止乳汁分泌。其方法可选用：①己烯雌酚：每次口服 1~2mg，3 次/日，共 5~7 日。②苯甲酸雌二醇：每次肌内注射 2mg，每日 1 次，至乳汁分泌停止为止。

题卡 46 ——急性阑尾炎

> 例 1

病例摘要：

麻某，女，32 岁，汉族。2019 年 10 月就诊。

平素体健，患者于入院前 2 天无明显诱因出现上腹部不适，后出现右下腹部疼痛，体温不高，但无恶心及呕吐，无腹痛腹泻及里急后重，右下腹持续性疼痛，疼痛拒按，喜饮冷水，不思饮食，大便 2 日未行。

查体：T 36.5℃，P 80 次/分，R 19 次/分，BP 110/60mmHg。腹部平坦，无明显胃肠型及包块；腹肌无异常紧张，肝、脾肋缘下未触及、无叩痛，右下腹部压痛，无反跳痛，听诊肠鸣音如常，结肠充气试验阳性，闭孔内肌试验阴性，腰大肌试验阴性。舌红苔黄腻，脉数。

辅助检查：血常规：WBC 12.6×10^9/L，N 66%，CRP 58mg/dl。腹部 CT：阑尾肿大。

答题要求： 1. 根据上述病例摘要，在答题卡上完成书面辨证论治。

2. 鉴别诊断：请与胆石症相鉴别。

考试时间： 60 分钟。

参考答案

中医辨病辨证依据：

饮食不节或寒温不适或情志所伤，损及肠胃，引起肠道传化失司，糟粕停滞，气滞血瘀、瘀久化热，热盛肉腐而成痈肿，故出现右下腹疼痛、大便秘结；舌红苔黄腻，脉数亦为热盛之象，故辨病为肠痈，辨证为湿热壅滞证。

西医诊断依据：

（1）转移性右下腹痛。

（2）右下腹有固定的压痛区和不同程度的腹膜刺激征，自觉腹痛尚未固定时，右下腹就有压痛存在。

（3）白细胞总数和中性粒细胞数增加。右下腹 CT 检查，阑尾肿大。

西医鉴别诊断：

胆石症的发病部位为右上腹持续性疼痛，阵发性加剧，可伴有右肩部放射痛，部分患者可出现黄疸。当发生高位阑尾炎时，腹痛位置较高，或胆囊位置较低，腹痛点比正常降低时，应注意鉴别。腹膜刺激征以右上腹为甚，墨菲（Murphy）征阳性，必要时可借助超声波和 X 线等检查。

诊断：

中医疾病诊断：肠痈　　　　　　　中医证候诊断：湿热证

西医诊断：急性阑尾炎

中医治法： 通腑泻热，利湿解毒

方剂：大黄牡丹皮汤合红藤煎剂加减

药物组成、剂量及煎服法：

生大黄 15g^(后下)　　　牡丹皮 15g　　　生白芍 20g　　　当归 20g

枳实 10g　　　　　　黄芩 10g　　　　薏苡仁 20g　　　炮附子 10g^(先煎)

败酱草 50g

　　　　　　　　　　　　　7 剂，水煎服，日 1～2 剂，频频服之

西医治疗原则与方法（药物、手术等）：

（1）非手术治疗

①一般治疗：主要为卧床休息、禁食，给予水、电解质和热量的静脉输入等。

②抗生素应用：阑尾炎绝大多数属混合感染，应用氨苄西林、庆大霉素与甲硝唑联合，其性价比较好。

③止痛药应用：适用于已决定手术的患者，但禁用于一般情况，尤其是体弱者。

④对症处理：如镇静、止吐、必要时放置胃减压管等。

（2）手术治疗

原则上急性阑尾炎，除黏膜水肿型可以保守后痊愈外，都应采用阑尾切除手术治疗。

考点 链接

1. 相似疾病的鉴别

（1）胃十二指肠溃疡穿孔：本病多有上消化道溃疡病史，突然出现上腹部剧烈疼痛并迅速波及全腹。部分患者穿孔后，胃肠液可沿升结肠旁沟流至右下腹，出现类似急性阑尾炎的转移性右下腹痛，可出现休克，腹膜刺激征明显，多有肝浊音界消失，肠鸣音消失。X线检查示膈下游离气体。必要时可行诊断性腹腔穿刺。

（2）急性胃肠炎：本病多有饮食不洁史，临床表现与急性阑尾炎相似，腹部压痛部位不固定，肠鸣音亢进，无腹膜刺激征。大便常规检查有脓细胞、未消化食物。

（3）急性肠系膜淋巴结炎：本病腹痛常与上呼吸道感染并发，或腹痛前有头痛、发热、咽痛或其他部位淋巴结肿痛病史，早期即可有高热，白细胞数增高。腹痛相对较轻且较广泛，压痛相对较轻且较广泛，部位较麦氏点为高且接近内侧，在肠系膜区域内有时可触及肿大淋巴结。

（4）右肺下叶大叶性肺炎或右侧胸膜炎：本病右下腹反射性疼痛，常伴右侧胸痛及呼吸道症状。右下腹压痛和肌紧张，体温升高，腹部无固定性显著压痛点。胸部听诊可闻及啰音、摩擦音、呼吸音减弱等。胸部X线检查有鉴别意义。

（5）右侧输尿管结石：本病突然出现剧烈绞痛，向会阴部及大腿内侧放射。可伴有尿频、尿急、尿痛或肉眼血尿等症状，多无发热。腹部体征不明显，肾区叩击痛。X线片可见阳性结石。

（6）异位妊娠破裂：本病有停经史。有急性失血症状和下腹疼痛症状，妇科检查阴道内有血液，阴道后穹窿穿刺有血。

2. 其他证候、治法、方剂

（1）瘀滞证：辨证要点为转移性右下腹痛，呈持续性、进行性加剧，右下腹局限性压痛或拒按；伴恶心纳差，可有轻度发热；苔白腻，脉弦滑或弦紧。治法为行气活血，通腑泄热。治疗代表方为大黄牡丹汤合红藤煎剂加减。

（2）热毒证：辨证要点为腹痛剧烈，全腹压痛、反跳痛，腹皮挛急；高热不退或恶寒发热，恶心纳差，便秘或腹泻；舌红绛，苔黄厚，脉洪数或细数。治法为通腑排毒，养阴清热。治疗代表方为大黄牡丹汤合透脓散加减。

3. 西医治疗要点

（1）非手术治疗

①当急性阑尾炎处在早期单纯性炎症阶段时，可用抗生素抗感染治疗。一旦炎症吸收消退，阑尾便能恢复正常。当急性阑尾炎诊断明确，有手术指征，但因患者周身情况或客观条件不允许，也可先采取非手术治疗，延缓手术。若急性阑尾炎已合并局限性腹膜炎，形成炎性肿块，也应采用非手术治疗，使炎性肿块吸收，再考虑择期阑尾切除。

②一般治疗：主要为卧床休息、禁食，给予水、电解质和热量的静脉输入等。

③抗生素应用：阑尾炎绝大多数属混合感染，应用氨苄西林、庆大霉素与甲硝唑

联合，其性价比较好。

④止痛药应用：适用于已决定手术的患者，但禁用于一般情况，尤其是体弱者。

⑤对症处理：如镇静、止吐、必要时放置胃减压管等。

（2）手术治疗

原则上急性阑尾炎，除黏膜水肿型可以保守后痊愈外，都应采用阑尾切除手术治疗。

例 2

病例摘要：

黄某，男性，28 岁。2023 年 5 月 18 日初诊。

患者于 2 天前因饮食不节出现脐周疼痛，疼痛剧烈，伴恶心呕吐，伴腹泻，发热畏寒，无尿频、尿急、尿痛，无肉眼血尿，无咳嗽咯痰，现来我院就诊。刻下症见：脐周疼痛剧烈，恶心呕吐伴腹泻，发热恶寒，纳差，眠差，小便可，大便不成形。

查体：T 38.6℃，P 86 次/分，R 22 次/分，BP 124/66mmHg。腹平坦，未见胃肠型及蠕动波，肝、脾及胆囊未触及，Murphy 征阴性，右下腹麦氏点压痛（＋），反跳痛（＋），轻度腹肌紧张，无板状腹，肠鸣音亢进。舌红绛，苔黄厚，脉洪数。

实验室检查：血常规：白细胞 $13.4×10^9$/L，中性粒细胞 82%，淋巴细胞 20%。尿常规：白细胞（＋＋），红细胞（＋）。B 超检查：右下腹肠管异常回声改变（性质待定），提示急性阑尾炎可能性大。

答题要求： 1. 根据上述病例摘要，在答题卡上完成书面辨证论治。

2. 鉴别诊断：请与急性胃肠炎相鉴别。

考试时间： 60 分钟。

参考答案

中医辨病辨证依据：

患者年轻男性，脐周疼痛，恶心呕吐伴腹泻，发热恶寒，舌红绛，苔黄厚，脉洪数。综合四诊分析，本病属于中医学"肠痈"范畴，证属"热毒内蕴"型。患者因疲劳过度，饮食不节，损伤脾胃，脾失运化，热毒内生，蕴于肠间，发为本病。脾胃气机阻滞，热毒瘀滞不通故见疼痛。脾主健运功能失司，胃气上逆，故见恶心、纳差。舌红绛，苔黄厚，脉洪数均为热毒内蕴之征象。

西医诊断依据：

急性阑尾炎的典型表现是转移性右下腹痛及阑尾点压痛、反跳痛。其临床表现为持续伴阵发性加剧的右下腹痛、恶心、呕吐，多数患者白细胞和中性粒细胞计数增高。右下腹阑尾区（麦氏点）压痛，则是该病重要体征。

本病例转移性右下腹痛 2 天。查体：腹平坦，未见胃肠型及蠕动波，肝、脾及胆囊未触及，Murphy 征阴性，右下腹麦氏点压痛（＋），反跳痛（＋），轻度腹肌紧张，无板状腹，肠鸣音亢进。血常规：白细胞 $13.4×10^9$/L，中性粒细胞 82%。符合急性阑尾炎的临床表现。

西医鉴别诊断：

与急性胃肠炎相鉴别。急性胃肠炎：患者早期可有呕吐、腹泻、腹痛及腹部压痛等发现，与急性阑尾炎极其相似。但急性胃肠炎多有饮食不洁或受凉史，呕吐及腹泻较突出，且发生于腹痛之后；腹部压痛不固定，无腹肌紧张；大便化验可查到大量红、白细胞。

诊断：

中医疾病诊断：肠痈 中医证候诊断：热毒内蕴证

西医诊断：急性阑尾炎

中医治法： 通腑排毒，养阴清热

方剂：大黄牡丹汤合透脓散加减

药物组成、剂量及煎服法：

大黄 9g	丹皮 9g	桃仁 12g	冬瓜子 30g
皂角刺 3g	芒硝 9g（冲服）	黄芪 12g	穿山甲 3g（炒末）
川芎 9g	当归 6g	厚朴 6g	白术 9g
茯苓 9g	延胡索 9g	青皮 6g	

5 剂，水煎服，日 1 剂，每剂分早晚 2 次温热服

西医治疗原则与方法（药物、手术等）

（1）抗炎，止痛，必要时立即手术切除，预防并发症。

（2）避免饮食不节和食后剧烈运动，养成良好的排便习惯，清淡饮食，避免暴饮暴食，若保守治疗症状消失后，仍需要坚持服药。

考点链接

1. 相似疾病的鉴别

（1）肺炎、胸膜炎：右下肺炎和胸膜炎也可引起右下腹痛，甚至有触痛和腹肌紧张。但肺炎和胸膜炎发病均较急骤，常突然寒战、高热，伴咳嗽、胸痛、呼吸困难；胸部听诊可有摩擦音、啰音、呼吸音减弱等阳性体征和胸部 X 线检查有助于诊断。

（2）消化道穿孔：患者多既往有胃病史，发病突然，可有转移性右下腹痛，立位腹平片见膈下游离气体，腹痛剧烈，腹部压痛范围不局限，腹肌紧张明显。该患者无上述症状，可排除此病。

（3）胆囊炎：胆囊炎患者有右上腹痛、压痛，肝区叩击痛，墨菲征（＋）。胆囊彩超见胆囊炎性改变，伴或不伴有胆结石。该患者无上述症状，可排除此病。

（4）溃疡性结肠炎：患者有慢性腹泻史，有腹痛，但不剧烈，腹泻多为晨起时发作，为黏液便，便后腹痛缓解，结肠镜检对诊断有帮助。

（5）右侧输尿管结石：右输尿管结石呈突然发生的右下腹阵发性剧烈绞痛，疼痛向会阴部、外生殖器放射，右下腹无明显压痛，或沿右输尿管走行方向压痛（＋）。可伴有血尿、尿频、尿急。也可伴有恶心、呕吐。泌尿系超声、X 线、CT 等理化检查可找到尿路结石依据。尿常规可伴有炎症，血常规一般无明显改变。

2. 其他证候、治法、方剂

（1）瘀滞证：辨证要点为转移性右下腹痛，呈持续性、进行性加剧，右下腹局限性压痛或拒按；伴恶心纳差，可有轻度发热；苔白腻，脉弦滑或弦紧。治法为行气活血，通腑泄热。治疗代表方为大黄牡丹汤合红藤煎剂加减。

（2）湿热证：辨证要点为腹痛加剧，右下腹或全腹压痛、反跳痛，腹皮挛急；右下腹可摸及包块；壮热，纳呆，恶心呕吐，便秘或腹泻；舌红苔黄腻，脉弦数或滑数。治法为通腑泄热，利湿解毒。治疗代表方为复方大柴胡汤加减。

3. 西医治疗要点

（1）对诊断明确的急性阑尾炎，一般主张尽早采用手术疗法，尤其是老年人、小儿、妊娠期急性阑尾炎。其主要方法为阑尾切除术。对腹腔渗液严重，或腹腔已有脓液的急性化脓性或坏疽性阑尾炎，应同时行腹腔引流；对阑尾周围脓肿，如有扩散趋势，可行脓肿切开引流。近年来对急性单纯性阑尾炎和慢性阑尾炎开展了经腹腔镜阑尾切除术。

（2）对较大和脓液多的阑尾周围脓肿，除药物治疗外，可进行脓肿穿刺抽脓，或在合适的位置放入引流管，以减少脓肿的张力，改善血循环，并能进行冲洗或局部应用抗生素，利于脓肿的吸收消散。应用超声波或 CT 可以准确地选择穿刺点。

题卡 ㊼ ——肠梗阻

病例摘要：

王某，男，46 岁，销售员。2019 年 3 月就诊。

患者 3 日前陪同客户时，过度饮酒后，自觉腹痛。回至家中腹痛呈阵发性，且伴有呕吐，呕吐物为食物、胃液等，自以为是饮酒过度导致。随后呕吐物有带臭味的粪样物，全腹膨胀，排气排便消失。

查体：T 37.2℃，P 83 次/分，R 16 次/分，BP 125/75mmHg。腹部膨隆，可见肠型，不对称腹胀，有压痛。肠鸣音亢进，呈高调金属音。X 线平片可见孤立肿大的肠襻及多个阶梯状液平面。

答题要求： 1. 根据上述病例摘要，在答题卡上完成书面辨证论治。

2. 鉴别诊断：请与麻痹性肠梗阻相鉴别。

参考答案

中医辨病辨证依据：

本患者因暴饮暴食，嗜食膏粱厚味，或过食油腻，致湿邪食滞交阻，肠道气机失其疏利，通降功能失常，壅滞上逆。病之初为肠腑气机不利，滞塞不通，痰饮水停，呈现痛、吐、胀、闭四大症状；病变进展，肠腑瘀血阻滞，痛有定处，胀无休止，甚至瘀积成块，进一步发展则气滞血瘀，郁久而化热生火，热与瘀血瘀积不散，热甚肠坏。

西医诊断依据：

具有痛、呕、胀、闭四大症状，腹部可见肠型，肠鸣音亢进；结合腹部 X 线检查，明确诊断。

西医鉴别诊断：

与麻痹性肠梗阻相鉴别。机械性肠梗阻具有上述典型的症状及体征，早期腹胀不明显。麻痹性肠梗阻则腹胀显著，多无阵发性腹部绞痛，肠鸣音减弱或消失，常继发于腹腔内严重感染、腹膜后出血、腹部大手术后等，X 线检查可显示大、小肠全部均匀胀气。而机械性肠梗阻胀气液平面限于梗阻以上的肠管，即使晚期并发肠绞窄和肠麻痹，结肠也不会全部胀气。

诊断：

中医疾病诊断：关格　　　　中医证候诊断：气滞血瘀证

西医诊断：机械性肠梗阻

中医治法：行气活血，通腑攻下

方剂：桃核承气汤加减

药物组成：

厚朴 10g	木香 10g	桃仁 10g	红花 5g
当归 10g	赤芍 10g	大黄 10g(后下)	芒硝 5g
炒莱菔子 30g	川楝子 10g	枳实 10g	

7 剂，水煎服，日 1 剂，每剂分早晚 2 次温热服

西医治疗原则与方法（药物、手术等）：

（1）肠梗阻的治疗原则是解除局部的梗阻和纠正因梗阻所引起的全身生理紊乱。具体的治疗方法要根据梗阻的病因、性质、部位、发展趋势和患者的全身情况而定。但不论采用手术疗法还是非手术疗法，都要纠正水、电解质和酸碱平衡的紊乱，积极防治感染和进行有效的胃肠减压，这些是治疗肠梗阻的基础疗法。

（2）非手术治疗：①禁食与胃肠减压：是治疗肠梗阻的重要方法之一。②纠正水、电解质和酸碱平衡紊乱。③防治感染和毒血症。④灌肠疗法。⑤颠簸疗法。

考点链接

1. 其他证候、治法、方剂

（1）肠腑热结证：辨证要点为腹痛腹胀，痞满拒按，恶心呕吐，无排气排便；发热，口渴，小便黄赤，甚者神昏谵语；舌质红，苔黄燥，脉洪数。治法为活血清热，通里攻下。治疗代表方为复方大承气汤加减。

（2）肠腑寒凝证：辨证要点为起病急骤，腹痛剧烈，遇冷加重，得热稍减，腹部胀满，恶心呕吐，无排气排便；脘腹怕冷，四肢畏寒；舌质淡红，苔薄白，脉弦紧。治法为温中散寒，通里攻下。治疗代表方为温脾汤加减。

（3）水结湿阻证：辨证要点为腹痛阵阵加剧，肠鸣辘辘有声，腹胀拒按，恶心呕吐，口渴不欲饮，无排气排便，尿少；舌质淡红，苔白腻，脉弦缓。治法为理气通下，

攻逐水饮。治疗代表方为甘遂通结汤加减。

（4）虫积阻滞证：辨证要点为腹痛绕脐阵作，腹胀不甚，腹部有条索状团块，恶心呕吐，呕吐蛔虫，或有便秘；舌质淡红，苔薄白，脉弦。治法为消导积滞，驱蛔杀虫。治疗代表方为驱蛔承气汤加减。

2. 西医治疗要点

（1）非手术治疗：

①禁食与胃肠减压：是治疗肠梗阻的重要方法之一。通过禁食及胃肠减压，引出胃肠内的气体和液体，降低肠腔内压力，减轻腹胀，减少肠腔内的细菌和毒素，改善肠壁血循环，从而使局部和全身症状减轻。

②纠正水、电解质和酸碱平衡紊乱：输液的量和种类需根据患者的呕吐、腹胀情况、脱水征象、血液浓缩程度、尿量及比重，并结合血清钾、钠、氯和二氧化碳结合力、血气分析等结果而定。最常用的是静脉输注葡萄糖等渗盐水，酌情补充必要的电解质，对高位肠梗阻出现频繁呕吐者，补钾尤为重要。代谢性酸中毒者应用碱剂纠正。病程较长的单纯性肠梗阻和绞窄性肠梗阻应输血浆或全血，以补充丧失至腹腔或肠腔内的血浆和血液，维持有效的血液循环。

③防治感染和毒血症：应用抗生素，对于防治细菌感染、减少毒素的产生有一定作用，尤其对绞窄性肠梗阻更为重要。

④灌肠疗法：能加强通里攻下的作用，常用肥皂水 500ml 灌肠。肠套叠者可用空气或钡剂灌肠，既可用于明确诊断，亦是有效的复位方法。

⑤颠簸疗法：适用于早期肠扭转的患者。患者取胸膝位，充分暴露腹部，医生站立在病床一侧，双手轻置于患者腹部两侧，由上而下或左右震荡，幅度由小渐大，以患者能耐受为度，每次 5～10 分钟，根据情况反复进行。

⑥其他：如穴位注射阿托品，嵌顿疝的手法复位回纳，腹部推拿按摩等。

（2）在治疗期间需严密观察，如症状、体征不见好转或反有加重，应进行手术治疗。

题卡 ④⑧ ——胆石症

病例摘要：

黄某，女性，43 岁。2024 年 4 月 14 日初诊。

患者 2 天前无明显诱因，突发性出现上腹部疼痛，呈阵发性绞痛，阵发并加剧，向右肩及右后背部放散，疼痛时伴有恶心、呕吐，呕吐物为胃内容物。曾在当地医院静脉滴注"消炎药"（用药不详），未见明显好转。一天前出现寒战、发热，体温达 39℃ 左右，并出现皮肤巩膜黄染，尿色如橘汁状，故来我院诊治。刻下症见：上腹部阵发性绞痛，拒按，恶心呕吐，寒战高热，皮肤巩膜黄染，纳呆，眠差，小便黄赤，大便秘结。

查体：T 39.5℃，P 96 次/分，R 24 次/分，BP 120/66mmHg。急性痛苦病容，表情淡漠，巩膜黄染，皮肤黄染。双肺叩诊无异常，听诊未闻及干湿啰音。腹平坦，腹式呼吸减弱。右上腹压痛、反跳痛、肌紧张阳性。右上腹可触及肿大之胆囊，触痛明显。舌质红，苔黄腻，脉弦数。

实验室检查：血常规：白细胞 $18.5 \times 10^9/L$，中性粒细胞 85%，淋巴细胞 15%。腹部 B 超：肝脏增大，肝内胆管扩张，胆总管直径 2.0cm，胆总管末端可见 2 个强回声光团，直径分别为 2.3cm 及 2.0cm，后方伴声影；胆囊增大，大小 10cm×6cm。腹部 X 线透视：右侧膈肌明显增高，无膈下游离气体，未见液气平面。

答题要求：1. 根据上述病例摘要，在答题卡上完成书面辨证论治。
　　　　　　2. 鉴别诊断：请与消化性溃疡相鉴别。

考试时间：60 分钟。

参考答案

中医辨病辨证依据：

湿热、胆石蕴结于肝胆，肝络失和，不通则痛，故见右上腹疼痛，阵发性加剧，甚则绞痛难忍；右上腹压痛拒按，肝气窜络，则痛引肩背；湿热内蕴则高热寒战；口苦咽干为少阳胆经受病之主症；肝木克脾土，脾胃互为表里，则胃失和降，出现恶心呕吐；湿热交蒸，胆液不循常道而外溢，故见巩膜黄染；湿热下注膀胱则尿黄；湿热蕴结于肠胃，气机阻滞，腑气不通则大便秘结；舌质红，苔黄腻，脉弦数或弦滑，均为肝胆湿热之征象。

西医诊断依据：

突发上腹剧痛 2 天，寒战、发热、皮肤巩膜黄染 1 天。查体：右上腹压痛、反跳痛及肌紧张，胆囊增大。化验：白细胞增高，总胆红素、直接胆红素均增高。B 超：胆总管扩张，胆总管末端探及结石回声。

西医鉴别诊断：

与消化性溃疡相鉴别。消化性溃疡：其特点为有多年上腹疼痛病史，发病有季节性。一般穿孔前有上腹痛加重病史，并突然刀割样疼痛。查体全腹压痛、反跳痛及肌紧张，腹膜刺激征较重。X 线透视下可见膈下游离气体，腹穿可抽出混浊性液体。

诊断：

中医疾病诊断：胁痛　　　　　　中医证候诊断：肝胆湿热证

西医诊断：胆囊结石

中医治法：疏肝利胆，理气开郁

方剂：茵陈蒿汤合大柴胡汤加减

药物组成、剂量及煎服法：

茵陈 15g	金钱草 9g	栀子 6g	大黄 6g[后下]
柴胡 20g	焦山楂 9g	神曲 6g	焦白术 6g

| 茯苓 12g | 山药 9g | 鸡内金 6g | 生甘草 3g |
| 白豆蔻 3g(后下) | 陈皮 3g | 厚朴 6g | |

7 剂，水煎服，日 1 剂，每剂分早晚 2 次温热服

西医治疗原则与方法（药物、手术等）

（1）饮食控制少食富含胆固醇的食物，如动物内脏、蛋黄等。急性发作期应禁食脂肪类食物，采用高碳水化合物流质软食，植物油脂有利胆作用，在无胆总管梗阻或在胆石静止期可不必限制。

（2）溶石疗法：口服胆酸溶石或者接触溶石。

（3）促进胆汁分泌：硫酸镁可松弛奥狄括约肌，使滞留的胆汁易于排出；去氢胆酸或胆酸钠可刺激胆汁分泌，利于冲洗胆道。

（4）胆绞痛的治疗：轻者予静卧、灌肠排气等处理，重者除给予禁食、胃肠减压、静脉补液等一般治疗外，可应用解痉剂。

（5）碎石治疗。

（6）经内镜的胆石治疗：可通过各种胆道镜，十二指肠镜进行置管溶石、碎石、取石。

（7）手术治疗适应证包括：①胆管结石伴严重梗阻、感染、中毒性休克或有肝脏并发症者；②长期反复发作的梗阻和感染，经非手术治疗无效者；③X 线造影发现胆道有机械性梗阻（狭窄或结石嵌顿）者；④伴有下列严重胆囊病变者：较大胆囊结石，症状发作频繁，胆囊管结石嵌顿造成积水积脓，急性化脓性及坏疽性胆囊炎，或穿孔伴有弥漫性腹膜炎等。

考点 链接

1. 相似疾病的鉴别

（1）壶腹周围癌：患者可有明显黄疸和隐痛，但一般皮肤巩膜黄染在先，而且是进行性加重，疼痛一般是右上腹胀痛不适，无胆绞痛和寒战、高热。B 超和 CT 检查可发现胰头部占位或胆总管末端占位，有助于诊断。

（2）急性胰腺炎：多有胆道疾病史或暴饮暴食病史，上腹疼痛剧烈并向腰背部放射。腹部体检可有上腹压痛、肌紧张。B 超检查可有胰腺形态变化。血、尿淀粉酶升高，腹穿液淀粉酶测定也有助于诊断。

2. 其他证候、治法、方剂

（1）肝郁气滞证：辨证要点为右上腹胀满隐痛，或阵发性绞痛，痛引肩背，或伴胃脘部痞满，厌食油腻，舌质淡红，舌苔白或微黄，脉弦细或弦紧。治法为疏肝理气。治疗代表方为柴胡疏肝散加减。

（2）肝胆脓毒证：辨证要点为右胁剧痛不已，腹胀而满，拒按，寒战高热，或寒热往来，口苦咽干，身目黄染，甚或神昏谵语，四肢厥冷，舌红绛，苔黄燥，脉滑数。治法为清热解毒凉血。治疗代表方为茵陈蒿汤合黄连解毒汤。

3. 西医治疗要点

治疗目的在于缓解症状，减少复发，消除结石，避免并发症的发生，急性发作期宜先行非手术治疗，待症状控制后，进一步检查，明确诊断；如病情严重，非手术治疗无效，应在初步诊断的基础上及时进行手术治疗。

题卡 49 ——良性前列腺增生症

例 1

病例摘要：

金某，男性，65 岁。2024 年 6 月 14 日初诊。

患者近 3 年无明显诱因出现小便频数，点滴而下，夜尿增多，每夜 4~5 次，大便黏腻不爽，伴头晕乏力，困倦，少气懒言，自服特拉唑嗪、保列治，缓解不明显，遂来就诊。刻下症：小便频数，点滴而下，夜尿增多，尿黄而热，大便黏腻不爽，无发热，纳差伴乏力，口干口渴，眠差。

查体：T 36.7°C，P 86 次/分，R 21 次/分，BP 124/66mmHg。神清，精神可，面色偏黄；腹胀，左下腹轻压痛，可在耻骨上触及肿大包块。舌质红，苔黄腻，脉弦数。

实验室检查：血常规：白细胞 3.7×10^9/L，中性粒细胞 82%，淋巴细胞 20%。肝功能：总胆红素 26.2μmol/L、直接胆红素 26.2μmol/L、谷氨酸氨基转移酶 132U/L。尿常规：隐血（+++）、尿蛋白（+）。尿镜检：红细胞（+）。血清前列腺特异抗原（PSA）：2ng/ml。直肠指诊：前列腺体积增大，中央沟变浅，表面光滑，质韧中等硬度。

答题要求： 1. 根据上述病例摘要，在答题卡上完成书面辨证论治。

2. 鉴别诊断：请与前列腺癌相鉴别。

考试时间： 60 分钟。

参考答案

中医辨病辨证依据：

年逾五十，正气自虚，肺失清肃，不能通调水道、输布津液，则水湿内停，上窍不通，下窍亦塞；脾肾气虚，推动乏力，不能运化水湿，终致痰湿凝聚，阻滞尿道；外感湿热之邪，或饮食不节，湿热内生，或水湿内停，郁而化热，皆可下注膀胱，致膀胱气化不利，三焦瘀阻；肾阳亏虚，气化乏力，膀胱传送无力，可出现小便不畅，点滴而下。

西医诊断依据：

前列腺增生症早期表现为尿频，多发生于男性 50 岁之后，可出现进行性尿频、排尿困难。本病患者 55 岁，出现小便频数，点滴而下，夜尿增多，尿黄而热，直肠指诊：前列腺体积增大，中央沟变浅，表面光滑，质韧中等硬度。而血清前列腺特异抗原（PSA）：2ng/ml < 标准值（4ng/ml），排除前列腺肿瘤的可能性。

西医鉴别诊断：

与前列腺癌相鉴别。前列腺癌：两者发病年龄相似，且可同时存在。但前列腺癌有早期发生骨骼与肺转移的特点，前列腺指诊多不对称，表面不光滑，可触及不规则、无弹性的硬结，前列腺特异抗原和酸性磷酸酶增高。盆腔部 CT 或前列腺穿刺活体组织检查可明确诊断。

诊断：

中医疾病诊断：癃闭   中医证候诊断：湿热下注证

西医诊断：良性前列腺增生症

中医治法：清热利湿，通闭利尿

方剂：八正散加减

药物组成、剂量及煎服法：

木通 10g	滑石 15g（先煎）	瞿麦 10g	萹蓄 10g
海金沙 30g	泽泻 10g	蒲公英 30g	山栀子仁 12g
茯苓 15g	金钱草 30g	车前子 15g（包煎）	炙甘草 12g
大黄 6g			

    5 剂，水煎服，日 1 剂，每剂分早晚 2 次温热服

西医治疗原则与方法（药物、手术等）

改善排尿困难，缓解并发症，保护肾功能。

考点链接

1. 相似疾病的鉴别

（1）膀胱结石：以小便频数短涩、滴沥刺痛，欲出不尽为特征，其小便量少，尿频而疼痛。行 B 超检查和腹部平片可明确诊断。

（2）尿路感染：有明显的尿路刺激征，尿化验有大量白细胞或脓细胞。

（3）神经源性膀胱功能障碍：部分脑神经系统疾病、糖尿病患者可发生排尿困难、尿潴留或尿失禁等，且多见于老年人。神经系统检查常有会阴部感觉异常或肛门括约肌松弛等。此外，尿流动力学、膀胱镜检查可协助鉴别。

2. 其他证候、治法、方剂

（1）气滞血瘀证：辨证要点为小便不畅，尿线变细或尿液点滴而下，或尿道闭塞不通，小腹拘急胀痛；舌质紫暗或有瘀斑，脉弦或涩。治法为行气活血，通窍利尿。治疗代表方为沉香散加减。

（2）脾肾气虚证：辨证要点为尿频不爽，排尿无力，尿线变细，滴沥不畅，甚或夜间遗尿；倦怠乏力，气短懒言，食欲不振，面色无华，或气坠脱肛；舌淡，苔白，脉细弱无力。治法为健脾温肾，益气利尿。治疗代表方为补中益气汤加减。

（3）肾阳衰微证：辨证要点为小便频数，夜间尤甚，排尿无力，滴沥不爽或闭塞不通；神疲倦怠，畏寒肢冷，面色㿠白；舌淡，苔薄白，脉沉细。治法为温补肾阳，行气化水。治疗代表方为济生肾气丸加减。

（4）肾阴亏虚证：辨证要点为小便频数不爽，淋漓不尽，尿少热赤；神疲乏力，头晕耳鸣，五心烦热，腰膝酸软，咽干口燥；舌红，苔少或薄黄，脉细数。治法为滋补肾阴，清利小便。治疗代表方为知柏地黄丸加减。

3. 西医治疗要点

注意气候变化，防止受凉，预防感染，戒烟禁酒，不吃辛辣刺激性食物，保持平和心态，适当多饮水，不憋尿。

┤ 例2 ├

病例摘要：

黄某，男，72岁，已婚，工人。2024年7月30日初诊。

近3年来，自觉排尿无力，小便点滴，余沥不尽，时觉小腹坠胀，伴有腰膝酸软，形神委顿，乏力怯冷。昨日因胃痛自服一片颠茄片后，小便不通，小腹胀痛难忍。

查体：T 36℃，P 88次/分，R 18次/分，BP 120/80mmHg。双肺呼吸音清，心率88次/分，律齐，心脏各瓣膜听诊区未闻及杂音。直肠指诊可触到增大的前列腺，表面光滑、质韧、有弹性、中央沟消失。舌质淡，苔薄白而润，脉沉迟。

辅助检查：B超示：前列腺增生，残余尿约300ml。

答题要求： 1. 根据上述病例摘要，在答题卡上完成书面辨证论治。

2. 鉴别诊断：请与慢性前列腺炎相鉴别。

考试时间： 60分钟。

参考答案

中医辨病辨证依据：

患者年老体弱，肾阳不足，导致肾和膀胱气化失司而发为癃闭，证属肾阳衰惫。命门火衰，气化不利，故见排尿无力、小便点滴、余沥不尽；肾阳不足，腰膝失养，故见腰膝酸软；中气下陷，升提无力，故时觉小腹坠胀；元气衰败，故见形神委顿、乏力怯冷；胃痛服用颠茄片后致气机郁滞，水液排出受阻，故见小便不通、小腹胀痛难忍；舌质淡，苔薄白而润，脉沉迟均为肾阳衰惫之证。综观舌、脉、症，本证为肾阳衰惫之癃闭，病位在肾和膀胱，病性虚，预后可。

西医诊断依据：

（1）病史和体征：50岁以上的男性有进行性排尿困难，尿频、尿急，须考虑有前列腺增生的可能。直肠指诊可触到增大的前列腺，表面光滑、质韧、有弹性、中央沟消失或隆起。

（2）B 超示：前列腺增生，残余尿约 300ml。

西医鉴别诊断：

与慢性前列腺炎相鉴别。慢性前列腺炎：主要发生于青壮年，发病缓慢，前列腺多不增大，直肠指检前列腺可有触痛，前列腺液检查可见白细胞，每高倍视野超过 10 个，或见脓细胞。

诊断：

中医疾病诊断：癃闭　　　　　　　　　中医证候诊断：肾阳衰微证

西医诊断：前列腺增生症

中医治法：温补肾阳，化气利水

方剂：济生肾气丸加减

药物组成、剂量及煎服法：

桂枝 10g	制附子 6g	生地 10g	山药 10g
山萸肉 10g	丹皮 10g	泽泻 10g	茯苓 30g
生黄芪 30g	炒白术 15g	车前子 10g^{（包煎）}	

7 剂，水煎服，日 1 剂，每剂分早晚 2 次温热服

西医治疗原则与方法（药物、手术等）：

（1）药物治疗：市场上多应用激素类或抗激素类药物、α 肾上腺素受体拮抗剂、5α 受体还原酶抑制剂、胆固醇抑制剂等药物。

（2）手术治疗：双侧睾丸切除术、经尿道前列腺电切术等姑息性手术；耻骨上经膀胱前列腺切除术、耻骨后前列腺切除术、经会阴前列腺切除术等开放性手术。

考点链接

1. 相似疾病的鉴别

（1）前列腺癌：发病年龄与前列腺增生症相似，并可同时存在。国内外报道前列腺增生中有 5%~25% 的癌伴发率。但前列腺癌病程短，进展快。

鉴别诊断依靠 B 超、直肠指检等。直肠指检：前列腺常不对称，可扪及不规则结节。结节质地坚硬，表面不光滑，界限不清。B 超可探及前列腺不规则增大；被膜不完整，不连续，不整齐；病变多位于外腺；病变多呈低回声、不均匀分布的团块。病变后方回声衰减。前列腺组织活检可确诊。如发现骨盆转移癌，常可提示有前列腺癌存在。

（2）神经源性膀胱：神经源性膀胱引起的排便困难、尿潴留与前列腺增生相似。神经源性膀胱常有脊髓或周围神经外伤史或肿瘤、糖尿病史，以及长期应用抗胆碱、抗组胺、降压药物史。如果是因脊髓损伤、脊髓硬化、脑血管意外、脑组织软化等引起者，有明显的神经系统损害症状和体征。

2. 其他证候、治法、方剂

（1）膀胱湿热证：辨证要点为小便点滴不通，或量极少而短赤灼热，小腹胀满，

口苦口黏，或口渴不欲饮，或大便不畅，舌质红，苔黄腻，脉数。治法为清利湿热，通利小便。治疗代表方为八正散。

（2）肺热壅盛证：辨证要点为小便不畅或点滴不通，咽干，烦渴欲饮，呼吸急促，或有咳嗽，舌红，苔薄黄，脉数。治法为清泄肺热，通利水道。治疗代表方为清肺饮。

（3）肝郁气滞证：辨证要点为小便不通或通而不爽，情志抑郁，或多烦善怒，胁腹胀满，舌红，苔薄黄，脉弦。治法为疏利气机，通利小便。治疗代表方为沉香散。

（4）浊瘀阻塞证：辨证要点为小便点滴而下，或尿如细线，甚则阻塞不通，小腹胀满疼痛，舌紫暗，或有瘀点，脉涩。治法为行瘀散结，通利水道。治疗代表方为代抵当丸。

（5）脾气不升证：辨证要点为小腹坠胀，时欲小便而不得出，或量少而不畅，神疲乏力，食欲不振，气短而语声低微，舌淡，苔薄脉细。治法为升清降浊，化气行水。治疗代表方为补中益气汤合春泽汤。

3. 西医治疗要点

（1）观察等待：对症状轻微，IPSS 评分 7 分以下可观察，无需治疗。

（2）药物治疗：5α 还原酶抑制剂，α 受体拮抗剂，抗雄激素药；其他包括 M 受体拮抗剂等。

（3）手术治疗指征：①有下尿路梗阻症状，尿流动力学检查存在明显改变，或残余尿在 60ml 以上；②不稳定膀胱症状严重；③已引起上尿路梗阻及肾功能损害；④多次发作急性尿潴留、尿路感染、肉眼血尿。⑤并发膀胱结石者。可以考虑手术治疗。

（4）微创治疗：包括经尿道前列腺电汽化术；经尿道前列腺等离子双极电切术和经尿道等离子前列腺剜除术；冷冻治疗；微波治疗；激光治疗；射频消融。

题卡 50 ——下肢动脉硬化性闭塞症

病例摘要：

张某，男性，79 岁。2022 年 8 月 23 日初诊。

患者自诉半年前受凉后右足趾末端出现发凉、怕冷、麻木，继之感疼痛，初时未予诊治。不久，出现间歇性跛行，休息后症状消失，曾到某医院门诊，考虑"脉管炎"，予中药治疗后，上述症状稍有缓解。但 15 天前突感右足趾疼痛加剧，夜间尤甚，难以入寐，小趾末节皮肤迅速变黑，口干欲饮，大便干结，小便短赤。舌红，苔黄，脉弦细数。刻下症见右足趾末端发凉、疼痛，小趾末节皮肤干黑，口干欲饮，纳眠差，小便短赤，大便干结。

查体：T 37℃，P 92 次/分，R 21 次/分，BP 140/90mmHg。形体适中，平卧位，全身皮肤干燥，浅表淋巴结不肿大。双肺呼吸音清晰，心界不大，心率 92 次/分，律齐，各瓣膜听诊区未闻及病理性杂音。肝脾（-），双肾区无叩击痛。双小腿肌肉萎缩，趾甲增厚变形，右足小趾末节皮肤发黑，干瘪，足趾、足背皮温降低，右足背动脉搏动消失。左足皮温稍低，左足背动脉搏动减弱。

辅助检查：血脂：TG 2.9mmol/L，LDH–C 4.8mmol/L。空腹血糖：4.6mmol/L。心电图：ST－T 段下移。眼底检查：眼底动脉硬化。右下肢动脉血管造影：股动脉、腘动脉壁有虫蚀样改变，足背动脉管腔狭窄。

答题要求：1. 根据上述病例摘要，在答题卡上完成书面辨证论治。

2. 鉴别诊断：请与血栓闭塞性脉管炎相鉴别。

考试时间：60 分钟。

参考答案

中医辨病辨证依据：

四肢为诸阳之末，得阳气而温。患者因年老脾气不健、肾阳不足，不能温养四肢，患足末端复因感受寒邪，致气血凝滞，经络阻塞，故患足末端发凉、麻木、怕冷、间歇性跛行；不通则痛，故出现疼痛；寒邪久蕴，郁而化热，热胜肉腐，故患趾末节坏死变黑；热邪伤阴，阴虚火旺，故皮肤干燥、口干欲饮、便秘溲赤；舌红、苔黄、脉弦细数为热毒炽盛伤阴之象。

西医诊断依据：

（1）患者为 79 岁老年人。

（2）既往有冠心病、高脂血症病史。

（3）右下肢有发凉、麻木、怕冷、间歇性跛行、干性坏疽等缺血性表现。

（4）双足皮温降低，足背动脉搏动消失，左足背动脉搏动减弱；血管造影检查可见阳性结果。

西医鉴别诊断：

与血管闭塞性脉管炎相鉴别。血栓闭塞性脉管炎：本病多见于男性青壮年，90%以上患者有吸烟史，它是一种慢性、周期性加剧的全身中、小型动、静脉的闭塞性疾病。主要累及下肢的动脉，如足背动脉、胫后动脉、腘动脉或股动脉等。约有 40% 患者在发病的早期或发病过程中，小腿及足部反复发生游走性血栓性浅静脉炎。脉管炎者一般均无高血压史、糖尿病史、冠心病史等。动脉造影可见动脉呈节段性狭窄或闭塞状态，病变近、远端动脉光滑、平整，无扭曲及扩张段。根据发病年龄、部位及造影所见诊断。

诊断：

中医疾病诊断：脱疽 　　　　　中医证候诊断：热毒蕴结证

西医诊断：下肢动脉硬化性闭塞症

中医治法：清热解毒，利湿通络

方剂：四妙勇安汤加减

药物组成、剂量及煎服法：

黄芪20g　　　　　　石斛10g　　　　　当归12g　　　　　紫花地丁10g

太子参 12g	金银花 20g	牛膝 10g	蒲公英 15g
玄参 12g	甘草 6g	赤芍 15g	丹参 15g

7剂，水煎服，日1剂，每剂分早晚2次温热服

西医治疗原则与方法（药物、手术等）：

降血脂、改善血压、改善血液高凝状态、促进侧支循环形成。

（1）非手术治疗：尽管动脉硬化闭塞症的病因尚未完全了解，但控制与该病有关的因素可以使病情稳定。另外，对大多数间歇性跛行的患者首先给非手术疗法，可以得到很好的临床治疗效果。

（2）手术治疗。

考点链接

1. 相似疾病的鉴别

（1）大动脉炎：多见于年轻女性，主要侵犯主动脉及其分支的起始部，如颈动脉、锁骨下动脉、肾动脉等。病变引起动脉狭窄或阻塞，出现脑部、上肢或下肢缺血症状。临床表现有记忆力减退、头痛、眩晕、昏厥、患肢发凉、麻木、酸胀、乏力、间歇性跛行，但无下肢静息痛及坏疽，动脉搏动可减弱或消失，血压降低或测不出。

（2）急性下肢动脉栓塞：起病急骤，患肢突然出现疼痛、苍白、厥冷、麻木、运动障碍和动脉搏动减弱或消失。多见于心脏病者，栓子多数在心脏内形成，脱落至下肢动脉内。根据以前无间歇性跛行和静息痛，发病急骤，较易与 ASO 相鉴别。

（3）结节性动脉周围炎：可有行走时下肢疼痛的症状。皮肤常有散在的紫斑、缺血或坏死，常有发热、乏力、体重减轻、红细胞沉降率增快等，并常伴有内脏器官病变，很少引起较大的动脉闭塞或动脉搏动消失，要确诊本病需做活组织检查。

2. 其他证候、治法、方剂

（1）寒凝血脉证：辨证要点为肢体肢端发凉、冰冷，肤色苍白，肢体疼痛；舌质淡苔白，脉沉迟或弦细。治法为温经散寒，活血化瘀。治疗代表方为阳和汤加减。

（2）血瘀脉络证：辨证要点为肢体发凉麻木、刺痛，夜间静息疼痛，病位有瘀点或瘀斑，皮色潮红或紫红色；舌有瘀点、瘀斑，或舌质红绛、紫暗，脉沉涩或沉细。治法为活血化瘀，通络止痛。治疗代表方为桃红四物汤加减。

（3）脾肾阳虚证：辨证要点为年老体弱，全身怕冷，肢体发凉，肌肉枯萎，神疲乏力，足跟及腰痛，阳痿，性欲减退，食少纳呆，膀胱胀满；舌质淡，苔白，脉沉细。治法为补肾健脾，益气活血。治疗代表方为八珍汤合右归丸加减。

3. 西医治疗要点

保护肢体，避免外伤及寒冻；严格禁烟，清淡饮食，避免肥甘厚腻之品；控制糖尿病及高血压；保持乐观情绪，适当运动。

题卡 ⑤ ——下肢深静脉血栓形成

病例摘要：

陈某，女，32 岁。

产后卧床 2 个月，发现左侧下肢肿胀，皮色发绀，扪之灼热，腿胯部、小腿部疼痛，固定不移，发热。

查体：T 36.7℃，P 83 次/分，R 16 次/分，BP 125/75mmHg。左下肢肿胀，皮温升高，皮肤颜色发绀。小腿剧痛，不能行走，行走则疼痛加重，呈跛行，腓肠肌压痛明显，Homans 征阳性。舌质紫暗，舌有瘀斑，苔腻，脉数。

辅助检查：多普勒肢体血流检查：左下肢静脉回流障碍。

答题要求：1. 根据上述病例摘要，在答题卡上完成书面辨证论治。

2. 鉴别诊断：请与淋巴水肿相鉴别。

参考答案

中医辨病辨证依据：

久卧、久坐、产后伤气等均可造成气血运行不畅，"气为血之帅"，气不畅则血行缓慢，以致瘀血阻于脉道，脉络滞塞不通，营血回流受阻，水津外溢，流注下肢而发病。瘀而滞塞，不通则痛，水津外溢则现股肿，其瘀久化热可致患肢皮肤郁热，气虚不能统摄脉络，故可见表浅脉络怒张。

西医诊断依据：

（1）发病急骤，患肢胀痛，皮温升高，皮肤颜色发绀，小腿有明显压痛，Homans 征呈阳性。患肢广泛性肿胀。患肢皮肤发绀、温度升高。

（2）多普勒肢体血流检查：左下肢静脉回流障碍。

西医鉴别诊断：

与淋巴水肿相鉴别。淋巴水肿多有感染、手术、外伤、肿瘤等疾病史，发病多自足踝部向上逐渐发展，皮肤增厚，毛孔变粗、指压凹陷不明显。

诊断：

中医疾病诊断：股肿　　　　　　　　中医证候诊断：湿热蕴阻、气滞血瘀证

西医诊断：下肢深静脉血栓形成

中医治法：理气活血，清热利湿

方剂：桃红四物汤合萆薢渗湿汤加减

药物组成：

| 桃仁 10g | 红花 5g | 当归 10g | 赤芍 10g |
| 川芎 10g_(后下) | 生地 20g | 萆薢 10g | 生薏苡仁 20g |

| 黄柏 15 | 赤茯苓 15g | 丹皮 10g | 泽泻 10g |
| 滑石 10g | 通草 15g | | |

7 剂，水煎服，日 1 剂，每剂分早晚 2 次温热服

西医治疗原则与方法（药物、手术等）：

非手术疗法：①一般处理：卧床，抬高患肢，适当活动，离床活动应用弹力袜或弹力绷带保护患肢。②溶栓疗法：病程不超过 72 小时的患者，可给予尿激酶（UK）静脉滴注，剂量一般每次 8 万 U（国内外报道其总用量可达 800 万 U）加入 5% 葡萄糖溶液或生理盐水中，每日 2 次，共 7～10 天。③抗凝疗法：是治疗本病的一种重要方法。常用药物有肝素和华法林（香豆素衍化物类）。④祛聚疗法：常用的药物有阿司匹林、双嘧达莫（潘生丁）等，作用为稀释血液，降低血液黏稠度，防止血小板凝聚。⑤祛纤疗法：目的在于祛纤、降低血黏度。常用药物有东菱巴曲酶，静脉给药首次剂量为 10BU，以后隔天一次用量 5BU，连续 4 次为 1 个疗程。此外，还有降纤酶等药物可以应用。

考点 链接

1. 其他证候、治法、方剂

气虚血瘀、寒湿凝滞证：患肢肿胀久不消退，沉重麻木，皮色发紫，或皮色苍白，青筋露出，按之不硬，无明显凹陷；舌淡有齿痕，苔薄白，脉沉涩。治法为益气活血，通阳利水。治疗代表方为补阳还五汤合阳和汤加减。

2. 西医治疗要点

手术疗法：主要采取 Fogarty 导管取栓术。髂-股静脉血栓形成，病程不超过 48 小时者，或出现股青肿时，应选择手术疗法。其方法为将 Fogarty 导管由一侧大隐静脉分支插入至下腔静脉后，充气囊阻断静脉回流，由患肢股静脉再插入另一 Fogarty 导管达血栓近侧后充盈第二导管气囊，缓缓回拉带出血栓，再拉出第一根导管，使血流恢复。术后要辅助用抗凝、祛聚疗法。

题卡 52 ——直肠癌

病例摘要：

沈某，男，62 岁，退休工人，2024 年 8 月就诊。

患者腹胀，近来大便次数明显增多，每日有 6～8 次，大便性状便细，常伴有脓血便，自以为痔疮，用"肛泰栓""马应龙痔疮膏"等药品疗效不显前来就诊。患者大便次数多，黏液脓血便，时有尿频、尿急，尾椎部持续剧烈疼痛。腹痛喜按，形寒肢体冷。

查体：T 36.5℃，P 84 次/分，R 20 次/分，BP 135/85mmHg。体瘦，面色苍白，肝部不大，未见腹水，肠鸣音亢进。舌淡，苔白，脉细。直肠指诊：距齿状线上约 8cm，有一肿块隆起，呈菜花状，边界不清。大便潜血试验阳性。实验室检查：CEA 增高。内镜检查：肠镜可见菜花隆起肿块，四周浸润，边界不清。

答题要求：1. 根据上述病例摘要，在答题卡上完成书面辨证论治。
　　　　　2. 鉴别诊断：请与低位肠梗阻进行鉴别。

考试时间：60 分钟。

参考答案

中医辨病辨证依据：

患者大便性状改变，脓血便，腹痛，指诊有硬结，诊断为直肠癌，长期出血，癌肿为患，气血不足，阳气衰微，腹痛喜按，形寒肢冷，脾肾寒湿证。

西医诊断依据：

（1）病史、症状：近来大便次数增多，大便性状便细，常伴有脓血便。

（2）直肠指诊：有肿块隆起。

（3）实验室检查：CEA 增高。

（4）内镜检查：取病理确诊。

西医鉴别诊断：

低位肠梗阻的特点是腹胀明显，伴有呕吐但次数少，可吐出粪样内容物。X 线可显示均匀胀气，具有痛、吐、胀、闭四大症状。腹部可见肠型。直肠癌大便形态改变，直肠指诊可触及肿块，且实验室检查 CEA 等肿瘤标志物增高。

诊断：

中医疾病诊断：积聚、锁肛痔　　　中医证候诊断：脾肾寒湿证

西医诊断：直肠癌

中医治法：祛寒胜湿，健脾温肾

方剂：参苓白术散合吴茱萸汤加减

药物组成、剂量、煎服法：

人参 10g	茯苓 15g	白术 15g	炒扁豆 10g
陈皮 10g	莲子肉 10g	甘草 6g	砂仁 6g
山药 20g	吴茱萸 6g	生姜 10g	大枣 10g

7 剂，水煎服，日 1 剂，每剂分早晚 2 次温热服

西医治疗原则与方法（药物与手术）：

直肠癌主要以手术切除、化疗为方法。应尽可能早期实施根治术。切除范围包括肿瘤病变、足够的肠管、被侵犯的邻近器官等。放化疗等。

考点链接

1. 直肠癌的大体分型

（1）溃疡型：肿瘤表面形成较深的溃疡，边缘隆起，形状为圆形或椭圆形，向四周浸润，易出血。

（2）隆起型：肿瘤突出，呈结节状、息肉状或菜花状隆起，边界不清，向四周浸润少，预后好。

（3）狭窄型：癌组织向肠壁各层弥漫浸润，使局部肠壁增厚，表面无溃疡和隆起，肠腔变窄，分化程度低，转移早而预后差。

（4）胶样型：肿瘤外形各异，可呈隆起、溃疡或弥漫，但外观及切面呈透明胶状冻。

2. 其他证候、治法、方剂

（1）脾胃湿热证：辨证要点为腹胀，气短，乏力，食欲不振，腹痛拒按，面黄，便稀溏，便下脓血，里急后重，舌胖嫩，苔黄腻，脉细数。治法：清热利湿，理气健脾。治疗代表方：四妙散合白头翁汤。

（2）湿热瘀毒邪证：辨证要点为腹胀，腹痛，拒按，矢气胀减，腹内包块，便下黏液脓血便，排便困难，舌质红有瘀斑，苔黄，脉弦数。治法：清热解毒，通腑化瘀，攻积祛湿。治疗代表方：木香分气丸。

（3）肾阳不固，痰湿凝聚：辨证要点为腹痛，腹胀，腹部包块，纳呆，气短，痰多，形体消瘦，腰膝酸软，四肢沉重，脓血黏液便，甚至脱肛，舌淡胖，苔白滑腻，脉细濡。治法：益肺补肾，祛湿化痰。治疗代表方：导痰汤。

题卡 53 ——湿疹

病例摘要：

张某，女，45岁，教师，2024年8月就诊。

因"双上肢丘疹2天"就诊。患者2天前无明显诱因于双上肢出现点状红斑及粟粒大丘疹，逐渐增多，丘疹很快变为水疱、破溃、糜烂、渗出。自觉瘙痒及灼热感。自行服用马来酸氯苯那敏、维生素C，外用皮炎平后症状有所缓解。刻下症见：身热，心烦口渴，便干，尿短赤。为求进一步诊治就诊于我院。

查体：T 36.2℃，P 84 次/分，R 16 次/分，BP 120/80mmHg。专科检查：四肢（以远端、手足等外露部位为主）见密集粟粒大丘疹、水疱，有的融合成片，表面破溃、渗出、糜烂、结痂。舌质红，苔黄腻，脉滑数。

答题要求：1. 根据上诉病历摘要，在答题卡上完成书面辨证论治。

2. 鉴别诊断：请与接触性皮炎相鉴别。

考试时间：60 分钟。

参考答案

中医辨病辨证依据：

8 月夏令时节，为湿热俱盛之时，若起居不慎，饮食不节，则易感湿热之邪，且发病较急。湿热之邪浸淫肌肤，则发为湿疹，瘙痒无休，渗液流汁。湿性重浊，聚于肌肤则起水疱；热性趋外，壅于体表则出现红色丘疹。湿热之病邪内郁，则可见身热；热郁遏于里，心神被扰，故见心烦；热易耗伤津液，则可见尿短赤、便干。舌红，苔黄腻，脉滑数均为湿热之象。急性湿疹多以湿热蕴于肌肤为主因，临床以清热利湿为治法，若迁延不愈，可发展为慢性湿疹。

西医诊断依据：

主要根据病史、皮肤特点及病程诊断。①急性湿疹：本病起病较快。皮损呈多形性对称分布，以头、面、四肢远端、阴囊等处多见，可泛发全身。自觉灼热、剧烈瘙痒。可发展成亚急性或慢性湿疹。②亚急性湿疹：常由急性湿疹病程迁延所致。皮损渗出较少，以丘疹、丘疱疹、结痂、鳞屑为主。有轻度糜烂，颜色较暗红，自觉瘙痒剧烈。③慢性湿疹：常由急性湿疹或亚急性湿疹长期不愈转化而来。皮损多局限于某一部位，境界清楚，有明显的肥厚浸润，表面粗糙，或呈苔藓样变，颜色褐红或褐色，常伴有丘疱疹、痂皮、抓痕。常反复发作，时轻时重，有阵发性瘙痒。

西医鉴别诊断：

与接触性皮炎相鉴别。本病有接触过敏物病史。常见于暴露部位或接触部位；皮肤以红斑、水疱或大疱为主，边界清楚；去除病因后很快痊愈，不复发。

诊断：

中医疾病诊断：湿疹　　　　　　中医证候诊断：湿热浸淫证

西医诊断：湿疹

中医治法：清热利湿

方剂：萆薢渗湿汤合三妙丸加减

药物组成、剂量及煎服法：

萆薢 30g	薏苡仁 30g	赤茯苓 15g	黄柏 15g
丹皮 15g	泽泻 15g	滑石 30g	通草 6g

苍术 10g   牛膝 10g

水煎服，日 1 剂，每剂分早晚 2 次温热服

西医治疗原则与方法（药物、手术等）：

（1）湿疹是一种变态反应性疾病，西医治疗以消炎止痒、镇静为主。

（2）西医治疗药物包括：①抗组胺类药物；②镇静剂；③非特异性脱敏疗法。

考点链接

1. 相似疾病的鉴别

（1）药物性皮炎：发病突然，皮损广泛而多样。一般发病前有明确的服药史。

（2）神经性皮炎：本病多发于颈、肘、骶尾部，常不对称。有典型的苔藓样变，无多形性皮损，无渗出。

2. 其他证候、治法、方剂

（1）湿热浸淫证：辨证要点为发病急，皮肤潮红灼热，瘙痒无休，抓破渗液流脂水，伴身热，心烦，口渴，大便干，尿短赤；舌质红，苔黄或黄腻，脉滑或数。治法为清热利湿。治疗代表方为萆薢渗湿汤合三妙丸加减。

（2）脾虚湿蕴证：辨证要点为发病缓慢，皮肤潮红，瘙痒，抓后糜烂渗出，可见鳞屑，伴有纳少，腹胀便溏；舌淡胖，苔白厚腻，脉弦缓。治法为健脾利湿。治疗代表方为除湿胃苓汤加减。

（3）血虚风燥证：辨证要点为病程久，皮肤色暗或色素沉着，剧痒，或皮损粗糙肥厚，伴口干不欲饮，纳差腹胀；舌质淡，苔白，脉弦细。治法为养血润肤，祛风止痒。治疗代表方为当归饮子加减。

3. 西医治疗要点

湿疹是一种变态反应性疾病，西医治疗以消炎止痒、镇静为主。

（1）全身治疗：①抗组胺类药物：如马来酸氯苯那敏、赛庚啶、阿司咪唑、西替利嗪、氯雷他定等，必要时可两种药物配合或交替使用。②镇静剂：如 5% 溴化钠、氯丙嗪等。③非特异性脱敏疗法：急性或亚急性泛发性湿疹时，可静脉注射 10% 葡萄糖酸钙或 10% 硫代硫酸钠，每日 1 次，每次 10ml，10 次为 1 个疗程。维生素 C 静脉注射，每日 1 次，每次 1g；或每次 500mg，口服，每日 3 次。④普鲁卡因静脉注射：0.25% 普鲁卡因注射液 10～20ml，加维生素 C 0.5g，静脉注射，每日 1 次，用药前需做普鲁卡因皮试。⑤皮质类固醇激素：皮损广泛，多种疗法效果不明显者，可考虑应用皮质类固醇激素。一旦病情被控制后即用酌情减量撤除。⑥抗生素应用：继发感染者应根据药敏试验选用有效抗生素，常用的有青霉素、大环内酯类抗生素、氟喹诺酮类抗生素。

（2）局部用药：根据具体情况选择合适的药物。如外用硼酸或者高锰酸钾溶液外敷等。

题卡 54 ——荨麻疹

病例摘要：

陈某，女，38 岁，职员，2019 年 6 月就诊。

患者因前日服用海虾、鱼后，皮肤突然出现红色风团，随搔抓而扩大、增多，有的融合成环状、地图状，时隐时现，持续时间长短不一。自行服用维生素 C，外用药膏后仍有发作。刻下症见：皮疹色红片大，瘙痒剧烈，伴腹痛，神疲纳呆，大便秘结。

查体：T 36.7℃，P 83 次/分，R 16 次/分，BP 125/75mmHg。专科检查：皮肤上出现瘙痒性风团，发无定处，骤起骤退，消退后不留任何痕迹。皮肤划痕症阳性。舌质红，苔黄腻，脉弦滑数。

实验室检查：血常规：嗜酸性粒细胞 10%。冰块试验：阳性。

答题要求： 1. 根据上述病例摘要，在答题卡上完成书面辨证论治。

2. 鉴别诊断：请与接触性皮炎相鉴别。

参考答案

中医辨病辨证依据：

患者过食腥膻发物，肠胃积热动风，内不得疏泄，外不得透达，郁于皮毛腠理之间，亦可导致营卫不和而发病。胃肠湿热，运行不畅，可见大便秘结，舌质红，苔黄腻，脉弦滑数。

西医诊断依据：

（1）临床表现：瘙痒性风团，发无定处，骤起骤退，消退后不留任何痕迹。皮肤划痕症阳性。

（2）实验室检查：血常规：嗜酸性粒细胞 10%。冰块试验：阳性。

西医鉴别诊断：

与接触性皮炎相鉴别。接触性皮炎有明确接触史；皮损多局限于接触部位；有红斑、肿胀、丘疹、水疱、糜烂、渗出等，但以单一皮损为主；不接触致敏物，一般不再复发。

诊断：

中医疾病诊断：瘾疹　　　　　　　　中医证候诊断：胃肠湿热证

西医诊断：荨麻疹

中医治法： 疏风解表，通腑泄热

方剂：防风通圣散加减

药物组成：

防风 10g	川芎 12g	当归 20g	赤芍 20g
薄荷 10g	大黄 6g^(后下)	芒硝 10g	连翘 12g

麻黄 6g	石膏 30g	桔梗 10g	黄芩 6g
白术 12g	栀子 10g	荆芥 10g	滑石 15g
甘草 6g			

7 剂，水煎服，日 1 剂，每剂分早晚 2 次温热服

西医治疗原则与方法（药物、手术等）：

（1）全身治疗：

①抗组胺类药物：一般可选用马来酸氯苯那敏、赛庚啶、苯海拉明或阿司咪唑。慢性荨麻疹可选用西替利嗪，冷性荨麻疹可选用乙苯环庚啶等。

②肾上腺皮质激素：急性严重患者或顽固性患者可选用氢化可的松、氟美松等。一般不用于慢性荨麻疹。

③拟交感神经药：0.1% 肾上腺素等用于严重的急性荨麻疹、喉头水肿及过敏性休克。

④维生素类：维生素 C、P 常与抗组胺类药同用，维生素 K 口服或维生素 B_{12} 对慢性荨麻疹有效。

⑤其他：组胺球蛋白及肽酶治疗慢性荨麻疹有效。

⑥还可选用自血疗法、组织疗法等。

（2）局部治疗：外搽止痒洗剂，如荷酚液、1% 麝香草酚、2% 碳酸等。

考点链接

1. 相似疾病的鉴别

（1）水疥（丘疹性荨麻疹）：为散在的风团样丘疹，或风团上有水疱，瘙痒剧烈，数日后消退。

（2）荨麻疹性血管炎：多见于中年妇女，皮肤风团持续时间长，超过 24 小时，甚至数日不消退，风团触之有浸润，消退后有色素沉着。常伴有不规则发热、关节疼痛，化验有低补体血症。其中风团持续时间长，消退后留痕迹是主要鉴别点。

（3）症状性荨麻疹：有些风团不是单独的疾病而是一种基础疾病的先驱症状或伴随症状，诊断荨麻疹前首先要排除症状性荨麻疹，自身免疫病（如大疱病）、肿瘤（如霍奇金淋巴瘤）、血液病（如白血病）、真性红细胞增多症等，均可表现出荨麻疹样皮疹，需要注意鉴别。

2. 其他证候、治法、方剂

（1）风寒束表证：辨证要点为皮疹色白，遇风寒加重，得暖则减；恶寒怕冷、口不渴；舌质淡红，苔薄白，脉浮紧。治法为疏风散寒，调和营卫。治疗代表方为麻黄桂枝各半汤加减。

（2）风热犯表证：辨证要点为风团鲜红，灼热剧痒，遇热加重，得冷则减；伴有发热，恶寒，肿痛；舌质红，苔薄白或薄黄，脉浮数。治法为疏风清热止痒。治疗代表方为消风散加减。

（3）胃肠湿热证：辨证要点为皮疹色红片大，瘙痒剧烈；同时伴腹痛，恶心呕吐、

神疲纳呆，大便秘结或泄泻；舌质红，苔黄腻，脉弦滑数。治法为疏风解表，通腑泄热。治疗代表方为防风通圣散加减。

（4）血虚风燥证：辨证要点为反复发作，迁延日久，午后或夜间加重；心烦易怒，口干，手足心热；舌质淡红少津，苔薄白，脉沉细。治法为养血祛风，润燥止痒。治疗代表方为当归饮子加减。

3. 西医治疗要点

（1）全身治疗：①抗组胺类药物：一般可选用马来酸氯苯那敏、赛庚定、苯海拉明或阿司咪唑。慢性荨麻疹可选用安太乐，冷性荨麻疹可选用安替根等。②肾上腺皮质激素：急性严重患者或顽固性患者可选用氢化可的松、氟美松等。一般不用于慢性荨麻疹。③拟交感神经药：0.1% 肾上腺素等用于严重的急性荨麻疹、喉头水肿及过敏性休克。④维生素类：维生素 C、P 常与抗组胺类药同用，维生素 K 口服或维生素 B_{12} 对慢性荨麻疹有效。⑤其他：组胺球蛋白及肽酶治疗慢性荨麻疹有效。还可选用自血疗法、组织疗法等。

（2）局部治疗：外搽止痒洗剂，如荷酚液、1% 麝香草酚、2% 碳酸等。

题卡 55 ——甲状腺腺瘤

病例摘要：

张某，女，38 岁，中学教师。

患者平素情绪易怒，1 周前偶然发现颈前有无痛性肿块，不红、不热、不痛，胸胁时有胀痛，恐为"肿瘤"，前来就诊。

查体：T 36.5℃，P 70 次/分，R 16 次/分，BP 110/75mmHg。右侧颈前可触及圆形结节，质韧有弹性，表面光滑，边界清楚，无压痛，单发，随吞咽上下移动。舌苔白，脉弦。

辅助检查：甲状腺 B 超：甲状腺右叶形态失常，体积增大，表面光滑，包膜完整，内部回声不均，可见有 32mm × 19mm 的肿物，形态呈椭圆形，边界清晰。CDFI检查：甲状腺组织内部血流丰富。甲状腺功能检查：正常。

答题要求： 1. 根据上述病例摘要，在答题卡上完成书面辨证论治。

2. 鉴别诊断：请与结节性甲状腺肿相鉴别。

参考答案

中医辨病辨证依据：

患者因平素情绪易怒，肝为刚脏，性喜条达，情志抑郁，则肝失疏泄，肝旺侮土，脾失健运，痰浊内生，气痰互结，积于喉下，发为肉瘿，肝失疏泄，烦躁易怒，胸胁胀痛。

西医诊断依据：

（1）右侧颈前可触及肿块，表面光滑，边界清晰，无压痛。

（2）B 超显示甲状腺右叶形态失常，体积增大，表面光滑，包膜完整，内部回声不均，可见有肿物。

（3）进一步确诊则需要穿刺抽吸细胞学检查确诊。

鉴别诊断：

与结节性甲状腺肿的单发结节相鉴别。甲状腺腺瘤见于非单纯性甲状腺肿流行地区，多年保持单发；结节性甲状腺肿的单发结节经过一段时间后可演变为多发结节，超声波检查提示包膜完整者多为腺瘤，而结节性甲状腺肿的单发结节包膜常不完整。

诊断：

中医疾病诊断：肉瘿　　　　　　　　中医证候诊断：肝郁气滞证

西医诊断：甲状腺腺瘤

中医治法：疏肝解郁，软坚化痰

方剂：逍遥散与海藻玉壶汤加减

药物组成：

海藻 30g	昆布 15g	贝母 15g	半夏 10g
青皮 6g	陈皮 10g	当归 15g	川芎 10g
连翘 10g	甘草 6g	柴胡 10g	当归 20g
白芍 30g	炒白术 15g	生姜 10g	薄荷 6g

7 剂，水煎服，日 1 剂，每剂分早晚 2 次温热服

西医治疗原则与方法（药物、手术等）：

一般采用手术治疗。手术治疗的应用是因甲状腺瘤有引起甲亢（发生率约为 20%）和恶变（发生率约为 10%）的可能，原则上应早期切除，行包括腺瘤的患侧甲状腺大部或部分切除。切除标本必须立即行冰冻切片检查，以判定有无恶变。

考点链接

1. 相似疾病鉴别

（1）甲状舌骨囊肿：青少年多见，肿块位于颈中线，呈半球形或球形，有囊性感，伸舌时肿块内缩。

（2）甲状腺癌：可发生于任何年龄；早期多为单发结节，病史短，进展快，结节硬，表面不光滑，不能随吞咽动作上下移动；甲状腺扫描为冷结节，穿刺抽吸细胞学检查能帮助确定癌的诊断。

2. 其他证候、治法、方剂

（1）痰凝血瘀证：辨证要点为颈部肿物疼痛，坚硬；气急气短，吞咽不利；舌质暗红有瘀斑，脉细涩。治法为活血化瘀，软坚化痰。治疗代表方为海藻玉壶汤合神效瓜蒌散加减。

（2）肝肾亏虚证：辨证要点为颈部肿块柔韧；常伴性情急躁易怒，口苦，心悸，失眠，多梦，手颤，月经不调；舌红，苔薄，脉弦。治法为养阴清火，软坚散结。治疗代表方为知柏地黄丸与消瘰丸加减。

题卡 56 ——排卵障碍性异常子宫出血

病例摘要：

李某，女，39 岁，干部。已婚，孕 3 产 1、人流 2。2024 年 10 月 23 日初诊。

患者 1 年前行人工流产，术后阴道出血，历久不去，经用激素治疗始止，从此每次月经来潮漏下淋滴，量多色紫。并见少腹胀痛，不欲按捺，抚之似有硬块，且乳房胀痛，转侧不利，腰背酸痛，食纳呆滞。经诊刮病理为子宫内膜过度增生。选用中西药物治疗，效果不佳，8 月 26 日月经来潮，迄今 2 个月未止。经量时多时少，血色瘀紫，有块。舌质紫暗，苔薄白，脉涩。

辅助检查： 外阴、阴道正常，宫颈光滑，子宫前位，大小、活动正常，双附件正常。B 超检查：子宫大小、形态正常；宫内膜呈团块状改变，双附件未见异常。

答题要求： 1. 根据上诉病历摘要，在答题卡上完成书面辨证论治。

2. 鉴别诊断：请与生殖道肿瘤相鉴别。

考试时间： 60 分钟。

参考答案

中医辨病辨证依据：

此患者为气滞血瘀，冲任不畅，血不行经，而至漏下。患者多次流产，导致冲任受损，瘀血阻于胞脉，新血不得归经，故经血淋漓不断；离经之瘀时聚时散，故出血量时多时少；少腹胀痛、乳房胀痛，为气郁气滞之象，瘀血阻络则不欲按捺；月经色瘀紫，舌质紫暗，苔薄白，脉涩，为气滞血瘀之证。对于本证，临床多以活血化瘀、行血止血之法。

西医诊断依据：

（1）女性，39 岁，2 个月来月经未止。经量时多时少，多则如泉涌。少则如屋漏，血色瘀紫，有块。

（2）无贫血，甲减，甲亢，多囊卵巢综合征及出血性疾病的阳性体征。妇科检查排除阴道、宫颈及子宫器质性病变。

西医鉴别诊断：

与生殖道肿瘤相鉴别。妇女出现子宫出血原因很多，因此在诊断时必须排除生殖道局部病变或全身性疾病所导致的生殖道出血，尤其是青春期少女的阴道或宫颈部恶性肿瘤，育龄期妇女子宫黏膜下肌瘤和滋养细胞肿瘤，以及绝经过渡期，绝经期妇女子宫内膜癌所致出血最易误诊，应特别注意鉴别。生殖道肿瘤常如子宫内膜癌，子宫颈癌，滋养细胞肿瘤，子宫肿瘤，卵巢肿瘤等。可通过 B 超、CT、宫腔镜等鉴别。

诊断：

中医疾病诊断：崩漏　　　　　　　中医证候诊断：血瘀证

西医诊断：排卵障碍性异常子宫出血

中医治法：活血化瘀，止血调经

方剂：逐瘀止血汤

药物组成、剂量及煎服法：

| 当归 15g | 生地 15g | 丹皮 15g | 赤芍 15g |
| 桃仁 15g | 大黄 6g | 枳壳 15g | 龟甲胶 6g$^{(烊化)}$ |

7 剂，水煎服，日 1 剂，每剂分早晚 2 次温热服

西医治疗原则与方法（药物、手术等）：

（1）目的在于控制出血、预防复发、保持生育力、促进排卵。

（2）止血的方法：清宫术、内分泌治疗。

考点链接

1. 相似疾病的鉴别

（1）异常妊娠或妊娠并发症：如异位妊娠、流产、滋养细胞疾病、子宫复旧不良、胎盘残留、胎盘息肉等。

（2）生殖道感染：如急慢性子宫内膜炎、子宫颈炎等。

（3）性激素药物使用不当：如口服避孕药或口服其他激素类药引起的突破性或撤退性出血等。

（4）全身性疾病：如血液病、肝病、甲状腺功能亢进或低下、肾上腺功能失调等。

2. 其他证候、治法、方剂

（1）虚热证：辨证要点为经血突然而下，量多势急，或淋沥少许，血色鲜红而质稠，烦躁，潮热，或小便黄少，或大便干结；苔薄黄，脉细数。治法为滋阴清热，止血调经。治疗代表方为保阴煎合生脉散加阿胶。

（2）实热证：辨证要点为经血非时大下或忽然暴下，或淋沥日久不断，色深红，质稠，口渴烦热，小便黄，大便干结；舌红，苔黄，脉洪数。治法为清热凉血，止血调经。治疗代表方为清热固经汤。

（3）肾阳虚证：辨证要点为经来无期，经量或多或少，色淡质清，畏寒肢冷，面色晦暗，腰腹酸软，小便清长；舌质淡，苔薄白，脉沉细。治法为温肾固冲，止血调经。治疗代表方为右归丸。

（4）肾阴虚证：辨证要点为经乱无期，出血量少，或淋沥不净，色鲜红，质黏稠，伴头晕耳鸣，腰膝酸软或心烦；舌质红，苔少，脉细数。治法为滋肾养阴，调经止血。治疗代表方为左归丸和二至丸。

（5）脾虚证：辨证要点为经血非时暴下，继而淋漓不止，色淡，质稀，倦怠懒言，面色白，或肢体面目浮肿；舌淡，苔白，脉缓无力。治法为补气摄血，固冲调经。治疗代表方为固本止崩汤合举元煎。

3. 西医治疗要点

（1）治疗原则：止血、调整周期。无排卵性异常子宫出血促进排卵，青春期及生

育期无排卵性异常子宫出血以止血、调整周期、促排卵为主；绝经过渡期患者以止血、调整周期、减少经量、防止子宫内膜病变为原则。排卵性异常子宫出血以促进黄体功能的恢复为主。

（2）一般治疗：贫血者应补充铁剂、维生素C、蛋白质，严重贫血者需输血。流血时间长者，给予抗生素预防感染。出血期间应加强营养，避免过劳，保证充分休息。

（3）药物治疗：药物治疗是功血的一线治疗。常采用性激素止血和调整月经周期。出血期可辅助用促进凝血和抗纤药物，促进止血。

题卡 57 ——闭经

病例摘要：

刘某，女，36岁，干部，已婚。2024年2月初诊。

患者因闭经伴烘热汗出1年就诊。患者14岁月经初潮，期、量、色、质正常，婚后4年未孕。于3年前开始月经紊乱，周期20～40天，经量逐渐减少至2023年春开始出现头昏神倦、郁闷善怒，月经停闭，使用激素治疗约1年未效。2024年1月开始出现烘热汗出，辗转于多家医院治疗未效。于2024年2月改求中医治疗，此时患者神疲肢倦，头晕眼花，心悸气短、面色萎黄，舌淡，苔薄，脉细弱。

辅助检查：妇科检查：外阴正常，阴道干涩。B超检查：子宫偏小、形态正常，双附件未探及包块。内分泌检查：E_2明显下降，FSH、LH下降。

答题要求：1. 根据上诉病历摘要，在答题卡上完成书面辨证论治。

2. 鉴别诊断：请与围绝经期相鉴别。

考试时间：60分钟。

参考答案

中医辨病辨证依据：

患者3年来月经一直紊乱，久病而致营血亏虚，血虚气弱，经血无以化源，故见经量逐渐减少。脾气虚弱，则见神疲肢倦，脾为心之子，脾气既虚，则赖心气以自救，久则心气亦伤，症见心悸气短。血虚不能上荣头目，则见头晕眼花，面色萎黄。舌淡，苔薄，脉细弱，均为气血亏虚之象。对于气血虚弱之闭经，应采取虚则补而通之法，在运用补气和血养阴之品的同时，应佐以少量行气之品，使补中有行，以利气血化生。

西医诊断依据：

（1）刘某，女，36岁，育龄期妇女。

（2）月经停闭1年余。

（3）辅助检查：妇检：外阴正常，阴道干涩。B超检查：子宫偏小、形态正常，双附件未探及包块。内分泌检查：E_2明显下降，FSH、LH下降。

西医鉴别诊断：

与围绝经期相鉴别。年龄进入围绝经期，月经正常或紊乱，继而闭经，可伴有面部烘热汗出，心悸，心烦，失眠，心神不宁等围绝经期症状。妇科检查子宫大小正常或稍小，血清性激素可出现围绝经期变化。

诊断：

中医疾病诊断：闭经　　　　　　　中医证候诊断：气血虚弱证

西医诊断：闭经

中医治法：益气健脾，养血调经

方剂：人参养荣汤

药物组成、剂量及煎服法：

白芍 9g	当归 9g	陈皮 6g	黄芪 12g
桂心 3g	人参 9g	白术 9g	甘草 5g
熟地 9g	五味子 6g	茯苓 12g	远志 6g
生姜 2 片	大枣 3 枚		

7 剂，水煎服，日 1 剂，每剂分早晚 2 次温热服

西医治疗原则与方法（药物、手术等）：

（1）积极治疗全身性疾病，提高机体体质，供给足够营养，保持标准体重，同时对于应激或精神因素所致的闭经应耐心心理治疗，肿瘤或多囊卵巢综合征等引起的应进行特异性治疗。

（2）激素治疗、促排卵等治疗。

（3）辅助生殖技术。

（4）手术治疗：针对病因采用相应手术治疗。

考点 链接

1. 相似疾病的鉴别

妊娠停经：生育妇女月经停闭达 6 个月以上者，需与稽留流产相鉴别。稽留流产虽有停经史，但曾有厌食、择食、恶心呕吐等早孕反应，乳头着色、乳房增大等妊娠体征，妇科检查宫颈着色、软，但小于停经月份、质软，B 超提示子宫增大、宫腔内见胚芽甚至胚胎或胎儿。闭经者停经前大部分有月经紊乱，继而闭经，无妊娠反应和其他妊娠变化。

2. 其他证候、治法、方剂

（1）肾气亏损证：辨证要点为年逾 16 岁尚未行经，或月经初潮延迟，时有月经停经，或月经周期建立后，有月经周期延后、经量减少渐至月经停闭；或体质虚弱，全身发育欠佳，第二性征发育不良，或腰膝酸软，头晕耳鸣，倦怠乏力，夜尿频多；舌淡暗，苔薄白，脉沉细。治法为补益肾气，调理冲任。治疗代表方为加减苁蓉菟丝子丸。

（2）阴虚血燥证：辨证要点为月经周期延后，经量少，色红质稠，渐至月经停闭不行，五心烦热，颧红唇干，盗汗甚至骨蒸劳热，干咳或咳嗽唾血；舌红，苔少，脉细数。治法为养阴清热，养血调经。治疗代表方为加减一阴煎。

（3）气滞血瘀证：辨证要点为月经停闭不行，胸胁、乳房胀痛，精神抑郁，少腹胀痛拒按，烦躁易怒，舌紫暗有瘀点，脉沉弦而涩。治法为理气活血，祛瘀通经。治疗代表方为血府逐瘀汤。

（4）痰湿阻滞证：辨证要点为月经延后，经量少，色淡，质黏腻，渐至月经停闭，伴形体肥胖，胸闷泛恶，神疲倦怠，纳少，痰多或带下量多、色白；苔腻，脉滑。治法为健脾燥湿化痰，活血调经。治疗代表方为苍附导痰丸。

3. 西医治疗要点

（1）积极治疗全身性疾病，提高机体体质，供给足够营养，保持标准体重，同时对于应激或精神因素所致的闭经应耐心心理治疗，肿瘤或多囊卵巢综合征等引起的应进行特异性治疗。

（2）激素治疗、促排卵等治疗。

（3）辅助生殖技术。

（4）手术治疗：针对病因采用相应手术治疗。

题卡 58 ——阴道炎症

病例摘要：

吴某，女，38岁，已婚。2019年8月就诊。

患者喜食肥甘厚味，于半年前出现带下增多，阴道口灼热、疼痛，诊断为"带下病"，经治疗后症状好转。近半年来，症状反复，带下量多，色淡黄，质稀，有异味，阴痒，无阴道出血。刻下症见：白带增多，色黄，呈泡沫状，外阴瘙痒，心烦失眠，舌苔薄腻，脉弦。

查体：T 36.5℃，P 70次/分，R 16次/分，BP 110/75mmHg。专科检查可见阴道、宫颈黏膜充血红肿，有散在的出血点及草莓状小红疹，后穹窿有多量黄色泡沫状分泌物。

实验室检查：白带化验：可见阴道毛滴虫。

答题要求：1. 根据上述病例摘要，在答题卡上完成书面辨证论治。

2. 鉴别诊断：请与非特异性阴道炎相鉴别。

参考答案

中医辨病辨证依据：

患者喜食肥甘厚味，腻碍脾胃，脾虚则运化失司，湿浊内生，水湿内聚，肝郁化热，湿热互结，流注下焦，病虫湿热，直接内侵，带脉失为，流注下焦，因此出现带下增多，色黄，外阴瘙痒等症状。

西医诊断依据：

（1）患者白带为黄色、泡沫状，白带增多，外阴瘙痒。

（2）局部阴道黏膜充血，后穹窿有黄色泡沫状分泌物。

（3）白带化验找到阴道毛滴虫。

西医鉴别诊断：

与非特异性阴道炎相鉴别。非特异性阴道炎的阴道分泌物呈脓性或浆液性，阴道坠胀，灼热疼痛；检查阴道黏膜充血，触痛明显；分泌物涂片可找到一般病原菌，无滴虫、霉菌。

诊断：

中医疾病诊断：带下病　　　　　　　中医证候诊断：肝经湿热证

西医诊断：滴虫性阴道炎症

中医治法： 清热利湿，杀虫止痒

方剂：龙胆泻肝汤加减

药物组成：

栀子15g	龙胆10g	黄芩10g	车前子10g
木通6g	泽泻10g	生地20g	当归15g
甘草6g	柴胡10g	苦参10g	百部10g
蛇床子10g			

7剂，水煎服，日1剂，每剂分早晚2次温热服

西医治疗原则与方法（药物、手术等）：

（1）局部治疗：增强阴道防御能力，用0.5%~1%乳酸或醋酸或1:5000高锰酸钾溶液冲洗阴道1次/日，10次为1个疗程。甲硝唑200mg于阴道冲洗后或每晚塞入阴道1次,10天为1个疗程。治疗期间为避免重复感染，内裤及毛巾应煮沸5~10分钟，以消灭病原。

（2）全身用药：滴虫性阴道炎患者常伴泌尿系统及肠道内的感染。滴虫不仅寄存于阴道及阴道黏膜的皱襞内，还可深藏于宫颈腺体中以及泌尿道下段，单纯局部用药不能彻底消灭之，故应结合全身用药方可获得根治。常用的口服药物为甲硝唑400mg，2~3次/日，7日为1个疗程，性伴侣应同时治疗。并于下次月经后继续治疗1个疗程，以巩固疗效。甲硝唑可通过胎盘进入胎体，也可由乳汁排泄，故妊娠20周以前、哺乳期妇女，应以局部治疗为主，不宜口服。

考点链接

1. 相似疾病的鉴别

（1）白色念珠菌性阴道炎：白带呈白色乳酪样或豆腐渣样，外阴奇痒灼痛。检查阴道壁覆盖一层白膜状分泌物，擦去可见黏膜充血，白带镜检可见芽孢和假菌丝或白色念珠菌。

（2）老年性阴道炎：阴道分泌物呈脓性。卵巢功能衰退的妇女分泌物多呈黄色水样或夹血，阴道有烧灼感。检查阴道黏膜萎缩，皱襞少，常有小出血点或小溃疡，阴道分泌物镜检无滴虫、霉菌。

2. 其他证候、治法、方剂

湿虫滋生证：辨证要点为阴部瘙痒，如虫行状，甚则奇痒难忍，灼热疼痛，带下量多，色黄呈泡沫状，臭秽，心烦少寐，胸闷呃逆，口苦咽干，小便黄赤；舌红，苔黄腻，脉滑数。治法为清热利湿，解毒杀虫。治疗代表方为萆薢渗湿汤加减。

3. 西医治疗要点

（1）全身用药：首选甲硝唑，每次400mg，2次／日，口服，7日为1个疗程，连续3个疗程。

（2）局部用药：甲硝唑栓剂或2%克林霉素软膏。

（3）治愈标准：本病常在月经后复发。在治疗后检查滴虫转为阴性时，仍应每次月经后复诊，经3次镜检阴道分泌物为阴性时，方为治愈。因可交叉感染，故夫妻双方应同时治疗。

题卡 59 ——盆腔炎性疾病

病例摘要：

患者顾某，女，29岁。2023年8月就诊。

因反复下腹痛伴带下量多半年入院。患者半年前人流后，出现反复下腹痛，呈隐痛，带下量较平时增多。曾到多家医院诊治，予口服"消炎药""妇炎康"等治疗，症状经常反复。现收入院系统治疗。入院症见：神清，精神尚可，下腹疼痛，以左下腹为主，疼痛拒按，带下量多，色黄，质稠，味臭秽，经期延长，淋沥不止。口干，小便短赤，大便时溏。舌红，苔黄腻，脉弦滑。

经带胎产史：月经13岁初潮，经期5天，周期25～30天、经量中等，无痛经；平时带下量中，色白或透明无异味；孕2产1、人流1，3年前顺产男孩，1年前末次人流，现外用工具避孕。

辅助检查：血常规：白细胞计数$8.6×10^9/L$，中性粒细胞65%。血沉：21mm/h。宫颈分泌物培养：支原体阳性。盆腔B超：子宫大小正常，双侧附件反射杂乱。专科检查：外阴正常，阴道分泌物多，黄稠，宫颈轻度炎症。子宫前位，大小正常，活动差，触痛明显、双侧附件未扪及成形包块，触痛。

答题要求： 1. 根据上诉病历摘要，在答题卡上完成书面辨证论治。

2. 鉴别诊断：请与阑尾炎相鉴别。

考试时间： 60分钟。

参考答案

中医辨病辨证依据：

患者人流后，胞门未闭，正气未复，湿热之邪乘虚内侵，与冲任气血搏结，蕴积于胞宫，反复进退，耗伤气血，故出现反复下腹痛；湿热下注，则见带下量多，色黄，质稠，味臭秽；湿热蕴结冲任，扰动血海，血海不宁，故经期延长，淋漓不止；湿热蕴结内伤，则症见口干，小便短赤，大便时溏。患者舌红，苔黄腻，脉弦滑，为湿热蕴结之证。本病病位主在冲任，其病因病机可概括为湿、热、瘀、虚。临床多以清热利湿化瘀为主。

西医诊断依据：

（1）顾某，女，29 岁，育龄期妇女。

（2）反复下腹痛伴带下量多半年。

（3）辅助检查：血常规：白细胞 $8.6 \times 10^9/L$，中性 65%。血沉：21mm/h。宫颈分泌物培养：支原体阳性。盆腔 B 超：子宫大小正常，双侧附件反射杂乱。专科检查：外阴正常，阴道分泌物多，黄稠，宫颈轻度炎症。子宫前位，大小正常，活动差，触痛明显，双侧附件未扪及成形包块，触痛。

西医鉴别诊断：

与阑尾炎相鉴别。阑尾炎患者通常表现为恶心、呕吐、发热，从中上腹到右下腹的转移性腹痛、右下腹或麦氏点压痛、血常规白细胞增高及全身中毒症状等即可确诊。B 超可以辅助诊断。

诊断：

中医疾病诊断：妇人腹痛　　　　　中医证候诊断：湿热瘀结证

西医诊断：盆腔炎

中医治法：清热利湿，化瘀止痛

方剂：仙方活命饮加薏苡仁、冬瓜仁

药物组成、剂量及煎服法：

白芷 3g	贝母 6g	防风 6g	赤芍 6g
当归 6g	甘草 6g	皂角刺 6g	穿山甲 6g
天花粉 6g	乳香 6g	没药 6g	金银花 9g
陈皮 9g	薏苡仁 30g	冬瓜仁 15g	

7 剂，水煎服，日 1 剂，每剂分早晚 2 次温热服

西医治疗原则与方法（药物、手术等）：

（1）药物治疗：主要为抗生素药物治疗。抗生素治疗可清除病原体，改善症状及体征，减少后遗症，经恰当的抗生素积极治疗，绝大多数 PID 能彻底治愈。抗生素的治疗原则：经验性、广谱、及时及个体化。

（2）手术治疗：经长期非手术治疗无效而症状明显或反复急性发作者，或已形成较大炎性包块者；脓肿持续存在；脓肿破裂，可采用手术治疗。

（3）物理疗法：对于炎症后期，温热的良性刺激可促进盆腔局部血液循环，改善组织的营养状态，提高新陈代谢，以利炎症的吸收和消退。常用的有短波、超短波、离子透入（可加入各种药物如青霉素、链霉素等）、蜡疗等。

考点链接

1. 相似疾病的鉴别

（1）盆腔淤血综合征：表现为腰骶骨部疼痛及小腹坠痛，向下肢放射，久站及劳累后加重。检查宫颈呈紫蓝色，但子宫及附件无异常，症状与体征不符。通过盆腔静脉造影可以确诊。

（2）子宫内膜异位症：主要表现是继发渐进性痛经，伴月经失调或不孕。若在子宫后壁、子宫骶骨韧带、后陷凹处有触痛性结节，即可诊断。此外，慢性盆腔炎久治无效者，应考虑有内膜异位症的可能。

（3）卵巢肿瘤：输卵管积水或输卵管卵巢囊肿需与卵巢囊肿相鉴别，输卵管卵巢囊肿除有盆腔炎病史外，肿块呈腊肠形，囊壁较薄，周围有粘连；而卵巢囊肿一般以圆形或椭圆形较多，周围无粘连，活动自如。附件炎性包块与周围粘连，不活动，有时易与卵巢癌相混淆，炎性包块为囊性而卵巢癌为实性，B型超声检查有助于鉴别。

2. 其他证候、治法、方剂

热毒炽盛证：辨证要点为高热腹痛，恶寒或寒战，下腹疼痛拒按，咽干口苦，大便秘结，小便短赤，带下量多，色黄，或赤白相间，质稠，如脓血，味臭秽，月经量多或淋沥不净；舌红，苔黄厚，脉滑数。治法为清热解毒，利湿排脓。治疗代表方为五味消毒饮合大黄牡丹汤。

3. 西医治疗要点

（1）药物治疗：主要为抗生素药物治疗。抗生素治疗可清除病原体，改善症状及体征，减少后遗症，经恰当的抗生素积极治疗，绝大多数PID能彻底治愈。抗生素的治疗原则：经验性、广谱、及时及个体化。

（2）手术治疗：经长期非手术治疗无效而症状明显或反复急性发作者，或已形成较大炎性包块者；脓肿持续存在；脓肿破裂，可采用手术治疗。

（3）物理疗法：对于炎症后期，温热的良性刺激可促进盆腔局部血液循环，改善组织的营养状态，提高新陈代谢，以利炎症的吸收和消退。常用的有短波、超短波、离子透入（可加入各种药物如青霉素、链霉素等）、蜡疗等。

题卡 60 ——先兆流产

病例摘要：

李某，女性，35岁。2023年12月10日初诊。

患者素体虚弱，孕10周，腰酸腹痛，小腹空坠，阴道少量流血，色淡质稀，遂来就诊。刻下症：间断阴道少量流血，腰酸腹痛，小腹空坠，精神倦怠，气短懒言，面色㿠白，舌淡，苔薄，脉缓滑。

查体：T 36.1°C，P 72次/分，R 21次/分，BP 125/76mmHg。神清，精神倦怠。气短懒言，面色㿠白，腹部如孕10周大，舌淡，苔薄，脉缓滑。

实验室检查：孕酮：100nmol/L，HCG：12000mIU/ml。妇科检查：宫口未开。

B超：宫体增大，实质回声均匀，宫腔内见58mm×58mm×41mm妊娠囊，内见胎儿头臀长约34mm。可见胎心管搏动，胎心率166次/分，左侧卵巢未探及，右侧大小32mm×16mm。

答题要求： 1. 根据上述病例摘要，在答题卡上完成书面辨证论治。

2. 鉴别诊断：请与异位妊娠相鉴别。

考试时间： 60分钟。

参考答案

中医辨病辨证依据：

素体虚弱，气虚冲任不固，胎失摄载，故孕后腰酸腹痛，阴道少量流血；气虚不化，则流血色淡质稀；气虚提挈无力，故小腹空坠；气虚中阳不振，故精神倦怠，气短懒言；清阳不升，则面色㿠白。舌淡，苔薄，脉缓滑，为气虚之征象。

西医诊断依据：

患者有停经史，腰酸腹痛，小腹空坠，间断阴道少量流血。孕酮，HCG在正常范围内。B超：可见妊娠囊，可见胎心管搏动。宫口未开。

西医鉴别诊断：

与异位妊娠相鉴别。异位妊娠：起病即伴有剧烈的下腹部撕裂样疼痛，且常局限于一侧；阴道出血多为点滴状，色暗，常伴有与阴道出血量不成比例的失血性休克。子宫颈有举痛；后穹窿常饱满，亦有触痛。子宫大小正常或稍大，宫旁或子宫直肠窝有时可触及软性肿块，并有明显触痛。尿妊娠试验阳性或阴性。超声波检查可见子宫增大，宫腔内出现弥散分布的杂乱光点反射，但无妊娠囊光环；宫底上方或子宫两侧，可见囊性肿块，肿块内可见光点反射，有时可见妊娠囊或其他胚胎反射；腹腔内有出血时，脐周或脐上可见肠管回声反射。

诊断：

中医疾病诊断：胎动不安　　　　　中医证候诊断：气血虚弱证

西医诊断：先兆流产

中医治法：益气养血，固肾安胎

方剂：胎元饮加减

药物组成、剂量及煎服法：

人参 20g	炙黄芪 20g	炙甘草 6g	升麻 4g
炒白术 20g	当归 20g	炒杜仲 15g	熟地黄 15g
白芍 30g	炙甘草 15g		

7 剂，水煎服，日 1 剂，每剂分早晚 2 次温热服

西医治疗原则与方法（药物、手术等）：

（1）卧床休息，避免体力劳动，禁止性生活。

（2）孕酮、HCG 监测。

（3）黄体酮肌注治疗。

考点 链 接

1. 相似疾病的鉴别

难免流产：阴道出血量比先兆流产者多，下腹疼痛加剧。子宫大小虽与妊娠周数相符，但子宫颈口逐渐扩张，塔氏征阳性，胎膜膨出或已破裂。尿妊娠试验可呈阴性或阳性反应。

流产不同类型的鉴别要点

	症状			妇科检查		辅助检查	
流产类型	出血	下腹痛	妊娠物排出	宫颈口	子宫大小	妊娠试验	B超检查
先兆流产	少	轻	无	闭合	与孕周相符	+	胚胎存活
难免流产	中→多	加剧	无	扩张	相符或略小	+ 或 −	胚胎堵在子宫口
不全流产	少→多	减轻	部分	扩张或有物堵塞	小于孕周	+ 或 −	排空或有
完全流产	少→无	无	全部	闭合	正常或稍大	+ 或 −	宫内无妊娠物

2. 其他证候、治法、方剂

（1）肾虚证：辨证要点为妊娠期腰酸腹痛，胎动下坠，或伴阴道少量流血，色暗淡，头晕耳鸣，两膝酸软，小便频数，或曾屡有堕胎史。舌淡，苔白，脉沉细而滑。治法为补肾安胎。治疗代表方为寿胎丸。

血虚证：辨证要点为妊娠期腰酸腹痛，胎动下坠，阴道少量流血，头晕眼花，心悸失眠，面色萎黄，舌淡，苔少，脉细滑。治法为补血固冲安胎。治疗代表方为苎根汤。

（2）血热证：辨证要点为妊娠期，腰酸腹痛，胎动下坠，或阴道少量流血，血色深红或鲜红，心烦少寐，渴喜冷饮，便秘溲赤，舌红，苔黄，脉滑数。治法为清热凉血，固冲安胎。治疗代表方为保阴煎。

（3）外伤证：辨证要点为妊娠期，跌仆闪挫，或劳力过度，继发腰腹疼痛，胎动下坠，或伴阴道流血，精神倦怠，脉滑无力。治法为益气养血，固肾安胎。治疗代表

方为加味圣愈汤。

（4）癥瘕伤胎证（血瘀证）：辨证要点为孕后阴道不时少量下血，色红或暗红，胸腹胀满，少腹拘急，甚则腰酸，胎动下坠，皮肤粗糙，口干不欲饮，舌暗红或边尖有瘀斑，苔白，脉沉弦或沉涩。治法为祛瘀消癥，固冲安胎。治疗代表方为桂枝茯苓丸合寿胎丸。

3. 西医治疗要点

对先兆流产的治疗除卧床休息、严禁性生活外，应营造一个有利于心情稳定、解除紧张气氛的环境，对曾经有流产史者，应给予更多的精神支持。如孕激素水平低，可用孕激素支持治疗。

题卡 ⑥1 ——异位妊娠

病例摘要：

刘某，女，26岁，未婚（有性生活史），2024年4月7日初诊。

患者主因停经62天，阴道出血3天，腹痛1天。患者平素月经正常，末次月经2024年2月4日。停经36天后开始有头晕、乏力、食欲不振、喜酸食物、厌恶油腻、恶心、晨起呕吐等反应。停经60天出现阴道出血量少，色瘀红，4月6日无明显诱因而出现下腹疼痛，腹痛牵引至腰骶部及肛门，坐卧不安。觉精神疲倦，口干不欲饮，纳呆。入院时：痛苦面容，面色萎黄，步履艰难，舌淡，边有齿瘀点，苔薄白，弦滑。

查体：T 37℃，P 96次/分，BP 100/60mmHg。心率96次/分，律齐，各瓣膜区未闻及病理性杂音，双肺呼吸音正常，下腹压痛（＋＋），反跳痛（＋），移动性浊音不明显。

妇科检查（消毒下）：外阴发育正常，阴道内见少量暗红色血，无异味，宫颈光滑，稍着色，子宫稍胀，宫颈举痛，子宫左后方触及一囊性包块约鸡蛋大，触痛明显。妇科B超检查：子宫稍增大，左附件区探及液性包块6cm×4cm×6.5cm，子宫直肠窝未见积液。

实验室检查：血常规：白细胞 $10.1×10^9$/L，红细胞 $3.4×10^{12}$/L，血红蛋白105g/L，尿HCG稀释定量：2500mU/L。

答题要求： 1. 根据上诉病例摘要，在答题卡上完成书面辨证论治。

2. 鉴别诊断：请与急性阑尾炎相鉴别。

考试时间： 60分钟。

参考答案

中医辨病辨证依据：

患者停经后所表现的头晕、乏力、食欲不振等为脾气亏虚之象，气虚运血无力，血行瘀滞，以致孕卵不能及时运达胞宫，而成宫外孕。脾虚运化无力，不能充达四肢和不能上荣于面，则见精神疲倦，面色萎黄；气虚运血无力，血行瘀滞，瘀血内阻，津失于输布，故见口干不欲饮。舌淡，边有齿瘀点，苔薄白，弦滑，为气虚血瘀之象。异位妊娠辨证主要是"少腹血瘀"之实证，治疗始终应以活血化瘀为主。本病患者为因虚致实，治疗时应以活血化瘀为主，辅以补虚之药，使邪实得攻而不损正气。

西医诊断依据：

（1）女性，26岁，有性生活史。

（2）停经62天，阴道出血3天，腹痛1天。

（3）查体：下腹部压痛（＋＋），反跳痛（＋）。

（4）妇科检查（消毒下）：外阴发育正常，阴道内见少量暗红色血，无异味，宫颈光滑，稍着色，子宫稍胀，宫颈举痛，子宫左后方触及一囊性包块约鸡蛋大，触痛明显。

（5）妇科B超检查：子宫稍增大，左附件区探及液性包块6cm×4cm×6.5cm，子宫直肠窝未见积液。

西医鉴别诊断：

与急性阑尾炎相鉴别。急性阑尾炎：常有明显转移性右下腹疼痛，多伴发热，恶心呕吐，从中上腹到右下腹的转移性腹痛、右下腹或麦氏点压痛、血象增高，可伴有全身中毒症状等即可确诊。B超可以辅助诊断。

诊断：

中医疾病诊断：妇人腹痛　　　　　　　　中医证候诊断：胎阻胞络证

西医诊断：异位妊娠（未破损期）

中医治法：活血化瘀，消癥杀胚

方剂：宫外孕Ⅱ号方

药物组成、剂量及煎服法：

丹参15g　　　　　赤芍15g　　　　　桃仁9g　　　　　三棱6g

莪术6g

7剂，水煎服，日1剂，每剂分早晚2次温热服

西医治疗原则与方法（药物、手术等）：

（1）手术治疗：分为保守手术和根治手术。前者保留患侧输卵管，后者切除患侧输卵管。手术治疗适应证：①生命体征不稳定或有腹腔内出血征象者；②病情有进展（如HCG＞3000IU/L或持续升高，有胎心搏动，附件区包块大）；③诊断不明确者；④随诊不可靠者；⑤药物治疗禁忌或无效者。

（2）药物治疗：①应用药物治疗的条件：无药物治疗禁忌；输卵管妊娠未破裂；妊娠囊直径≤4cm；HCG＜2000IU/L；无明显内出血。②方法：主要为化学药物治疗，

常用甲氨蝶呤（MTX）。常用剂量0.4mg/（kg·d），肌内注射，5天为1个疗程。或者单次给药50mg/m^{2}体表面积。治疗第4天和第7天复查血β-HCG，若下降<15%，重复剂量给药，而后每周复查。药物治疗未必均能成功，故治疗期间应该随诊超声及检测β-HCG水平。如药物治疗无效或病情加重，甚至发生内出血，随时准备手术。并要注意化学药物的毒副反应。

考点链接

1. 相似疾病的鉴别

（1）早期妊娠先兆流产：先兆流产腹痛一般较轻，子宫大小与妊娠月份基本相符，阴道出血量少，无内出血表现；B超可鉴别。对本次妊娠无生育要求的妇女可采用诊断性刮宫排除宫内孕先兆流产，若刮宫未见妊娠物应高度怀疑异位妊娠，必要时行腹腔镜检查。

（2）卵巢黄体破裂出血：黄体破裂多发生在黄体期，或月经期。但有时也难与异位妊娠鉴别，特别是无明显停经史，阴道有不规则出血的患者，常需结合β-HCG进行诊断。

（3）卵巢囊肿蒂扭转：患者月经正常，无内出血征象，一般有附件包块病史，囊肿蒂部可有明显压痛，经妇科检查结合B超即可明确诊断。

2. 其他证候、治法、方剂

（1）未破损期：指输卵管妊娠尚未破损者。辨证要点为停经后可有早孕反应，或下腹一侧有隐痛，双合诊可触及一侧附件有软性包块，有压痛，尿妊娠试验为阳性，脉弦滑。治法为活血化瘀，消癥杀胚。治疗代表方为宫外孕Ⅱ号方。

（2）已破损期：指输卵管妊娠流产或破裂者。临床有休克型、不稳定型及包块型。

①休克型：输卵管妊娠破裂后引起急性大量出血，有休克征象者。辨证要点为突发下腹剧痛，面色苍白，四肢厥逆，或冷汗淋漓，恶心呕吐，血压下降或不稳定，有时烦躁不安，脉微欲绝或细数无力，并有腹部及妇科检查的体征。治法为回阳救逆，益气固脱。治疗代表方为生脉散合参附汤。

②不稳定型：输卵管妊娠破损后时间不长，病情不够稳定，有再次发生内出血可能者。辨证要点为腹痛拒按，腹部有压痛及反跳痛，但逐渐减轻，可触及界限不清的包块，兼有少量阴道流血，血压平稳，脉细缓。治法为活血祛瘀，佐以益气。治疗代表方为宫外孕Ⅰ号方。

③包块型：指输卵管妊娠破损时间较长，腹腔内血液已形成血肿包块者。辨证要点为腹腔血肿包块形成，腹痛逐渐减轻，可有下腹坠胀或便意感，阴道出血逐渐停止，脉细涩。治法为活血祛瘀消癥。治疗代表方为理中汤加土鳖虫、水蛭、炙鳖甲。

3. 西医治疗要点

（1）手术治疗：分为保守手术和根治手术。前者保留患侧输卵管，后者切除患侧输卵管。

手术治疗适应证：①生命体征不稳定或有腹腔内出血征象者；②病情有进展（如 HCG >3000IU/L 或持续升高，有胎心搏动，附件区包块大）；③诊断不明确者；④随诊不可靠者；⑤药物治疗禁忌或无效者。

（2）药物治疗：

1）应用药物治疗的条件：①无药物治疗禁忌；②输卵管妊娠未破裂；③妊娠囊直径≤4cm；④HCG <2000IU/L；⑤无明显内出血。

2）方法：主要为化学药物治疗，常用甲氨蝶呤（MTX）。常用剂量 0.4mg/（kg·d），肌内注射，5 天为 1 个疗程。或者单次给药 50mg/m² 体表面积。治疗第 4 天和第 7 天复查血 β-HCG，若下降 <15%，重复剂量给药，而后每周复查。药物治疗未必均能成功，故治疗期间应该随诊超声及检测 β-hCG 水平。如药物治疗无效或病情加重，甚至发生内出血，随时准备手术。并要注意化学药物的毒副反应。

题卡 62 ——产褥感染

病例摘要：

江某，女性，30 岁。2023 年 12 月 10 日初诊。

产后发热恶寒，小腹疼痛拒按，恶露初始量多，继则量少，色紫暗，或如败脓，其气臭秽，心烦不宁，口渴喜饮，遂来就诊。刻下症：发热恶寒，小腹疼痛拒按，恶露初始量多，小便短赤，大便燥结，舌红，苔黄而干，脉数有力。

查体：T 37.6℃，P 99 次/分，R 21 次/分，BP 120/76mmHg。神清，精神差。下腹有压痛。

实验室检查：血常规：白细胞 14.5×10⁹/L，中性粒细胞82%，淋巴细胞20%。

答题要求：1. 根据上述病例摘要，在答题卡上完成书面辨证论治。

2. 鉴别诊断：请与产褥中暑相鉴别。

考试时间：60 分钟。

参考答案

中医辨病辨证依据：

新产血室正开，百脉俱虚，邪毒乘虚内侵，损及胞宫、胞脉，正邪交争，致发热恶寒，高热寒战；邪毒与血相搏，结而成瘀，胞脉阻痹，则小腹疼痛拒按，恶露色紫暗；热迫血行则量多，热与血结则量少；热毒熏蒸，故恶露如败脓，其气臭秽；热扰心神，则心烦不宁；热为阳邪，灼伤津液，则口渴喜饮，小便短赤，大便燥结。舌红，苔黄而干，脉数有力，为毒热内盛之征象。

西医诊断依据：

患者产褥期内出现发热、下腹疼痛、恶露异常为主要表现，检查时见体温升高，脉搏变快，小腹疼痛拒按，下腹有压痛。实验室检查白细胞总数及中性粒细胞升高。

西医鉴别诊断：

与产褥中暑相鉴别。产褥中暑：发生于炎热夏季，多为产妇在产褥期处于高热闷热环境中，因体内余热不能及时散发而引起中枢性体温调节功能障碍的急性热病。主要表现为恶心、呕吐、心悸、发热，甚至谵妄、抽搐、昏迷。

诊断：

中医疾病诊断：产后发热　　　　中医证候诊断：感染邪毒证

西医诊断：产褥感染

中医治法： 清热解毒，凉血化瘀

方剂： 五味消毒饮合失笑散加减

药物组成、剂量及煎服法：

野菊花 15g	金银花 10g	蒲公英 10g	紫花地丁 10g
五灵脂 10g[包煎]	蒲黄 6g	丹皮 10g	赤芍 10g
连翘 10g	葛根 10g	柴胡 15g	当归 10g
紫背天葵 10g			

5 剂，水煎服，日 1 剂，每剂分早晚 2 次温热服

西医治疗原则与方法（药物、手术等）：

清除宫腔残留物，脓肿切开引流；给予恰当的合理的抗生素控制感染，加强营养。

考点链接

1. 相似疾病的鉴别

（1）坏死性肠炎：中毒症状较严重，腹痛，腹胀，频繁呕吐，高热，大便糊状呈暗红色，渐出现典型的赤豆汤样血便，常伴休克，腹部 X 线摄片呈小肠局限性充气扩张，肠间隙增宽，肠壁积气等。

（2）细菌性痢疾：常有流行病学接触史，便次多，量少，脓血便伴里急后重，大便镜检有较多脓细胞、红细胞和吞噬细胞，大便细菌培养有痢疾杆菌生长可确诊。

2. 其他证候、治法、方剂

（1）热入营血证：辨证要点为高热汗出，烦躁不安，皮肤斑疹隐隐；舌质红绛，苔黄燥，脉弦细而数。治法清营解毒，散瘀泄热。代表方为清营汤加减。

（2）热入心包证：辨证要点为高热不退，神昏谵语，甚至昏迷，面色苍白，四肢厥冷；舌质红绛，脉微而数。治法为清心开窍。代表方为清营汤送服安宫牛黄丸或紫雪丹。

3. 西医治疗要点

应积极处理，切勿耽搁时机，否则病情加剧随时可致患者中毒性休克、多脏器功

能衰竭而死亡。治疗原则是抗感染，辅以整体护理、局部病灶处理、手术等治疗。

题卡 63 ——子宫肌瘤

病例摘要：

张某，女性，38 岁。2024 年 5 月 19 日初诊。

患者近 2 个月来洗澡时发现腹部正中有一包块，轻度压痛，遂来就诊。刻下症见：胸闷不舒，精神抑郁，经前乳房胀痛，月经不调，饮食可，二便调，夜眠差。

查体：T 36.5℃，P 82 次/分，R 21 次/分，BP 125/77mmHg。神清，精神可，心肺检查阴性，下腹部可触及包块，质较软，无活动，约 8cm×8cm，轻度压痛。舌质暗红，有瘀斑，苔薄白，脉沉细弦。末次月经 2014 年 5 月 9 日。

实验室检查：B 超：子宫体大小 15.2cm×15.6cm×18.2cm，前位，子宫肌层回声欠均，内膜厚 1cm，子宫左壁可见 1 个稍低回声结节，大小 13.1cm×12.7cm，边界清，内回声欠均。

答题要求： 1. 根据上述病例摘要，在答题卡上完成书面辨证论治。

2. 鉴别诊断：请与妊娠相鉴别。

考试时间： 60 分钟。

参考答案

中医辨病辨证依据：

情绪不佳，肝气郁结，肝郁气滞，气不行血，瘀血内生，结聚于腹部，而癥瘕形成。肝气郁结，气机不畅，则胸闷不舒，经前乳房胀痛。舌质暗红，有瘀斑，苔薄白，脉沉细弦均为肝气郁结、瘀血形成之征象。

西医诊断依据：

下腹部可触及实质性不规则包块。子宫增大。B 超：子宫体增大，前位，子宫肌层回声欠均，内膜厚 1cm，子宫左壁可见 1 个稍低回声结节，大小 13.1cm×12.7cm，边界清，内回声欠均。

西医鉴别诊断：

与妊娠相鉴别。妊娠：有停经史，早孕反应，尿 HCG 及 B 超可以鉴别。

诊断：

中医疾病诊断：癥瘕　　　　　　　　中医证候诊断：气滞血瘀证

西医诊断：子宫肌瘤

中医治法： 行气活血，化瘀消癥

方剂：膈下逐瘀汤加减

药物组成、剂量及煎服法：

当归 10g	川芎 10g	赤芍 10g	桃仁 10g
炒枳壳 15g	延胡索 10g	制香附 10g	郁金 15g

牡丹皮 10g　　　　乌药 10g　　　　五灵脂 10g

5 剂，水煎服，日 1 剂，每剂分早晚 2 次温热服

西医治疗原则与方法（药物、手术等）

（1）药物治疗：雄性激素，促性腺激素释放激素类似物，米非司酮。

（2）介入治疗。

（3）手术治疗。

考点链接

1. 相似疾病的鉴别

子宫内膜异位症：子宫内膜异位症往往宫骶韧带增粗或有结节，有痛经病史，经期肛门坠痛、腹泻等症状有助于与子宫肌瘤鉴别，尿 HCG、激素可以与妊娠鉴别。子宫肌瘤有月经过多或经期紊乱，但无痛经。

2. 其他证候、治法、方剂

（1）痰湿瘀阻证：辨证要点为小腹有包块，按之不坚，或时有作痛，带下量多，色白质黏稠，胸脘痞闷，时欲呕恶，经行愆期，甚或闭而不行，舌淡胖，苔白腻，脉弦滑。治法为除湿化痰，散结消癥。治疗代表方为苍附导痰丸合桂枝茯苓丸。

（2）湿热瘀阻证：辨证要点为小腹包块，疼痛拒按，经行量多，色红有血块，经期延长，腰骶酸痛，时有发热，带下量多，色黄而臭；舌红苔黄腻，脉滑数。治法为清热利湿，活血消癥。治疗代表方为大黄牡丹汤加减。

3. 西医治疗要点

早发现、早诊断、早治疗。根据患者年龄、生育要求、症状、肌瘤大小等情况全面考虑。对于肌瘤小于妊娠 10 周子宫大小、无症状患者，尤其是近绝经期妇女可每 3 ~ 6 个月复查 1 次。

题卡 64 ——子宫内膜异位症与子宫腺肌病

┤ 例 1 ├

病例摘要：

张某，女，32 岁。未婚。2022 年 4 月就诊。

患者 1 年前无明显诱因出现痛经，进行性加重，疼痛主要位于下腹正中及腰骶部，呈坠痛、胀痛，程度较剧烈，需口服止痛药物方可缓解。近 2 个月来，患者自觉经前小腹冷痛、绞痛，拒按，得热痛减，经行量少，色紫暗，下腹结块，固定不移，形寒肢冷，面色青白，舌紫暗，苔薄白，脉沉弦紧。

查体：T 37.1℃，P 80 次/分，R 20 次/分，BP 125/80mmHg。妇科检查阴道通畅，黏膜光滑。子宫后位，增大如孕周大小，质硬，活动度差，有压痛。附件双侧附件区增厚，可触及条索状肿物，与子宫分界不清，有压痛。

检查：CA125：78 U/ml。经阴道彩色多普勒超声检查：子宫后位，大小约 6cm×5cm×4cm，肌层回声不均匀，后壁增厚，可见多个低回声结节，边界不清，较大者约 0.8cm×0.6cm。双侧附件区可见不规则混合回声包块，左侧大小约 0.6cm×0.5cm，右侧大小约 0.8cm×0.6cm，内可见液性暗区及强光点，与子宫关系密切。腹腔镜检查见子宫直肠陷凹可见散在的异位内膜病灶，呈紫褐色，部分融合成片。病灶与直肠及子宫后壁有轻度粘连，但未侵犯直肠壁。

答题要求：1. 根据上述病例摘要，在答题卡上完成书面辨证论治。

2. 鉴别诊断：请与卵巢恶性肿瘤相鉴别。

考试时间：60 分钟。

参 考 答 案

中医辨病辨证依据：

患者无明显诱因出现痛经，进行性加重，疼痛主要位于下腹正中及腰骶部，呈坠痛、胀痛，程度较剧烈，诊断为痛经。寒凝胞宫可见小腹冷痛，拒按，得热痛减，寒邪闭阻，血瘀不畅可见经行量少，色紫暗，下腹结块，固定不移，形寒肢冷，故此证为寒凝血瘀证。

西医诊断依据：

（1）痛经，进行性加重，疼痛主要位于下腹正中及腰骶部。

（2）实验室检查可见 CA125：78 U/ml。中度子宫内膜异位。双侧附件区可见不规则混合回声包块，

（3）腹腔镜检查见子宫直肠陷凹可见散在的异位内膜病灶，病灶与直肠及子宫后壁有轻度粘连，但未侵犯直肠壁。

西医鉴别诊断：

与卵巢恶性肿瘤相鉴别。卵巢恶性肿瘤：早期无症状，有症状时多呈持续性腹痛、腹胀，疾病进展快，一般情况差。超声图像显示包块为囊实性或实性。血清 CA125 和人附睾蛋白 4（HE4）的表达水平多显著升高。腹腔镜检查或剖腹探查可鉴别。

诊断：

中医疾病诊断：痛经　　　　　　　中医证候诊断：寒凝血瘀证

西医诊断：子宫内膜异位症

中医治法：温经散寒，活血祛瘀

方剂：少腹逐瘀汤

药物组成、剂量及煎服法：

小茴香 6g	干姜 10g	肉桂 6g	当归 12g
川芎 10g	赤芍 10g	没药 6g	蒲黄（包煎）10g
五灵脂 10g	延胡索 10g		
	7 剂，水煎服，日 1 剂，每剂分早晚 2 次温热服		

西医治疗原则与方法（药物、手术等）：

（1）药物治疗

①非甾体抗炎药：非甾体抗炎药包括吲哚美辛、萘普生、布洛芬等。

②孕激素：孕激素可造成高孕激素闭经和内膜蜕膜化形成假孕。常用药物有地诺孕素、地屈孕酮等。

③口服避孕药：适用于轻度内异症患者，常用低剂量高效孕激素和炔雌醇复合制剂。

④促性腺激素释放激素激动剂（GnRH－a）：常用药物有亮丙瑞林、戈舍瑞林等。每隔 28 日注射一次，需注射 3～6 次。

⑤孕激素受体拮抗剂：常用药物有米非司酮，每日口服 25～100mg，造成闭经以使病灶萎缩。

⑥雄激素衍生物：常用药物有孕三烯酮，每周服用 2～3 次，每次 2.5mg，连续用药 6 个月。

（2）手术治疗

目的是去除病灶，恢复正常解剖。适用于药物治疗后症状无缓解、病情加剧或合并不孕或较大的卵巢异位囊肿者。

考点链接

1. 相似疾病的鉴别

盆腔炎性包块：多有急性或反复发作的盆腔感染史，疼痛无周期性，平时亦有下腹部隐痛，可伴发热和白细胞增多等，抗菌药物治疗有效。

子宫腺肌病：痛经症状与内异症相似，但多位于下腹正中且更剧烈，子宫多呈均匀性增大，质硬。经期检查时，子宫触痛。

2. 其他证候、治法、方剂

（1）气滞血瘀证：辨证要点为经前、经行小腹胀痛、拒按，甚或前后阴坠胀欲便，经血紫暗有块，块下痛减，经量或多或少，腹中积块，固定不移，胸闷乳胀，或不孕，舌紫暗或有瘀点、瘀斑，脉弦或涩。治法为理气活血，祛瘀散结。治疗代表方为膈下逐瘀汤。

（2）瘀热互结证：辨证要点为经前或经期小腹疼痛，有灼热感，拒按，遇热痛增，月经先期、量多、经色深红、质黏稠夹血块，心烦口渴，溲黄便结，或不孕，性交疼痛，盆腔结节包块触痛明显，舌红有瘀点或舌暗红，苔黄，脉弦数。治法为清热凉血、活血祛瘀。治疗代表方为清热调血汤加红藤、薏苡仁、败酱草。

（3）痰瘀互结证：辨证要点为下腹结块、经前、经期小腹掣痛，拒按，婚久不孕，形体肥胖，头晕沉重，胸闷纳呆，呕恶痰多，带下量多，色白质黏，无味，舌淡胖而紫，舌边齿痕边有瘀点，苔白滑或白腻，脉细。治法为理气化痰，活血逐瘀。治疗代表方为苍附导痰汤合桃红四物汤。

3. 西医治疗要点

（1）保留生育功能手术：适用于年轻、有生育要求的患者。手术范围为切除或破坏所见的异位内膜灶，分离粘连，恢复正常解剖结构，保留子宫和部分卵巢组织。

（2）保留卵巢功能手术：切除盆腔内病灶及子宫，保留至少一侧或部分卵巢，又称半根治手术。适用于Ⅲ、Ⅳ期、症状明显且无生育要求的45岁以下患者。

（3）根治性手术：将子宫双侧附件及盆腔内所有异位内膜病灶予以切除和清除。适用于45岁以上重症患者。

（4）手术与药物联合治疗：术前先用药物治疗3～6个月使异位内膜灶缩小、软化，有利于手术操作和缩小手术范围。术后也可给予药物治疗3～6个月，以降低复发率。

│ 例2 │

病例摘要：

程某，女，32岁。已婚。2021年4月就诊。

患者体胖，结婚5年未孕，经前小腹掣痛，拒按，疼痛多在月经来潮第1天开始，持续整个经期。近2个月来，下腹结块，胸闷纳呆，呕恶痰多，带下量多，色白质黏，无味，舌淡胖而紫，舌边齿痕边有瘀点，苔白腻，脉细。

查体：T 36.8℃，P 60次/分，R 20次/分，BP 132/80mmHg。

妇科检查：子宫均性增大，有局限性结节隆起，质硬有压痛。

实验室检查：CA125：120U/ml。

经阴道彩色多普勒超声检查：子宫大小约8.6cm×6.2cm×4cm，形态饱满，轮廓尚清晰。子宫肌层回声不均匀，可见散在分布的小蜂窝状无回声区，以后壁增厚明显。

答题要求： 1. 根据上述病例摘要，在答题卡上完成书面辨证论治。

　　　　　　　2 鉴别诊断：请与子宫肉瘤相鉴别。

考试时间： 60分钟。

参考答案

中医辨病辨证依据：

患者经前小腹掣痛，拒按，疼痛多在月经来潮第1天开始，持续整个经期，诊断为痛经，痰湿阻滞，故体胖，久不孕，瘀血凝结，下腹结块，痰瘀互阻，可见胸闷纳呆，呕恶痰多，带下量多，色白质黏，无味，舌淡胖而紫，舌边齿痕边有瘀点，苔白腻，脉细，故辨证痰瘀互结证。

西医诊断依据：

根据典型的继发性痛经和月经过多史结合妇科检查可作出初步诊断，盆腔超声和磁共振成像及CT，对诊断有一定帮助，可酌情选择，血清CA125可能升高，诊断的金标准是病理诊断。

西医鉴别诊断：

与子宫肉瘤相鉴别。子宫肉瘤本病表现为病灶边界不清、血流异常丰富，可结合磁共振成像，必要时行阴道穿刺活检。

诊断：

中医疾病诊断：痛经　　　　　　　　中医证候诊断：痰瘀互结证

西医诊断：子宫腺肌病

中医治法：理气化痰，活血逐瘀

方剂：苍附导痰汤合桃红四物汤

药物组成、剂量及煎服法：

茯苓 10g	法半夏 10g	陈皮 12g	苍术 10g
香附 12g	胆南星 6g	枳壳 10g	生姜 6g
神曲 10g	川芎 10g	滑石块 10g	桂枝 6g
牡丹皮 12g	赤芍 10g	桃仁 10g	红花 6g

7 剂，水煎服，日 1 剂，每剂分早晚 2 次温热服

西医治疗原则与方法（药物、手术等）：

（1）药物治疗：对于症状较轻、有生育要求及近绝经期患者可试用非甾体抗炎药（NSAID）、避孕药、孕激素类药物、GnRH－α 或左炔诺孕酮宫内缓释系统（LNG－IUS）等治疗，需要注意副作用，并且停药后症状可复发。

（2）手术治疗：年轻或希望生育的子宫腺肌病患者，可试行病灶切除术。拒绝手术且排除恶性肿瘤者，可试行介入治疗，包括高强度聚焦超声消融治疗和子宫动脉栓塞术等，应注意严格掌握适应证。

考点链接

1. 相似疾病的鉴别

（1）子宫肌瘤：影像学检查提示包块边界清晰，血清 CA125 无明显升高。

（2）子宫内膜癌：以异常阴道流血为主要表现，内膜病理检查有助于鉴别诊断。

2. 其他证候、治法、方剂

（1）气虚血瘀证：辨证要点为经行腹痛，喜按喜温，经量或多或少，色淡质稀，婚久不孕，面色少华，神疲乏力，纳差，便溏，盆腔结节包块，舌淡暗，边有齿痕，苔薄白或白腻，脉细无力或细涩。治法为益气活血，化痰散结。治疗代表方为理冲汤。

（2）肾虚血瘀证：辨证要点为经行腹痛，痛引腰骶，月经先后不定期，经量或多或少，色淡暗质稀，或有血块，不孕或易流产，头晕耳鸣，腰膝酸软，性欲减退，盆腔可扪及结节或包块，舌淡暗或有瘀点，苔薄白，脉沉细而涩。治法为补肾益气，活血化瘀。治疗代表方为归肾丸合桃红四物汤。

中医辨证"子宫内膜异位"与"子宫腺肌症"相同，可互相参考。

3. 西医治疗要点

手术治疗：年轻或希望生育的子宫腺肌病患者，可试行病灶切除术；对症状严重、无生育要求或药物治疗无效者，可行子宫全切术。是否保留卵巢，取决于卵巢有无病变和患者年龄；保留子宫意愿强烈、药物治疗依从性差、拒绝手术且排除恶性肿瘤者，可试行介入治疗，包括高强度聚焦超声消融治疗和子宫动脉栓塞术等，应注意严格掌握适应证。

题卡 65 ——小儿肺炎

病例摘要：

杜某，男，2 岁 6 个月。2019 年 3 月初诊。

3 天前洗澡后出现发热，自测体温 37.8℃，伴寒战鼻塞、鼻流清涕，咳嗽，痰少难咯，至社区医院查血常规：白细胞 $12.3 \times 10^9/L$，中性粒细胞 75%，淋巴细胞 32%。给予输液治疗后，体温未见明显下降，咳嗽加重，伴喉间痰鸣，呼吸困难，口唇轻微发绀，遂来我院就诊，刻下症：高热，体温 39.4℃，呼吸困难、烦躁不安，口唇发绀，咳嗽咳痰，痰量多，色黄难咯，面赤口干，汗多，无寒战呕吐等，大便 2 日未行，小便色黄。

查体：可见三凹征，肺部听诊可闻及散在干湿啰音，心率 98 次/分，律齐。腹部胀满，无明显压痛。舌质红，苔黄，脉弦滑数。

辅助检查：急查血常规：白细胞 $14 \times 10^9/L$，中性粒细胞 85%。胸部 X 线：右侧中下肺野斑片状浸润灶影。

答题要求：1. 根据上述病例摘要，在答题卡上完成书面辨证论治。

2. 鉴别诊断：请与急性支气管炎相鉴别。

考试时间：60 分钟。

参考答案

中医辨病辨证依据：

患者以高热、呼吸困难就诊，属于中医肺炎喘嗽的范畴。肺为华盖之脏，其主气，司呼吸，外合皮毛，通调水道，通过宣发肃降输布水液，调畅气机。小儿外感邪气，由口鼻或皮毛而入，侵袭肺卫，正邪交争于表，故初期可见发热寒战，咳嗽流涕；日久邪气入里化热，炼液为痰，痰热互结，阻于气道，导致肺气不降而上逆作咳作喘；热邪壅盛故可见高热汗多，口渴便干，面赤便黄；舌质红，苔黄，脉弦滑数亦是痰热闭肺的表现。

西医诊断依据：

小儿肺炎多由感染引起，典型症状为体温升高，咳嗽咳痰，呼吸困难，甚至口唇发绀，肺部可闻及湿啰音，血常规和胸部 X 线可见炎症改变。

该患儿 2 岁 6 个月，症状以高热咳嗽，痰多色黄为主要表现，伴呼吸困难，口唇发绀，查体三凹征，肺部可闻及散在湿啰音，血常规：白细胞 14×10^9/L，中性粒细胞 85%，胸部 X 线：中下肺野斑片状浸润灶影，故诊断明确。

西医鉴别诊断：

与支气管炎相鉴别。支气管炎：全身症状较轻，一般无呼吸困难及缺氧症状，肺部可闻及干啰音及中粗湿啰音，不固定，常随咳嗽或体位的改变而消失，胸部 X 线检查不会出现斑片状浸润灶影是鉴别诊断的关键。

诊断：

中医疾病诊断：肺炎喘嗽　　　　　　　中医证候诊断：痰热闭肺证

西医诊断：小儿肺炎

中医治法：清热涤痰，开肺定喘

方剂：五虎汤合葶苈大枣泻肺汤加减

药物组成、剂量及煎服法：

炙麻黄 10g	苦杏仁 10g	生石膏 25g^(先煎)	紫苏子 15g
葶苈子 30g	大枣 30g	前胡 15g	黄芩 8g
生甘草 10g			

3 剂，水煎服，日 1 剂，每剂分早晚 2 次温热服

西医治疗原则与方法（药物、手术等）：

应用消炎药物，杀灭病原菌。根据不同的病原菌选用敏感的药物，早期治疗、足疗程，可根据病情选择治疗方案，同时还应对症治疗如发热时服用退热剂，咳嗽应给予化痰止咳药物，对重症肺炎应及时到医院进行相应的住院治疗。

（1）药物治疗：考虑本患者为细菌感染，给予抗生素治疗，可以选择青霉素或者头孢菌素类静脉应用。

（2）对症治疗：有发绀者给予吸氧；盐酸异丙嗪口服或肌内注射镇咳，糜蛋白酶雾化吸入化痰等。

考点链接

1. 相似疾病的鉴别

急性粟粒型肺结核：患儿发病急骤者常伴有高热，寒战，全身不适，气促，发绀等全身中毒症状，酷似支气管炎，但肺部往往无明显体征，或有细湿啰音，散布于两肺，多在吸气末发现，X 线表现也与支气管肺炎有相似之处，可有结核接触史，结核菌素试验阳性，血沉增快，痰或洗胃液可检到结核杆菌。

2. 其他证候、治法、方剂

（1）风寒闭肺证：辨证要点为恶寒发热，无汗，呛咳不爽，呼吸气急，痰白而稀，口不渴，咽不红，苔薄白，脉浮紧，指纹浮红。治法为疏风散寒。治疗代表方为华盖散加减。

（2）风热闭肺证：辨证要点为发热恶风，咳嗽气急，痰稠或黄，口渴咽红，舌质红，苔薄白或黄，脉浮数。重者见高热烦躁，咳嗽微喘，气急鼻煽，喉中痰鸣，面红便干，舌红苔黄，脉滑数，指纹紫滞。治法为疏风清热。治疗代表方为银翘散合麻杏石甘汤。

（3）毒热闭肺证：辨证要点为高热持续，咳嗽剧烈，气急鼻煽，甚至喘憋，涕泪俱无，鼻孔干燥如烟煤，面赤唇红，烦躁口渴，溲赤便秘，舌红而干，舌苔黄腻，脉滑数。治法为清热解毒。治疗代表方为黄连解毒汤合麻杏石甘汤加减。

（4）阴虚肺热证：辨证要点为低热盗汗，干咳无痰，面色潮红，病史较长，舌红少津，舌苔花剥、苔少或无苔，脉细数。治法为养阴清热润肺。治疗代表方为沙参麦冬汤加减。

3. 西医治疗要点

肺炎的治疗原则是应用消炎药物，杀灭病原菌。根据不同的病原菌选用敏感的药物，早期治疗、足疗程，可根据病情选择治疗方案，同时还应对症治疗，如发热时服用退热剂，咳嗽应给予化痰止咳药物，对重症肺炎应及时到医院进行相应的住院治疗。

（1）药物治疗：用于细菌性肺炎，选用抗生素治疗，首选青霉素、阿奇霉素或者第二代头孢菌素治疗。抗病毒治疗，因为疗效不确定，不推荐积极使用，对于非典型致病菌引起的肺炎，选用阿奇霉素。对于咯痰难出，或者痰多的，可以应用化痰药，如氨溴索或者乙酰半胱氨酸。

（2）对症治疗：发绀者给予吸氧，咳嗽剧烈而无痰的可以应用中枢性镇咳药，如异丙嗪等，咯痰难出的可以用糜蛋白酶雾化吸入。

题卡 66 ——小儿腹泻病

——| 例 1 |——

病例摘要：

王某，女性，18个月。2023年12月10日初诊。

患儿腹泻反复发作1月余，复发1日。患儿1个月前因贪吃雪糕致腹泻，自服蒙脱石散剂后虽有好转，但时轻时重，反复不愈。1日前吃肉食少许后，腹泻发作，服黄连素无明显改善，遂来我院就诊。刻下症：大便日行4～5次，色淡黄不臭，不思饮食，食后作泻。

查体：T 36.2℃，P 106次/分，R 35次/分，BP 94/66mmHg。神清，面色偏黄，指纹淡红。腹胀喜按，心肺无异常。舌质淡红，苔薄白。

辅助检查：便常规：食物残渣（＋＋），脂肪球（＋＋）。

答题要求： 1. 根据上述病例摘要，在答题卡上完成书面辨证论治。

2. 鉴别诊断：请与痢疾相鉴别。

考试时间： 60分钟。

参考答案

中医辨病辨证依据：

脾胃为仓廪之官，五味出焉。脾主运化，胃主受纳腐熟，二者居于中焦，共同完成水谷精微的运化转输。患儿以腹泻，大便稀溏，日泻 4～5 次为主要表现，故诊断为泄泻。腹泻月余，时轻时重，反复不愈，吃肉食少许后，腹泻即刻发作，此乃脾胃虚弱，清阳不升，运化失职之征；不思饮食，食后作泻，腹胀喜按，面色萎黄，舌淡苔薄白，指纹淡红，皆属脾胃虚弱之候。

西医诊断依据：

小儿腹泻以便次频多为主要特点，典型表现可以伴有腹痛，血、粪常规可见异常。

（1）患儿大便频次增多，大便色淡不臭，有腹痛。

（2）便常规：食物残渣（＋＋），脂肪球（＋＋）。

西医鉴别诊断：

与痢疾相鉴别。痢疾：急性起病，便次频多，大便稀，有黏胨脓血，腹痛明显，里急后重，大便常规检查脓细胞、红细胞增多，可找到吞噬细胞，大便培养有痢疾杆菌生长。

诊断：

中医疾病诊断：小儿泄泻　　　　　　中医证候诊断：脾虚泻

西医诊断：小儿腹泻

中医治法： 健脾益气，助运止泻

方剂：参苓白术散加减

药物组成、剂量及煎服法：

党参 10g	茯苓 10g	炒白术 10g	甘草 3g
薏苡仁 15g	焦麦芽 10g	焦山楂 10g	焦神曲 10g
砂仁 5g^(后下)	山药 15g	桔梗 5g	木香 10g
煨葛根 10g			

5 剂，水煎服，日 1 剂，每剂分早晚 2 次温热服

西医治疗原则与方法（药物、手术等）

调整饮食，避免接触生冷食物，减少脂肪和不易消化食物的摄入，少食多餐。

考点链接

1. 相似疾病的鉴别

（1）坏死性肠炎：中毒症状较严重，腹痛，腹胀，频繁呕吐，高热，大便糊状呈暗红色，渐出现典型的赤豆汤样血便，常伴休克。腹部 X 线摄片呈小肠局限性充气扩张，肠间隙增宽，肠壁积气等。

（2）细菌性痢疾：常有流行病学接触史，便次多，量少，脓血便伴里急后重，大便镜检有较多脓细胞、红细胞和吞噬细胞，大便细菌培养有痢疾杆菌生长可确诊。

2. 其他证候、治法、方剂

（1）风寒泻：辨证要点为大便清稀，夹有泡沫，臭气不甚，肠鸣腹痛，或伴恶寒发热，鼻流清涕，咳嗽，舌质淡，苔薄白，脉浮紧，指纹淡红。治法为化湿散寒，渗湿止泻。治疗代表方为藿香正气散加减。

（2）伤食泻：辨证要点为症见大便稀溏，夹有乳凝块或食物残渣，气味酸臭，或如败卵，脘腹胀满，便前腹痛，泻后痛减，腹痛拒按，嗳气酸腐，或有呕吐，不思饮食，夜卧不安，舌苔厚腻，或微黄，脉滑实，指纹滞。治法为消食导滞。治疗代表方为保和丸加减。

（3）湿热泻：辨证要点为大便稀溏或如水注，色深黄而臭，或见少许黏液，时感腹痛，泛恶纳呆，肢体倦怠，或伴发热，口渴，小便短黄，舌苔黄腻，脉滑数，指纹紫。治法为清热利湿。治疗代表方为葛根芩连汤加减。

（4）脾肾阳虚：辨证要点为久泻不止，大便清稀，澄澈清冷，完谷不化，或见脱肛，形寒肢冷，面色㿠白，精神萎靡，舌淡苔白，脉细弱，指纹色淡。治法为温补脾肾，治疗代表方为附子理中汤合四神丸。

（5）气阴两伤证：辨证要点为泻下过度，清稀如水，精神萎靡或烦躁不安，目眶及囟门凹陷，皮肤干燥，啼哭无泪，口渴欲饮，小便短少，甚至无尿，唇红而干，舌红少津，苔少或无苔，脉细数。治法为益气养阴。治疗代表方为人参乌梅汤。

3. 西医治疗要点

以预防和纠正脱水、调整饮食、合理用药及预防并发症为原则。急性腹泻注意维持水、电解质平衡及抗感染；迁延性和慢性腹泻应注意调节肠道菌群失调及饮食治疗。

（1）饮食疗法：注意进行饮食调整，减轻胃肠道负担。但控制饮食应适当，以保证机体的生理需要量，补充疾病的消耗。

（2）液体疗法：主要是纠正水、电解质紊乱及酸碱失衡。

（3）药物治疗：主要包括控制感染、微生态疗法、肠黏膜保护剂。

┤ 例 2 ├

病例摘要：

江某，女，5 岁。2019 年 7 月初诊。

患儿 3 天前因饮食不当出现腹泻，日行 6～7 次，大便水样，色黄臭秽，伴恶心呕吐，头晕乏力，自服黄连素，稍微缓解，遂来就诊。刻下症：间断腹痛，以下腹部为主，大便水样，日行 4～5 次，气味臭秽，兼杂少量黏液，小便黄少，纳差乏力，微热口渴。

查体：T 38.1℃，P 112 次/分，R 21 次/分，BP 100/66mmHg。神清，眼眶稍凹陷，面色偏黄，指纹紫。腹胀，左下腹轻压痛，肠鸣音活跃，约 8 次/分，心肺未见异常。舌质红，苔滑腻，脉滑数。

实验室检查:便常规:白细胞8~9个/HP，未见原虫等。血常规:白细胞14.5×10^9/L，中性粒细胞82%，淋巴细胞20%。

答题要求:1. 根据上述病例摘要，在答题卡上完成书面辨证论治。

2. 鉴别诊断:请与痢疾相鉴别。

考试时间:60分钟。

参考答案

中医辨病辨证依据:

脾胃为仓廪之官，五味出焉。脾主运化，胃主受纳腐熟，二者居于中焦，共同完成水谷精微的运化转输。患儿饮食不洁，积于中焦，化热生湿，影响气机运转，大肠不利故作泄泻，便下臭秽水样;湿热蕴于中焦，运化不利故纳差;热耗津液故口渴口干，小便黄少;舌质红，苔滑腻，脉滑数，指纹紫也是湿热内蕴的征象。

西医诊断依据:

小儿腹泻以便次频多为主要特点，典型表现可以伴有腹痛，血常规、便常规可见异常。该患儿因不洁饮食出现大便频次增多、水样臭秽，伴有腹痛，便常规检查:白细胞8~9个/HP，未见原虫等。血常规:白细胞14.5×10^9/L，中性粒细胞82%，淋巴细胞20%，可以诊断为小儿腹泻。

西医鉴别诊断:

与痢疾相鉴别。痢疾:急性起病，便次频多，大便稀，有黏胨脓血，腹痛明显，里急后重，大便常规检查脓细胞、红细胞增多，可找到吞噬细胞，大便培养有痢疾杆菌生长。

诊断:

中医疾病诊断:小儿泄泻　　　　　中医证候诊断:湿热泻证

西医诊断:小儿腹泻

中医治法:清肠解热，化湿止泻

方剂:葛根芩连汤加减

药物组成、剂量及煎服法:

| 葛根 10g | 黄芩 15g | 黄连 5g | 芦根 20g |
| 车前子 10g(包煎) | 法半夏 10g | 木香 6g | 生甘草 10g |

5剂，水煎服，日1剂，每剂分早晚2次温热服

西医治疗原则与方法（药物、手术等）:

纠正感染、补液为主。

考点链接

1. 相似疾病的鉴别

坏死性肠炎:中毒症状较严重，腹痛，腹胀，频繁呕吐，高热，大便糊状呈暗红

色，渐出现典型的赤豆汤样血便，常伴休克，腹部 X 线摄片呈小肠局限性充气扩张，肠间隙增宽，肠壁积气等。

2. 其他证候、治法、方剂

（1）风寒泻：辨证要点为大便清稀，夹有泡沫，臭气不甚，肠鸣腹痛，或伴恶寒发热，鼻流清涕，咳嗽，舌质淡，苔薄白，脉浮紧，指纹淡红。治法为化湿散寒，渗湿止泻。治疗代表方为藿香正气散加减。

（2）伤食泻：辨证要点为大便稀溏，夹有乳凝块或食物残渣，气味酸臭，或如败卵，脘腹胀满，便前腹痛，泻后痛减，腹痛拒按，嗳气酸腐，或有呕吐，不思饮食，夜卧不安，舌苔厚腻，或微黄，脉滑实，指纹滞。治法为消食导滞。治疗代表方为保和丸加减。

（3）脾虚泻：辨证要点为大便稀溏，色淡不臭，多于食后作泻，时轻时重，面色萎黄，形体消瘦，神疲乏力，舌淡苔白，脉弱，指纹淡。治法为健脾渗湿止泻。治疗代表方为参苓白术散。

（4）脾肾阳虚证：辨证要点为久泻不止，大便清稀，澄澈清冷，完谷不化，或见脱肛，形寒肢冷，面色㿠白，精神萎靡，舌淡苔白，脉细弱，指纹色淡。治法为温补脾肾。治疗代表方为附子理中汤合四神丸。

（5）气阴两伤证：辨证要点为泻下过度，清稀如水，精神萎靡或烦躁不安，目眶及囟门凹陷，皮肤干燥，啼哭无泪，口渴欲饮，小便短少，甚至无尿，唇红而干，舌红少津，苔少或无苔，脉细数。治法为益气养阴。治疗代表方为人参乌梅汤。

3. 西医治疗要点

多喝水，进食不好，腹泻次数较多的可以适当口服淡盐水。注意体温变化，积极纠正孩子可能出现的脱水。

题卡 67 —小儿肾病综合征

病例摘要：

患儿，刘某，男，5 岁。

颜面及双下肢水肿 1 周。患儿家长诉 1 周前无明显诱因，发现患儿晨起颜面水肿，以眼睑为重，逐渐蔓延至双下肢，呈凹陷性，尿量较前减少，无肉眼血尿、尿频、尿急、尿痛，无发热、咳嗽、腹痛、腹泻等不适。病后未予特殊处理，水肿逐渐加重。刻下：面白无华，畏寒肢冷，神疲倦卧，小便短少不利，伴有腹水，纳少便溏，恶心呕吐，舌质淡胖有齿印，苔白滑，脉沉细无力。既往体健，无药物过敏史，家族中无类似疾病患者。

查体：T 36.8℃，P 85 次/分，R 20 次/分，BP 90/60mmHg。身高 107cm，体重 18kg。神志清楚，精神可，颜面及双下肢水肿明显，阴囊水肿。

辅助检查:尿常规示尿蛋白（＋＋＋＋），红细胞0~2/HP；24小时尿蛋白定量5.6g/（m2·d）；血浆白蛋白：22g/L。血脂：总胆固醇9.8mmol/L，甘油三酯4.5mmol/L，低密度脂蛋白胆固醇6.5mmol/L。肾功能：血肌酐45μmol/L，尿素氮5.0mmol/L。

血清补体：C3、C4水平正常，分别为1.0g/L和0.3g/L。

答题要求：1. 根据上述病例摘要，在答题卡上完成书面辨证论治。

2. 鉴别诊断：请与急性肾小球肾炎相鉴别。

考试时间：60分钟。

参考答案

中医辨病辨证依据：

患儿晨起颜面水肿，以眼睑为重，逐渐蔓延至双下肢，呈凹陷性，辨证为水肿。脾阳虚见有面白无华，畏寒肢冷，神疲倦卧，肾阳不足可见小便短少不利，可伴有胸腔积液、腹水，脾虚不运可见纳少便溏，恶心呕吐，舌质淡胖有齿印，苔白滑，脉沉细无力，辨证为脾肾阳虚证。

西医诊断依据：

（1）大量蛋白尿［尿蛋白（＋＋＋＋~＋＋＋），24小时尿蛋白定量≥50mg/kg］；

（2）血浆白蛋白低于25g/L；

（3）血浆胆固醇高于5.7mmol/L；

（4）不同程度的水肿

以上四项中以大量蛋白尿和低白蛋白血症为必要条件。

西医鉴别诊断：

与急性肾小球肾炎相鉴别。急性肾小球肾炎多见于溶血性链球菌感染之后，病初表现为晨起双睑水肿，以后发展至下肢及全身，水肿为非凹陷性。可见肉眼血尿或镜下血尿。

诊断：

中医疾病诊断：水肿　　　　　　中医证候诊断：脾肾阳虚证

西医诊断：小儿肾病综合征

中医治法：温肾健脾，化气行水

方剂：真武汤合黄芪桂枝五物汤加减

药物组成、剂量及煎服法：

生姜15g	白芍30g	茯苓15g	生白术15
附子10g^{（先煎）}	黄芪30g	桂枝10g	大枣12g

7剂，水煎服，日1剂，每剂分早晚2次温热服

西医治疗原则与方法（药物、手术等）：

（1）一般治疗

①休息：病情缓解后活动量逐渐增加，但应避免过劳。

②饮食：显著水肿和严重高血压时应短期限制水钠摄入，病情缓解后不必继续限制。活动期患儿供盐每日 1～2g，蛋白质摄入 1.5～2g/（kg·d），供给高生物效价的动物蛋白如乳、蛋、鱼、瘦肉等。此外应补充足够的钙剂和维生素 D。

（2）对症治疗

①利尿：用氢氯噻嗪 1mg/kg，每日 2～3 次，无效者可加至每次 2mg/kg，并加用螺内酯 1mg/kg，每日 3 次。必要时静脉给予呋塞米 1～1.5mg/kg。

②防治感染：注意预防患儿因免疫功能低下而发生反复感染，注意皮肤清洁，避免交叉感染、一旦发生感染应及时治疗。

（3）激素治疗

中、长程疗法：先以泼尼松 2mg/（kg·d），最大量 60mg/d，分次服用。若 4 周内尿蛋白转阴，则自转阴后至少巩固 2 周方始减量，以后改为隔日 2mg/kg，早餐后顿服，继续用 4 周，以后每 2～4 周减 2.5～5mg，直至停药。疗程必须达 6 个月（中程疗法）。

考点链接

1. 相似疾病的鉴别

（1）过敏性紫癜性肾炎：患儿除有水肿、血尿、蛋白尿等表现外，又有过敏性紫癜皮疹、关节肿痛、腹痛、便血等。

（2）乙型肝炎病毒相关性肾炎：多数患儿可有血尿和（或）蛋白尿，血清乙肝病毒抗原阳性，肾组织学改变为膜性肾病。

（3）狼疮性肾炎：多见于 10～14 岁女性儿童，主要表现为浮肿、蛋白尿、血尿及氮质血症，常伴有发热、皮疹、关节痛及贫血等。血清抗核抗体、抗双链 DNA 抗体及抗 Sm 抗体阳性。

2. 其他证候、治法、方剂

（1）本证

①肺脾气虚证：辨证要点为全身浮肿，面目为著，尿量减少，面白身重，气短乏力，纳呆便溏，自汗出，或有上气喘息，咳嗽，舌质淡胖，苔薄白，脉虚弱。治法为益气健脾，宣肺利水。治疗代表方为防己黄芪汤合五苓散加减。

②肝肾阴虚证：辨证要点为浮肿或重或轻，头痛头晕，心烦躁扰，口干咽燥，手足心热，或有面色潮红，眼睛干涩或视物不清，痤疮，失眠多汗，舌红，脉细数。治法为滋阴补肾，平肝潜阳。治疗代表方为知柏地黄丸加减。

③气阴两虚证：辨证要点为面色无华，神疲乏力，汗出，易感冒或有浮肿，头晕耳鸣，口干咽燥或长期咽痛，咽部暗红，手足心热，舌质稍红，苔少，脉细弱。治法

为益气养阴，化湿清热。治疗代表方为六味地黄丸加减。

（2）标证

①外感风邪：辨证要点为发热，恶风，无汗或有汗，头身疼痛，流涕，咳嗽，或喘咳气急，或咽痛，乳蛾肿痛，舌苔薄，脉浮。外感风寒治宜辛温宣肺祛风；外感风热治宜辛凉宣肺祛风。治疗代表方为外感风寒选用麻黄汤加减；外感风热选用银翘散加减。

②水湿：辨证要点为全身广泛浮肿，肿甚者可见皮肤光亮，可伴见腹胀水臌，水聚肠间，辘辘有声，或见胸闷气短，心下痞，甚有喘咳，小便短少，舌暗，苔白腻，脉沉。治法为补气健脾，利水消肿。治疗代表方为五苓散合己椒苈黄丸加减。

③湿热：辨证要点为皮肤出现脓疱疮、疖肿、疮疡、丹毒等；或口黏口苦，口干不欲饮，脘闷纳差等；或小便频数不爽、量少、有灼热或刺痛感、色黄赤浑浊，小腹坠胀不适，或有腰痛、恶寒发热、口苦便秘；舌红，苔黄腻，脉滑数。治法为上焦湿热治宜清热解毒燥湿；中焦湿热治宜和胃降浊化湿；下焦湿热治宜清热利水渗湿。治疗代表方为上焦湿热选用五味消毒饮加减；中焦湿热选用甘露消毒丹加减；下焦湿热选用八正散加减。

④血瘀：辨证要点为面色紫暗或晦暗，眼睑下青暗，皮肤不泽或肌肤甲错，有紫纹或血缕，常伴有腰痛或胁下有癥瘕积聚，唇舌紫暗，舌有瘀点或瘀斑，舌苔少，脉弦涩等。治法为活血化瘀。治疗代表方为桃红四物汤加减。

⑤湿浊：辨证要点为纳呆，恶心或呕吐，身重困倦或精神萎靡，水肿加重，舌苔厚腻，血尿素氮、肌酐增高。治法为利湿降浊。治疗代表方为温胆汤加减。

3. 西医治疗要点

（1）非频复发肾病复发的治疗：积极寻找复发诱因，积极控制感染，少数患儿控制感染后可自发缓解。若未缓解，可采用足量泼尼松 2mg/（kg·d）重新诱导缓解，尿蛋白转阴 3 天后改为 1.5mg/kg，隔日晨起顿服 4 周，然后逐渐减量。也可在感染时增加激素维持量，改隔日口服激素治疗为同剂量每日口服，可降低复发率。

（2）频复发、激素依赖及激素耐药性肾病的治疗：可采用拖尾疗法或在感染时增加激素维持量，或应用提高肾上腺皮质激素受体水平的药物，或更换肾上腺皮质激素种类来降低复发率。

也可肾穿明确病理类型并加用免疫抑制剂治疗。常用的免疫抑制剂有：①环磷酰胺（CTX）：有助于延长缓解期及减少复发，改善激素耐药者对激素的效应。②环孢霉素A：使用于频发以及激素耐药患者。③霉酚酸酯（MMF）：疗程 12~24 个月。④他克莫司：0.1~0.15mg/（kg·d），每两个月减量 1/4，口服疗程 6 个月左右。可导致高血压、高血糖及肾脏间质损伤，注意检测血药浓度。激素耐药型肾病综合征还可考虑大剂量甲基泼尼松龙冲击治疗，增加免疫抑制剂。

题卡 68 ——小儿过敏性紫癜

病例摘要：

吴某，男性，10 岁。2024 年 5 月 23 日初诊。

患儿 3 周前曾患感冒，近 3 日全身皮肤瘀斑、瘀点，双膝、踝关节肿痛，阵发性腹痛，遂来就诊。刻下症：阵发性腹痛，呕吐 2 次，便血 2 次，小便可，口干，心烦口渴，喜冷饮。

查体：T 38.1℃，P 112 次/分，R 21 次/分，BP 95/65mmHg。神清，全身皮肤红疹、瘀点，色泽鲜红，大小不等，压之不褪色，扪之碍手。舌红苔黄，脉数有力。

实验室检查：血常规：白细胞 8.6×10^9/L，中性粒细胞 0.62，淋巴细胞 0.32，嗜酸性粒细胞 0.06，血小板计数 180×10^9/L。出血时间：1min。凝血时间：3min。便常规：潜血阳性。

答题要求： 1. 根据上述病例摘要，在答题卡上完成书面辨证论治。

2. 鉴别诊断：请与特发性血小板减少性紫癜相鉴别。

考试时间： 60 分钟。

参考答案

中医辨病辨证依据：

风热毒邪，浸淫腠理，燔灼营血；风热伏于血分，内搏营血，灼伤血络，血液外渗，故出现皮肤瘀点、瘀斑，其色鲜红；血热妄行，内伤肠胃之络脉，则腹痛、便血；血溢脉外，瘀滞于关节，则出现关节肿痛；舌红苔黄，脉数有力，为热邪内蕴，血分有热之象。

西医诊断依据：

过敏性紫癜以对称性皮肤紫癜为主要特点，典型表现可以伴关节痛、腹痛和肾脏损害。

本患儿全身皮肤瘀斑瘀点，色泽鲜红，大小不等，压之不褪色，扪之碍手，双膝、踝关节肿痛，阵发性腹痛，呕吐，便血。血常规：血小板正常，出凝血时间正常。便常规：潜血阳性，依据典型的皮损和关节疼痛等表现，诊断为过敏性紫癜。

西医鉴别诊断：

与特发性血小板减少性紫癜相鉴别。特发性血小板减少性紫癜：皮肤黏膜可见出血点及瘀斑，皮疹分布不对称，无特定规律，不高出皮肤，血小板计数明显减少。

诊断：

中医疾病诊断：紫癜　　　　　　中医证候诊断：血热妄行证

西医诊断：过敏性紫癜

中医治法：清热解毒，凉血化斑

方剂：犀角地黄汤加减

药物组成、剂量及煎服法：

水牛角 30g$^{（先煎）}$	生地 10g	赤芍 10g	白芍 10g
丹皮 10g	地榆炭 10g	紫草 10g	川牛膝 10g
陈皮 3g	生甘草 3g		

5 剂，水煎服，日 1 剂，每剂分早晚 2 次温热服

西医治疗原则与方法（药物、手术等）

停用可能致敏的药物或食物，有消化道出血时应限制饮食，出血多时应禁食。

考点链接

1. 相似疾病的鉴别

（1）继发性血小板减少性紫癜：可找出其发病原因，如各种病原菌所致的急慢性感染、物理化学因素的影响、造血系统疾病、脾功能亢进、尿毒症、弥散性血管内凝血等。

（2）细菌感染：如脑膜炎双球菌菌血症、亚急性细菌性心内膜炎均可出现紫癜样皮疹，这些疾病的紫癜一开始即为瘀血斑，其中心部位可有坏死。起病急骤，全身症状重，血培养阳性。

（3）急腹症：在皮疹出现前发生腹痛等症状应与急腹症相鉴别。儿童期出现急性腹痛者，要考虑过敏性紫癜的可能，此时应仔细寻找典型皮肤紫癜，注意关节、腹部、肾脏的综合表现。

2. 其他证候、治法、方剂

（1）风热伤络证：辨证要点为紫癜见于下半身，以下肢和臀部为多，呈对称性，颜色鲜红，呈丘疹或红斑，大小形态不一，可融合成片，或有痒感，伴发热，微恶风寒，咳嗽，咽红，或见关节痛，腹痛，便血，尿血，舌质红，苔薄黄，脉浮数。治法为祛风清热，凉血止血。治疗代表方为银翘散加减。

（2）湿热痹阻证：辨证要点为皮肤紫癜多见于关节周围，尤以膝踝关节为主，关节肿胀疼痛，影响肢体活动，偶见腹痛、尿血，舌质红，苔黄腻，脉滑数或弦数。治法为清热利湿，通络止痛。治疗代表方为四妙散加味。

3. 西医治疗要点

（1）对症治疗：发热、关节痛可使用阿司匹林等解热镇痛剂。

（2）糖皮质激素与免疫抑制剂：激素对缓解严重的血管神经性水肿、关节痛、腹痛有效，但对皮肤紫癜及肾损害无效。

（3）抗凝治疗：本病可有纤维蛋白原沉积、血小板沉积及血管内凝血的表现，特别是紫癜性肾炎这种表现更为突出，因此，抗凝治疗非常重要。

题卡 69 ——水痘

病例摘要：

江某，女性，3岁。2024年5月15日初诊。

患儿无明显诱因发热3天，咳嗽流涕，颜面、躯干发现皮疹，疹色红润，有高粱米粒大小的水疱，胸背部较多，四肢散在。刻下症：咳嗽，流涕，发热，无明显瘙痒感，纳可，二便调。

查体：T 38.2℃，P 120次/分，R 39次/分，BP 96/65mmHg。神清，颜面、躯干发现皮疹，疹色红润，疱浆清亮，根盘红晕不明显，头角、发际有高粱米粒大小的水疱，胸背部较多，大者如黄豆，小者如粟米，四肢散在。舌尖微红，苔薄黄，脉浮数。

实验室检查：血常规：白细胞 $8.5×10^9$/L，淋巴细胞50%。

答题要求： 1. 根据上述病例摘要，在答题卡上完成书面辨证论治。

2. 鉴别诊断：请与手足口病相鉴别。

考试时间： 60分钟。

参考答案

中医辨病辨证依据：

感染水痘时行邪毒，蕴郁于脾胃，郁闭肌表，化热而发，致成水痘。发热，咳嗽流涕，为外感时邪犯表；水痘布露，为外邪内湿相搏，透于肌表；舌尖微红，苔薄黄，脉滑数，是湿热征象。

西医诊断依据：

水痘为小儿科常见急性出疹性传染病，以发热、皮肤分批出现丘疹、疱疹、结痂，且各期皮疹同时存在为主要特点，典型表现可以伴有血常规异常。

该患儿不明原因发热，伴有颜面、躯干、四肢发现皮疹，疹色红润，疱浆清亮，根盘红晕不明显，血常规：白细胞 $8.5×10^9$/L，淋巴细胞50%，可以诊断为水痘。

西医鉴别诊断：

与手足口病相鉴别。手足口病：皮疹呈离心性分布，在四肢远端及手足部位出现疱疹，不结痂，由柯萨奇A组肠道病毒所致，多见于4岁以下小儿。

诊断： 中医疾病诊断：水痘　　　　　　　中医证候诊断：邪伤肺卫证

西医诊断：水痘

中医治法： 疏风清热，利湿解毒

方剂：银翘散加减

药物组成、剂量及煎服法：

金银花10g　　　　连翘6g　　　　　　桑叶10g　　　　　桔梗5g

生薏苡仁 10g	板蓝根 6g	蝉蜕 3g	牛蒡子 6g
淡竹叶 10g	薄荷 6g^(后下)	芦根 20g	生甘草 6g

3 剂，水煎服，日 1 剂，每剂分早晚 2 次温热服

西医治疗原则与方法（药物、手术等）

加强护理，保持皮肤清洁，皮肤瘙痒可应用含 0.25% 冰片的炉甘石洗剂或 5% 碳酸氢钠溶液局部涂擦。

考点链接

1. 相似疾病的鉴别

丘疹样荨麻疹：本病多见于婴幼儿，系皮肤过敏性疾病，皮疹多见于四肢，可分批出现，为红色丘疹，顶端有小水痘，壁较坚实，痒感显著，周围无红晕，不结痂。

2. 其他证候、治法、方剂

毒炽气营证：辨证要点为壮热烦躁，口渴引饮，面赤唇红，口舌生疮，痘疹密布，疹色紫暗，疱浆混浊，甚至出现出血性皮疹，大便干结，小便黄赤，舌质红绛，舌苔黄糙而干。治法为清气凉营，化湿解毒。治疗代表方为清胃解毒汤加减。

3. 西医治疗要点

以对症治疗为主，必要时应用抗病毒药物，同时注意防治并发症。

（1）对症治疗：皮肤瘙痒可应用含 0.25% 冰片的炉甘石洗剂或 5% 碳酸氢钠溶液局部涂擦。

（2）抗病毒治疗：对重症或有并发症或免疫功能受损的患者应尽早使用抗病毒药。继发皮肤细菌感染时加用抗菌药物。

题卡 70 ——流行性腮腺炎

例 1

病例摘要：

赵某，女性，6 岁。2023 年 12 月 10 日初诊。

患儿 2 天前无明显诱因出现耳下腮部漫肿疼痛，伴发热恶寒，食少，咀嚼不便，遂来就诊。刻下症：耳下腮部漫肿疼痛，伴发热恶寒，头痛，食少，咀嚼不便，二便可。

查体：T 38.1℃，P 112 次/分，R 21 次/分，BP 102/68mmHg。神清，双侧腮部漫肿疼痛，咽红。舌质红，苔黄，脉浮数。

实验室检查：血常规：白细胞 6.9×10^9/L，中性粒细胞 62.9%，淋巴细胞 35.3%。

答题要求： 1. 根据上述病例摘要，在答题卡上完成书面辨证论治。

2. 鉴别诊断：请与化脓性腮腺炎相鉴别。

考试时间： 60 分钟。

参考答案

中医辨病辨证依据：

6 岁女孩，突发耳下腮部漫肿疼痛，伴发热恶寒食少，咀嚼不便。舌质红，苔黄，脉浮数。综合症、舌、脉表现，辨病属痄腮，辨证属湿毒在表证。患儿感受温毒时邪，邪毒侵袭卫表，卫表失和，则见发热恶寒；邪毒上扰清阳，则见头痛；邪毒上乘咽部，则见咽红；邪毒侵犯足少阳经脉，经脉不通，凝滞耳下腮部，气滞血瘀，则见腮部漫肿疼痛；邪阻经脉，关节不利，则咀嚼不便；舌红、苔薄黄、脉浮数，为温毒在表之象。

西医诊断依据：

流行性腮腺炎以腮腺的非化脓性肿胀疼痛为主要特点，典型表现可以伴有发热、血常规可见异常。

该患儿耳下腮部漫肿疼痛，伴发热恶寒，血常规：白细胞 $6.9 \times 10^9/L$，中性粒细胞 62.9％，淋巴细胞 35.3％，可以诊断为流行性腮腺炎。

西医鉴别诊断：

与化脓性腮腺炎相鉴别。化脓性腮腺炎：为单侧，局部红肿热痛明显，有波动感。腮腺管口有脓液，或者按压腮腺时有脓液自腮腺口流出，血白细胞总数及中性粒细胞增高。

诊断：

中医疾病诊断：痄腮　　　　　　中医证候诊断：邪犯少阳证

西医诊断：流行性腮腺炎

中医治法： 疏风清热，消肿散结

方剂：柴胡葛根汤加减

药物组成、剂量及煎服法：

柴胡 10g	葛根 15g	天花粉 10g	淡竹叶 4g
牛蒡子 6g	薄荷 4g$^{(后下)}$	桔梗 6g	生甘草 5g
板蓝根 4g	僵蚕 4g	夏枯草 6g	

5 剂，日 1 剂，水煎服，每剂分早晚 2 次温热服

西医治疗原则与方法（药物、手术等）

（1）隔离患者，尽量卧床休息直至腮腺肿胀完全消退。

（2）注意口腔清洁，饮食以流质、软食为宜，避免酸性食物，保证液体摄入量。

考点 链接

1. 相似疾病的鉴别

（1）急性淋巴结炎：耳前、颈部和下颌角淋巴结发炎时，局部疼痛较重，有头面

部或口咽部感染灶，周围血象白细胞总数及中性粒细胞增高。

（2）其他病毒所引起的腮腺炎如单纯疱疹病毒、副流感病毒3型、柯萨奇病毒A组和B组、甲型流感病毒等均可引起腮腺炎。确诊需借助于血清学检查及病毒学分离。

2、其他证候、治法、方剂

热毒壅盛：辨证要点为壮热烦躁，头痛，口渴引饮，食欲不振，或伴呕吐，腮部漫肿、胀痛，坚硬拒按，咀嚼困难，咽红肿痛，舌红，苔黄，脉滑数，指纹紫。治法为清热解毒，软坚散结。治疗代表方为普济消毒饮加减。

3. 西医治疗要点

本病为自限性疾病，西医无特殊治疗药物，主要为对症治疗。

肾上腺皮质激素治疗尚无肯定效果，对重症或并发脑膜脑炎、心肌炎或睾丸炎等时可考虑短期使用。

高热、头痛、呕吐等可给予对症治疗，包括脱水剂。并发症按病情处理。

┤ 例 2 ├

病例摘要：

王某，女性，12 岁，5 年级学生。

1 周前出现耳周疼痛，伴发热，体温 37.8℃，微恶寒，局部轻微红肿，轻压痛，自服头孢类抗生素无效，近 2 天加重，故来就诊，刻下症见：左侧耳下腮部肿胀疼痛，拒按质硬，张口困难，头痛头晕，口渴欲饮，烦躁不安，纳差，大便较前偏干，2 日未行，小便短黄。学校近期有流行性腮腺炎流行病史。

查体：T 38.3℃，P 91 次/分，左颌下可触及多个淋巴结，质硬触痛。沿耳垂周围肿胀，略发红，触痛明显。舌质红，苔黄，脉滑数。

辅助检查：血常规：白细胞 7.6×10^9/L，中性粒细胞 62%，淋巴细胞 34%。

答题要求： 1. 根据上述病例摘要，在答题卡上完成书面辨证论治。

2. 鉴别诊断：请与化脓性腮腺炎相鉴别。

考试时间：60 分钟。

参考答案

中医辨病辨证依据：

患儿以耳周腮部肿胀就诊，归属于中医学"痄腮"的范畴，少阳经脉行于身体两侧，经气调达而不发病。外感时毒病邪，侵袭少阳经脉，初期邪毒郁于肌表，可见发热恶寒，后邪气入里化热，壅于少阳经脉，循经上攻腮颊，气血凝滞不通，则致腮部耳周肿胀疼痛，坚硬拒按；热邪壅盛，故见高热口渴，大便干，纳差，小便短黄；舌红苔黄，脉滑数亦是热毒壅盛的表现。

西医诊断依据：

流行性腮腺炎为腮腺炎病毒感染导致，以高热，耳周、腮部肿胀为主要表现。该患儿出现明显耳周腮部肿胀，伴颌下淋巴结肿大，高热，血常规：白细胞 7.6×10^9/L，中性粒细胞56％，淋巴细胞50％。学校近期有流行性腮腺炎流行病史，故诊断较明确。

西医鉴别诊断：

与化脓性腮腺炎相鉴别。化脓性腮腺炎：中医名发颐。腮腺肿大多为一侧，表皮泛红，疼痛拒按，按压腮部可见口腔内腮腺管口有脓液溢出，无传染性，血白细胞总数和中性粒细胞增高。

诊断：

中医疾病诊断：痄腮　　　　　　　　　中医证候诊断：热毒壅盛证

西医诊断：流行性腮腺炎

中医治法：清热解毒，软坚散结

方剂：普济消毒饮加减

药物组成、剂量及煎服法：

牛蒡子 10g	黄芩 10g	黄连 10g	桔梗 15g
板蓝根 30g	马勃 8g^(包煎)	连翘 15g	玄参 20g
升麻 15g	柴胡 15g	陈皮 10g	薄荷 15g^(后下)
僵蚕 10g	生甘草 10g		

4 剂，水煎服，日 1 剂，每剂分早晚 2 次温热服

西医治疗原则与方法（药物、手术等）：

严密隔离，避免传染；抗病毒治疗。

考点链接

1. 相似疾病的鉴别

其他病毒性腮腺炎：流感病毒、副流感病毒、巨细胞包涵体病毒、艾滋病病毒都可引起腮腺肿大，可依据病毒分离加以鉴别。

2. 其他证候、治法、方剂

（1）邪犯少阳证：辨证要点为轻微恶寒发热，一侧或两侧耳下腮部漫肿疼痛，咀嚼不便，或有头痛、咽红、纳少，苔薄白或薄黄，脉浮数。治法为和解少阳。治疗代表方为柴胡葛根汤加减。

（2）邪陷心肝证：辨证要点为高热、耳下腮部肿痛，坚硬拒按，神昏嗜睡，项强头痛，反复抽搐，呕吐，舌红苔黄，脉弦数。治疗为清肝泻热，镇心安神。治疗代表方为清瘟败毒饮加减。

（3）毒窜睾腹证：发生于男性婴幼儿。辨证要点为腮部肿胀消退后，睾丸肿胀疼痛，或脘腹、少腹疼痛，痛时拒按，舌红苔黄，脉数。治法为清热泻肝。治疗代表方为龙胆泻肝汤加减。

3. 西医治疗要点

严密隔离，避免传染；抗病毒治疗。

题卡 ⑦① ——手足口病

病例摘要：

许某，男，3岁半，幼儿园。2023年6月初诊。

患儿5日前口腔黏膜出现散在疱疹，手、足和臀部出现斑丘疹、疱疹，疱疹周围有炎性红晕，疱内液体较少，伴有发热、咳嗽、流涕、食欲不振。幼儿园同班小朋友也见有发热表现。

查体：T 38.1℃，P 100次/分，R 20次/分，BP 110/65mmHg。手足掌心部有米粒至绿豆大小斑丘疹和疱疹，分布稀疏，疹色红润，根盘红晕，疱液清亮，舌质红，苔黄腻，脉浮数。

实验室检查：血常规：白细胞正常，淋巴细胞占比55％。咽部分泌物特异性（EV 71）检测：阳性。

答题要求：1. 根据上述病例摘要，在答题卡上完成书面辨证论治。

2. 鉴别诊断：请与疱疹性咽峡炎相鉴别。

参考答案

中医辨病辨证依据：

患儿感染邪毒，邪气侵犯肺脾。肺卫失宣，宣降失宜，故出现咳嗽；肺开窍于鼻，其华在毛，故见发热流涕，脾失健运，运化失常，故见食欲不振。

西医诊断依据：

（1）病史：病前1～2周有与手足口病患者接触史。该病潜伏期多为2～10天，平均3～5天。

（2）临床表现：急性起病，发热，口腔黏膜出现散在疱疹，手、足和臀部出现斑丘疹、疱疹，疱疹周围有炎性红晕。伴有咳嗽、流涕、食欲不振等症状。

（3）实验室检查：血常规：白细胞正常，淋巴细胞占比55％。咽部分泌物特异性（EV71）检测：阳性。

西医鉴别诊断：

与疱疹性咽峡炎相鉴别。疱疹性咽峡炎由柯萨奇病毒A组（2～10型）感染引起，夏秋季节发病率高，多见于5岁以下小儿。起病较急，常突发高热、咽痛、流涕、头痛，体检可见软腭、悬雍垂、舌腭弓、扁桃体、咽后壁等口腔后部出现灰白色小疱疹，周围红赤，1～2天内疱疹破溃形成溃疡，疼痛明显，伴流涎、拒食、呕吐等，皮疹很少累及颊黏膜、舌、龈以及口腔以外部位皮肤，可资鉴别。

诊断：

中医疾病诊断：手足口病　　　　　　中医证候诊断：邪犯肺脾证

西医诊断：手足口病

中医治法：宣肺解表，清热化湿

方剂：甘露消毒丹加减

药物组成：

金银花 6g	连翘 6g	黄芩 6g	薄荷 3g
白蔻仁 6g	广藿香 6g	石菖蒲 6g	滑石 10g
茵陈 6g	板蓝根 6g	射干 6g	浙贝母 3g

7 剂，水煎服，日 1 剂，每剂分早晚 2 次温热服

西医治疗原则与方法（药物、手术等）：

（1）目前没有特效的抗病毒药物和特异性手段，多采用对症治疗。

（2）对症治疗：降温、镇静、防止高热惊厥。

①避免交叉感染，清淡饮食。

②体温超过 38.5℃者，采用物理降温的方法。

③可使用干扰素 α 喷雾雾化，或利巴韦林早期滴注。

考点链接

1. 其他证候、治法、方剂

（1）心脾积热证：辨证要点为手掌、足跖、口腔疱疹，分布稀疏，疹色红润，根盘红晕不著，疱液清亮，心烦躁扰，口舌干燥，疼痛拒食，小便黄赤，大便干结，舌质红，苔薄黄，脉数有力。治法为清热泻脾，泻火解毒。治疗代表方为清热泻脾散合导赤散加减。

（2）正虚邪恋证：辨证要点为疱疹渐退，食欲不振，神疲乏力，唇干口燥，或伴低热，或肢体痿软无力，甚或瘫痪，舌淡红，苔少或薄腻，脉细。治法为益气健脾，养阴生津。治疗代表方为生脉散加味。

（3）湿热蒸盛证：辨证要点为身热持续，热势较高，烦躁口渴，口腔、手足、四肢、臀部疱疹，分布稠密或成簇出现，疹色紫暗，根盘红晕显著，疱液混浊，口臭流涎，灼热疼痛，甚或拒食，小便黄赤，大便秘结，舌质红绛，苔黄厚腻或黄燥，脉滑数。治法为清热凉营，解毒祛湿。治疗代表方为清瘟败毒饮加减。

2. 西医治疗要点

临床分期：根据发病机制和临床表现以及 EV 71 感染，将手足口病分为 5 期。

第 1 期（手足口出疹期）：主要表现为发热，手、足、口、臀等部位出疹（斑丘疹、丘疹、小疱疹），可伴有咳嗽、流涕、食欲不振等症状。部分病例仅表现为皮疹或疱疹性咽峡炎，个别病例可无皮疹。此期病例属于手足口病普通病例，绝大多数病例在此期痊愈。

第 2 期（神经系统受累期）：少数 EV71 感染病例可出现中枢神经系统损害，多发生在病程 1~5 天内，表现为精神差、嗜睡、易惊、头痛、呕吐、烦躁、肢体抖动、急性肢体无力、颈项强直等表现，出现脑膜炎、脑炎、脊髓灰质炎样综合征的症状体征。脑脊液检查为无菌性脑膜炎改变。脑脊髓 CT 扫描可无阳性发现，MRI 检查可见异常。

此期病例属于手足口病重症病例，但大多数病例可痊愈。

神经系统受累：①控制颅内压；②糖皮质激素治疗；③静脉注射丙种球蛋白；④其他对症治疗。

第3期（心肺功能衰竭前期）：多发生在病程5天内。目前认为此期可能与脑干炎症后植物神经功能失调或交感神经功能亢进有关，亦有认为此期是EV71感染后免疫性损伤是发病机制之一。本期病例表现为心率、呼吸增快，出冷汗，皮肤花纹，四肢发凉，血压升高，血糖升高，外周血白细胞（WBC）升高，心脏射血分数可异常。此期病例属于手足口病重症病例危重型。及时发现上述表现并正确治疗，是降低病死率的关键。

第4期（心肺功能衰竭期）：病情继续发展，会出现心肺功能衰竭，可能与脑干脑炎所致神经源性肺水肿、循环功能衰竭有关。多发生在病程5天内，年龄以0~3岁为主。临床表现为心动过速（个别患儿心动过缓），呼吸急促，口唇发绀，咳粉红色泡沫痰或血性液体，持续血压降低或休克。

亦有病例以严重脑功能衰竭为主要表现，肺水肿不明显，出现频繁抽搐、严重意识障碍及中枢性呼吸循环衰竭等。

此期病例属于手足口病重症病例危重型，病死率较高。

第5期（恢复期）：体温逐渐恢复正常，对血管活性药物的依赖逐渐减少，神经系统受累症状和心肺功能逐渐恢复，少数可遗留神经系统后遗症状。

题卡 72——桡骨下端骨折

病例摘要：

张某，女，55岁。2023年12月就诊。

患者1小时前，因下雪路滑，行走时不慎摔倒，左手掌着地。腕关节呈背伸位，左腕部肿痛，活动受限。

查体：T 36.5℃，P 70次/分，R 16次/分，BP 110/75mmHg。左腕部肿胀，呈餐叉样畸形，压痛明显，可触及骨擦感，患者末端感觉正常，腕关节功能障碍，舌淡红，苔薄白，脉弦涩。

实验室检查：腕关节正侧位X线：左桡骨远端向背侧移位。

答题要求：1. 根据上述病例摘要，在答题卡上完成书面辨证论治。

2. 鉴别诊断：请与桡腕关节脱位相鉴别。

参考答案

中医辨病辨证依据：

患者因路滑不慎摔倒跌倒时，躯干向下的重力与地面向上的反作用力交集于桡骨下端而发生骨折。局部经络阻滞，血瘀而导致局部肿痛，血为气之母，血瘀则气滞，导致局部功能障碍，脉弦涩。

西医诊断依据：

（1）患者跌倒受伤。

（2）出现伤后腕关节局部疼痛肿胀，腕关节活动障碍。

（3）伸直型桡骨下端骨折可见"餐叉"样畸形。桡骨下端压痛明显，可触及骨擦感等症状，可诊断为伸直型桡骨下端骨折。

（4）腕关节正侧位 X 线显示：左桡骨远端向背侧移位。

西医鉴别诊断：

与桡腕关节脱位相鉴别。两者有些症状相同，病因也基本相同。但是伸直型桡骨下端骨折有明显疼痛，骨擦音，患者自觉有针刺样疼痛，疼痛程度较重，局部可呈"餐叉"样畸形。关节脱位之畸形，系关节骨端脱离正常位置，使关节周围的骨性标志发生改变，患者自觉腕部疼痛，活动受限，压痛阳性，但没有骨擦音。X 线是两种疾病的主要鉴别点。

诊断：

中医疾病诊断：桡骨下端骨折　　　　　中医证候诊断：血瘀气滞证

西医诊断：桡骨下端骨折

中医整复手法：

根据患者骨折的情选用不同的整复手法。

1. 骨折线未进入关节、骨折段完整者：一助手把住上臂，术者两拇指并列置于远端背侧，其他四指置于其腕部，扣紧大小鱼际肌，先顺势拔伸 2～3 分钟，待重叠移位完全纠正后，将远段旋前，并利用牵引力骤然猛抖，同时迅速尺偏、掌屈，使之复位；若仍未完全复位，则由两助手维持牵引，术者用两拇指迫使骨折远段尺偏掌屈，即可达到解剖对位。

2. 骨折线进入关节或骨折块粉碎者：在助手和术者拔伸牵引纠正重叠移位后，术者双手拇指在背侧按压骨折远端，双手余指置于近端的掌侧端提近端向背侧，以矫正掌背侧移位，同时使腕关节掌屈、尺偏，以纠正侧方移位。

西医治疗原则与方法（药物、手术等）：

闭合整复失败者、陈旧性骨折畸形愈合者可切开复位钢板固定，骨缺损及粉碎区域应以自身松质骨植骨填充。

考点链接

1. 骨折的证候、治法、方剂

骨折初期治则是活血祛瘀、消肿止痛，中后期内服药可减免。中年骨折按三期辨证用药。老人骨折中后期着重养气血、壮筋骨、补肝肾。解除固定后，均应用中药熏洗以舒筋活络、通利关节。

2. 西医治疗要点

对于一些不稳定及粉碎性的骨折，或整复后再次错位的骨折，可考虑行切开复位内固定术。对于 Colls 骨折可行外固定架、经皮穿针内固定。托状钢板内固定适合于各种类型的 Smith 骨折，其托状端在远侧骨折端的掌面托住该骨折，近端以螺钉固定在骨折近折段骨质较硬处，此方法也适用于巴通氏骨折。

题卡 73 ——颈椎病

病例摘要：

张某，45 岁，女性，教师。

因为经常伏案工作，10 年前开始，经常出现颈肩部不适，伴有头晕头痛，疼痛向右侧上肢放射，转头或仰头时加重，无恶心呕吐，无晕倒，无踩棉花感，在当地医院行针灸、推拿、输液等治疗后，症状无明显好转而来诊。刻下症：颈肩部疼痛，不能转头，疼痛感向双侧上肢放射，以右侧为主，受风或受寒时加重，伴头晕头痛，偶尔恶心，未见呕吐，口不渴，纳眠均可，大便近日偏稀，一日 3 次。

查体：颈部有不同程度的畸形及僵硬现象，椎间孔压缩试验阳性。舌质淡，苔白腻，脉滑。

辅助检查：颈部 X 线：颈椎生理曲度变直，$C_{3~5}$ 椎体骨赘形成，项韧带钙化。颈部 CT：$C_{3~5}$ 颈椎间盘突出，后纵韧带骨化，神经根受压。

答题要求： 1. 根据上述病例摘要，在答题卡上完成书面辨证论治。

2. 鉴别诊断：请与肩周炎相鉴别。

考试时间： 60 分钟。

参考答案

中医辨病辨证依据：

中年女性患者，长期伏案工作后，出现颈肩部疼痛，不能转头，疼痛感向双侧上肢放射，以右侧为主，受风或受寒时加重，伴头晕头痛，偶尔恶心，未见呕吐，口不渴，大便溏。舌质淡，苔白腻，脉滑。综合症、舌、脉表现，辨病属颈椎病，辨证为痰浊阻肺证。患者久坐伤肉，脾气虚弱，运化不利，水湿内停，则痰浊内生。痰浊内阻，气机不畅，不通则痛，则颈肩部疼痛。痰浊内阻，阻遏中阳，阳气不升，故有头晕头痛，恶心，舌质淡，苔白腻，脉滑均为痰浊内阻之征象。

西医诊断依据：

患者以颈肩部不适疼痛就诊，伴有双上肢放射性疼痛，且体位改变时症状加重，无晕倒、恶心呕吐、踩棉花样感觉、持物不稳等症状，结合颈部 X 线和 CT 结果，可明确神经根型颈椎病诊断。

西医鉴别诊断：

与肩周炎相鉴别。肩周炎：肩周炎好发于中年女性，以肩部疼痛、运动疼痛为主要表现，是肩周肌肉、肌腱、滑囊、关节囊慢性损伤性炎症。神经根型颈椎病可引起肩部疼痛，疼痛与神经根的分布相一致。肩关节活动正常，椎间孔挤压试验、臂丛神经牵拉试验可呈阳性，颈椎 X 线多有阳性改变。肩周炎有自愈倾向，而颈椎病往往呈进行性加重。

诊断：

中医疾病诊断：颈椎病　　　　　　中医证候诊断：痰湿阻络证

西医诊断：颈椎病 – 神经根型

中医治法： 健脾化痰，通络止痛

方剂：天麻钩藤饮加减

药物组成、剂量及煎服法：

法半夏 10g	炒白术 10g	天麻 10g	陈皮 10g
茯苓 10g	川芎 10g	钩藤 15g	厚朴 9g
忍冬藤 15g	橘红 10g	生甘草 6g	

14 剂，水煎服，日 1 剂，每剂分早晚 2 次温热服

西医治疗原则与方法（药物、手术等）：

（1）药物治疗：可选择性应用止痛剂、镇静剂、维生素（如 B_1、B_{12}），对症状的缓解有一定的效果。

（2）运动疗法：各型颈椎病症状基本缓解或呈慢性状态时，可开始医疗体操以促进症状的进一步消除及巩固疗效。症状急性发作期宜局部休息，不宜增加运动刺激。有较明显或进行性脊髓受压症状时禁忌运动，特别是颈椎后仰运动应禁忌。椎动脉型颈椎病时颈部旋转运动宜轻柔缓慢，幅度要适当控制。

（3）严重者有神经根或脊髓压迫时，必要时可手术治疗。

考点链接

1. 相似疾病的鉴别

颈肋和前斜角肌综合征：患者年龄较轻，主要表现为臂丛下干或锁骨下动脉受压的症状，如上肢内侧麻木，并向 4、5 小指放射，小鱼际肌和骨间肌萎缩。若锁骨下动脉常受压，出现患肢苍白、发凉，桡动脉搏动减弱或消失，阿迪森试验（头转向患侧，深吸气后暂时憋气，桡动脉搏动减弱或消失）阳性。颈部 X 线可发现颈肋异常。无椎体骨质改变的征象。

2. 其他证候、治法、方剂

（1）风寒湿阻证：辨证要点为颈、肩、上肢窜痛麻木，以痛为主，头有沉重感，颈部僵硬，活动不利，恶寒畏风，舌淡红，苔薄白，脉弦紧。治法：祛风除湿，温经通络。治疗代表方：羌活胜湿汤。

（2）气滞血瘀证：辨证要点为颈肩部、上肢刺痛，痛处固定，伴有肢体麻木，舌质暗，有瘀斑，脉弦。治法：行气活血，化瘀通络。治疗代表方：活血舒筋汤。

（3）痰湿阻络证：辨证要点为头晕目眩，头重如裹，四肢麻木不仁，纳呆，舌暗

红，苔厚腻，脉弦滑。治法：除湿化痰，蠲痹通络。治疗代表方：天麻钩藤饮。

（4）肝肾不足证：辨证要点为眩晕头痛，耳鸣耳聋，失眠多梦，肢体麻木，面红目赤，舌红少津，苔薄，脉弦。治法：补肾肝肾，活血通络。治疗代表方：六味地黄丸。

（5）气血亏虚证：辨证要点为头晕目眩，面色苍白，心悸气短，四肢麻木，倦怠乏力，舌淡苔少，脉细弱。治法：益气养血，活血通络。治疗代表方：黄芪桂枝五物汤。

3. 西医治疗要点

（1）药物治疗：可选择性应用止痛剂、镇静剂、维生素（如 B_1、B_{12}），对症状的缓解有一定的效果。

（2）运动疗法：各型颈椎病症状基本缓解或呈慢性状态时，可开始医疗体操以促进症状的进一步消除及巩固疗效。症状急性发作期宜局部休息，不宜增加运动刺激。有较明显或进行性脊髓受压症状时禁忌运动，特别是颈椎后仰运动应禁忌。椎动脉型颈椎病时颈部旋转运动宜轻柔缓慢，幅度要适当控制。

（3）牵引治疗："牵引"在过去是治疗颈椎病的首选方法之一，但近年来发现，许多颈椎病患者在使用"牵引"之后，特别是那种长时间使用"牵引"的患者，颈椎病不但没有减轻，反而加重。

（4）严重者有神经根或脊髓压迫时，必要时可手术治疗。

题卡 74 ——腰椎间盘突出症

┤ 例 1 ├

病例摘要：

石某，男，48 岁，搬运工人。

近 5 年自觉腰部间断不适，活动时疼痛明显，弯腰搬物时加重，休息或睡觉时减轻，未引起重视，2 个月前因搬运货物时不慎跌倒而疼痛加重，伴有右侧大腿部的放射性疼痛，自服布洛芬、外敷活血止痛膏等治疗后，效果不显著，又行推拿、针灸等治疗后效果不显著，遂来就诊，刻下症见：腰部针刺样疼痛，左侧为重，伴右侧大腿部放射性疼痛，口微渴不欲饮，饮食二便尚可，睡眠较差，夜梦较多。

查体：腰部活动受限，第 4、5 腰椎旁约 1cm 处压痛阳性。舌暗红，可见散在瘀斑，舌下络脉黑且迂曲，苔薄白，脉沉涩。

辅助检查：腰椎 CT 示：L_4、L_5 椎间盘向四周膨大膨出，并见向右后超出椎体边缘，硬膜囊明显受压，右侧椎神经受压。

答题要求： 1. 根据上述病例摘要，在答题卡上完成书面辨证论治。

2. 鉴别诊断：请与腰椎结核相鉴别。

考试时间： 60 分钟。

参考答案

中医辨病辨证依据：

患者以腰部疼痛就诊，属于中医学"腰痛"的范畴，腰为肾之府，任督冲带和膀胱经均与腰部相关，使得经络畅通，气机舒达，故能伸张自如，不觉痛困。患者中年男性，病史已有5年，且近日有跌仆史，新陈瘀血阻滞经脉，气机调达不畅，不通则针刺样疼痛。瘀血内阻，影响津液正常代谢，不能上承舌面，故微渴；营血上荣舌面，故不欲饮。心为君主之官，主血脉，主神志，瘀血内阻而心神失养故夜寐不安。舌脉之象均为瘀血内阻的征象。

西医诊断依据：

患者既往腰痛病史明确，近日因跌倒病情加重，同时伴发右侧大腿的放射性疼痛。腰椎CT：L_4、L_5椎间盘向四周膨大膨出，并见向右后超出椎体边缘，硬膜囊明显受压，右侧椎神经受压。可明确腰椎间盘突出症诊断。

西医鉴别诊断：

与腰椎结核相鉴别。腰椎结核：腰痛可伴有坐骨神经痛，常有全身症状如午后低热，乏力盗汗。腰部强直，下腹部可触及冷脓肿，血沉加快。X线片：椎间隙模糊、变窄，椎体边缘骨质破坏。

诊断：

中医疾病诊断：腰痛　　　　　　　　中医证候诊断：瘀血内阻证

西医诊断：腰椎间盘突出症

中医治法： 活血化瘀，通络止痛

方剂：身痛逐瘀汤加减

药物组成、剂量及煎服法：

桃仁15g	红花20g	川芎10g	当归15g
香附15g	牛膝15g	地龙1条	秦艽15g
羌活10g	没药8g	五灵脂10g(包煎)	炙甘草10g

7剂，水煎服，日1剂，每剂分早晚2次温热服

西医治疗原则与方法（药物、手术等）：

（1）绝对卧床休息：初次发作时，应严格卧床休息，强调大、小便均不应下床或坐起，这样才能有比较好的效果。卧床休息3周后可在佩戴腰围保护下起床活动，3个月内不做弯腰持物动作。此方法简单有效，但较难坚持。缓解后，应加强腰背肌锻炼，以减少复发的几率。

（2）牵引治疗：采用骨盆牵引，可以增加椎间隙宽度，减少椎间盘内压，使椎间盘突出部分回纳，减轻对神经根的刺激和压迫，需要在专业医生指导下进行。

（3）糖皮质激素硬膜外注射：糖皮质激素是一种长效抗炎剂，可以减轻神经根周围炎症和粘连。一般采用长效皮质类固醇制剂加2%利多卡因行硬膜外注射，每周

1 次,3 次为 1 个疗程，2~4 周后可再用 1 个疗程。

如无效，可以考虑手术治疗。

考点链接

1. 相似疾病的鉴别

马尾神经瘤：以神经纤维瘤为多见，初期一般腰痛及局部压痛不明显，也无脊柱侧凸、下腰椎活动受限等症状。发病较为缓慢但持续加重，无间隙性缓解，卧床时感到疼痛加重，夜不能眠。严重者可由肿瘤压迫马尾神经，发生下肢感觉和运动障碍，以及括约肌功能紊乱，MRI 可确认。

2. 其他证候、治法、方剂

（1）寒湿腰痛：辨证要点为以腰部疼痛，受寒或阴天时加重，或有长期接触寒湿环境的病史，舌质淡，苔白腻，脉沉而迟缓为特点。治法为祛寒除湿，通络止痛。治疗代表方为甘姜苓术汤。

（2）湿热腰痛：辨证要点为以腰部疼痛，遇热加重，喜寒恶热，舌质红，苔白腻或黄腻，脉濡数或弦数。治法为清热除湿，通络止痛。治疗代表方为四妙丸。

（3）肾虚腰痛：辨证要点为腰痛隐隐，缠绵不愈，心烦少寐，口燥咽干，手足心热，舌红少苔，脉弦数。治法为滋阴益肾，代表方为左归丸。肾阳虚者腰痛隐隐，缠绵不愈，局部发凉，喜按，遇劳更甚，卧则减轻，常反复发作，面色㿠白，肢冷畏寒，舌质淡，苔薄白，脉沉细无力，治法为温阳补肾。治疗代表方为右归丸。

3. 西医治疗要点

（1）非手术疗法：主要适用于：年轻、初次发作或病程较短者；症状较轻，休息后症状可自行缓解者；影像学检查无明显椎管狭窄者。

1）绝对卧床休息。初次发作时，应严格卧床休息，强调大、小便均不应下床或坐起，这样才能有比较好的效果。卧床休息 3 周后可以在佩戴腰围保护下起床活动，3 个月内不做弯腰持物动作。此方法简单有效，但较难坚持。缓解后，应加强腰背肌锻炼，以减少复发的几率。

2）牵引治疗：采用骨盆牵引，可以增加椎间隙宽度，减少椎间盘内压，使椎间盘突出部分回纳，减轻对神经根的刺激和压迫，需要在专业医生指导下进行。

3）理疗和推拿、按摩：可缓解肌肉痉挛，减轻椎间盘内压力，但注意暴力推拿按摩可以导致病情加重，应慎重。

4）糖皮质激素硬膜外注射：糖皮质激素是一种长效抗炎剂，可以减轻神经根周围炎症和粘连。一般采用长效皮质类固醇制剂加 2% 利多卡因行硬膜外注射，每周 1 次，3 次为 1 个疗程，2~4 周后可再用 1 个疗程。

5）髓核化学溶解法：利用胶原蛋白酶或木瓜蛋白酶，注入椎间盘内或硬脊膜与突出的髓核之间，选择性溶解髓核和纤维环，而不损害神经根，以降低椎间盘内压力或使突出的髓核变小从而缓解症状。但该方法有产生过敏反应的风险。

6）经皮髓核切吸术/髓核激光气化术：通过特殊器械在 X 线监视下进入椎间隙，将部分髓核绞碎吸出或激光气化，从而减轻椎间盘内压力达到缓解症状目的，适合于膨出或轻度突出的患者，不适合于合并侧隐窝狭窄或者已有明显突出的患者及髓核已脱入椎管内者。

（2）手术治疗

1）手术适应证：①病史超过 3 个月，严格保守治疗无效或保守治疗有效，但经常复发且疼痛较重者；②首次发作，但疼痛剧烈，尤以下肢症状明显，患者难以行动和入眠，处于强迫体位者；③合并马尾神经受压表现；④出现单根神经根麻痹，伴有肌肉萎缩、肌力下降；⑤合并椎管狭窄者。

2）手术方法：经后路腰背部切口，部分椎板和关节突切除，或经椎板间隙行椎间盘切除。中央型椎间盘突出，行椎板切除后，经硬脊膜外或硬脊膜内椎间盘切除。合并腰椎不稳、腰椎管狭窄者，需要同时行脊柱融合术。

近年来，显微椎间盘摘除、显微内镜下椎间盘摘除、经皮椎间孔镜下椎间盘摘除等微创外科技术使手术损伤减小，取得了良好的效果。

例 2

病例摘要：

张某，男性，45 岁。2024 年 7 月 10 日初诊。

患者 2 个月前因腰部扭伤后出现腰痛，在久坐或长时间行走后出现腰痛症状加重，于夜间休息时腰痛有所减轻，于 2 周前出现腿痛加重。未在当地治疗，现为求进一步治疗，而来我院就诊。刻下症：劳作后出现腰痛，久坐或长时间行走后症状加重，夜间休息时腰痛有所减轻，后又出现腿痛。

查体：T 36.6℃，P 75 次/分，R 20 次/分，BP 115/80mmHg。神清，精神可。腰椎生理弧度减小，活动范围减小，腰部压痛，叩击痛，下肢放射痛。直腿抬高试验阳性，直腿抬高加强试验阳性。

辅助检查：腰椎正侧位 X 线：腰椎生理前凸变小，椎间隙变窄。腰椎 CT：腰4～5、腰 5 骶 1 椎间盘突出。

答题要求： 1. 根据上述病例摘要，在答题卡上完成书面辨证论治。

2. 鉴别诊断：请与腰椎结核相鉴别。

考试时间： 60 分钟。

参考答案

中医辨病辨证依据：

肝肾不足，筋骨不健，复受扭挫，或感风寒湿邪，经络痹阻，气滞血瘀，不通则痛。病延日久，则气血益虚，瘀滞凝结而缠绵难愈。

西医诊断依据：

（1）因腰部扭伤出现腰痛，久坐或长时间行走后症状加重，夜间休息时腰痛有所减轻，后又出现腿痛。

（2）查体：腰椎生理弧度减小，活动范围减小，腰部压痛，叩击痛，下肢放射痛。

直腿抬高试验阳性，直腿抬高加强试验阳性。

（3）辅助检查：腰椎正侧位 X 线：腰椎生理前凸变小，椎间隙变窄。腰椎 CT：腰
4~5、腰 5 骶 1 椎间盘突出。

西医鉴别诊断：

与腰椎结核相鉴别。腰椎结核：腰痛可伴有坐骨神经痛，常有全身症状，午后低
热，乏力盗汗，腰部强直，血沉增快，下腹部可触及冷脓肿。X 线片显示椎间隙模糊、
变窄，椎体相对边缘有骨质破坏。

诊断：

中医疾病诊断：腰痛　　　　中医证候诊断：气滞血瘀证

西医诊断：腰椎间盘突出症

中医治法：活血祛瘀，舒筋通络，行气止痛

方剂：身痛逐瘀汤加减

药物组成、剂量及煎服法：

秦艽 3g	川芎 6g	桃仁 9g	红花 9g
甘草 6g	羌活 3g	没药 6g	当归 9g
五灵脂 6g^(包煎)	香附 6g	牛膝 9g	地龙 6g

7 剂，水煎服，日 1 剂，每剂分早晚 2 次温热服

西医治疗原则与方法（药物、手术等）

本病治疗以非手术治疗为首选方法。主要适用于初次发作，病程短的患者，或症
状、体征较轻者。非手术治疗包括卧床休息、骨盆牵引、推拿手法、针灸疗法、封闭
疗法、中西药物治疗以及功能锻炼等。仅少数需手术治疗。

考点链接

1. 相似疾病的鉴别

（1）马尾神经瘤：以神经纤维瘤为多见，初期一般腰痛及局部压痛不明显，也无
脊柱侧凸、下腰椎活动受限等症状。发病较为缓慢但持续加重，无间歇性缓解，卧床
时感到疼痛加重，夜不能眠。严重者可由肿瘤压迫马尾神经，发生下肢感觉和运动障
碍，以及括约肌功能紊乱。脑脊液总蛋白量增高，脊髓造影显示有占位性改变。

（2）椎弓峡部裂和脊柱滑脱：腰痛常伴有坐骨神经痛，多数发生在 L$_{4~5}$，椎弓峡
部裂在斜位 X 线上显示椎弓峡部有裂隙和骨缺损。脊柱滑脱时腰椎前凸增加，椎体或
棘突有台阶样表现。X 线显示椎弓峡部有裂隙，腰椎体前移。

2. 其他证候、治法、方剂

（1）风寒痹阻证：辨证要点为腰膝腿足冷痛明显，受寒或阴雨天加重，患者感觉
腰膝或肢体发凉，遇寒冷则疼痛不适的感觉加重，得温则疼痛的感觉减轻身体舒适，
治法以祛风除湿，温经止痛，调和气血为主。治疗代表方为甘姜苓术汤加减。

（2）湿热痹阻证：辨证要点为腰膝腿足重着疼痛，肢体或心中烦热，遇热或阴雨天

则疼痛和烦热的感觉加重，恶热，汗出黏腻甚或色黄染衣，口舌干燥或口中黏腻不清爽，小便短赤，大便不畅。治法以清热利湿为主。治疗代表方为加味四妙散为主加减。

（3）肝肾亏虚证：辨证要点为腰腿疼痛反复发作，缠绵不愈，劳累后加重或复发，腰膝肢体麻木有冷感，双下肢沉重乏力，或伴有下肢肌肉萎缩。偏于阳虚者面色苍白，手足不温或腰腿发凉。治法偏于阳虚者治疗以温肾壮阳为主。治疗代表方为右归丸为主加减，也可以用中成药金匮肾气丸口服。偏于阴虚者治疗以养阴通络为主。药用左归丸为主加减，也可以用中成药六味地黄丸口服。

3. 西医治疗要点

（1）非手术疗法

腰椎间盘突出症大多数患者可以经非手术治疗缓解或治愈。其治疗原理并非将退变突出的椎间盘组织回复原位，而是改变椎间盘组织与受压神经根的相对位置或部分回纳，减轻对神经根的压迫，松解神经根的粘连，消除神经根的炎症，从而缓解症状。包括：①绝对卧床休息；②牵引治疗；③理疗和推拿、按摩；④支持治疗；⑤糖皮质激素硬膜外注射；⑥髓核化学溶解法等。

（2）经皮髓核切吸术/髓核激光气化术：适合于髓核膨出或轻度突出的患者。

（3）手术治疗

手术适应证：①病史超过3个月，严格保守治疗无效或保守治疗有效，但经常复发且疼痛较重者；②首次发作，但疼痛剧烈，尤以下肢症状明显，患者难以行动和入眠，处于强迫体位者；③合并马尾神经受压表现；④出现单根神经根麻痹，伴有肌肉萎缩、肌力下降；⑤合并椎管狭窄者。

近年来，显微内镜下椎间盘摘除、经皮椎间孔镜下椎间盘摘除等微创外科技术使手术损伤减小，取得了良好的效果。

题卡 75 ——不寐

病例摘要：

杨某，女，17岁，高中二年级学生。2023年9月18日初诊。

学习用功，父母对她寄予的希望也特别高。2024年3～6月，持续夜里翻来覆去睡不着，脑子里总是浮现白天学习的功课。白天上课精神不足、注意力不集中、精神抑郁，情绪焦躁、心烦心慌，剧烈运动无加重，学习成绩下降，胸部满闷，胁肋胀痛，食欲减退，疲乏无力，大便溏薄。

查体：T 36.2℃，P 94次/分，R 18次/分，BP 120/80mmHg。面红目赤，双肺呼吸音清，心率94次/分，律齐。肝脾肋下未及。舌质红，苔薄黄，脉弦。

辅助检查：心电图：窦性心律，88次/分，律齐。

答题要求： 1. 根据上述病例摘要，在答题卡上完成书面辨证论治。

2. 鉴别诊断：请与焦虑症相鉴别。

考试时间： 60分钟。

参考答案

中医辨病辨证依据：

患者长期精神压力大、抑郁伤肝，肝郁化火，肝火上扰心神而发为不寐，证属肝火扰心。肝火扰乱心神，故见情绪焦躁、心烦；肝气郁结，则胸部满闷、胁肋胀痛；肝气犯胃，影响脾之运化，则食欲减退、疲乏无力；舌质红，苔薄黄，脉弦均为肝火之征象。综观舌、脉、症，本证为肝火扰心之不寐，病位在肝，与心、脾、胃有关，病性为实，预后较好。

西医诊断依据：

（1）以睡眠障碍为主要症状，其他症状均继发于失眠，包括难以入睡、睡眠不深、易醒、多梦、早醒、醒后不易再睡、醒后感不适、疲乏或白天困倦。

（2）上述睡眠障碍每周至少3次，并维持1个月以上。

（3）失眠引起显著的苦恼，或精神活动效率下降，或妨碍社会功能。

（4）不是任何一种躯体疾病或精神障碍症状的一部分。

西医鉴别诊断：

与焦虑症相鉴别。焦虑症，又称为焦虑性神经症，是神经症这一大类疾病中最常见的一种，以焦虑情绪体验为主要特征。主要表现为：无明确客观对象的紧张担心，坐立不安，还有植物神经紊乱症状，如心悸、手抖、出汗等。

诊断：

中医疾病诊断：不寐（失眠）　　　　　　中医证候诊断：肝火扰心证

西医诊断：失眠症

中医治法：清肝泻火，镇心安神

方剂：龙胆泻肝汤加减

药物组成、剂量及煎服法：

龙胆6g	黄芩10g	炒栀子10g	泽泻10g
车前子10g^{（包煎）}	柴胡10g	当归10g	生地10g
白芍10g	炒枳壳10g	制香附10g	陈皮10g

7剂，水煎服，日1剂，每剂分早晚2次温热服

西医治疗原则与方法（药物、手术等）：

（1）心理治疗：应用有关心理学和医学的知识指导和帮助患者克服和纠正不良的生活方式、行为习惯、情绪障碍、认知偏见以及适应问题。

（2）药物干预：可短时间选择苯二氮䓬类（BDZ）、巴比妥类药和其他镇静催眠药。

（3）其他治疗：包括接受推拿按摩，睡前听放松音乐，增加运动量等。

考点 链 接

1. 相似疾病的鉴别

与郁病相鉴别：郁病主要表现为心情抑郁，情绪不宁，胸部满闷，胁肋胀痛，或易怒喜哭，或咽中如有异物哽塞感等。患者也会有失眠症状，但总以心情抑郁为主要症状。

2. 其他证候、治法、方剂

（1）痰热扰心证：辨证要点为心烦不寐，胸闷脘痞，泛恶嗳气，伴口苦，头重，目眩，舌质红，苔黄腻，脉滑数。治法为清化痰热，和中安神。治疗代表方为黄连温胆汤。

（2）阴虚火旺证：辨证要点为心烦不寐，心悸不安，头晕，耳鸣，健忘，腰酸梦遗，五心烦热，口干津少，舌红，脉细数。治法为滋阴降火，养心安神。治疗代表方为黄连阿胶汤合朱砂安神丸。

（3）心肾不交证：辨证要点为心烦不寐，入睡困难，心悸多梦，伴头晕耳鸣，腰膝酸软，潮热盗汗，五心烦热，咽干少津，男子遗精，女子月经不调，舌红少苔，脉细数。治法为滋阴降火，交通心肾。治疗代表方为六味地黄丸合交泰丸。

（4）心脾两虚证：辨证要点为不易入睡，多梦易醒，心悸健忘，神疲食少，伴头晕目眩，四肢倦怠，腹胀便溏，面色少华，舌淡苔薄，脉细无力。治法为补益心脾，养血安神。治疗代表方为归脾汤。

（5）心胆气虚证：辨证要点为虚烦不寐，触事易惊，终日惕惕，胆怯心悸，伴气短自汗，倦怠乏力，舌淡，脉弦细。治法为益气镇惊，安神定志。治疗代表方为安神定志丸合酸枣仁汤。

3. 西医治疗要点

（1）心理治疗。应用有关心理学和医学的知识指导和帮助患者克服和纠正不良的生活方式、行为习惯、情绪障碍、认知偏见以及适应问题。

（2）药物干预。可短时间选择苯二氮䓬类（BDZ）、巴比妥类药和其他镇静催眠药。

（3）其他治疗。包括接受推拿按摩，睡前听放松音乐，增加运动等。

第二单元　中医操作、答辩试题

一、中医操作技能

（一）叙述并指出相应的针灸穴位
以下包括了中医执业医师、中医执业助理医师考试大纲所要求的全部穴位。

题卡 1 叙述并指出迎香、尺泽、后溪的定位。

【参考答案】

迎香：在面部，鼻翼外缘中点旁开约 0.5 寸，鼻唇沟中。

尺泽：在肘前侧，位于肘横纹中，肱二头肌腱桡侧凹陷处。

后溪：在手背，第 5 掌指关节后尺侧的远侧掌横纹头赤白肉际。

题卡 2 叙述并指出地仓、孔最、委中的定位。

【参考答案】

地仓：口角旁约 0.4 寸，上直对瞳孔。

孔最：位于尺泽穴与太渊穴连线上，腕横纹上 7 寸处。

委中：腘横纹中点，当股二头肌肌腱与半腱肌肌腱的中间。

题卡 3 叙述并指出下关、列缺、承山的定位。

【参考答案】

下关：在耳屏前，下颌骨髁状突前方，当颧弓与下颌切迹所形成的凹陷中。合口有孔，张口即闭，宜闭口取穴。

列缺：桡骨茎突上方，腕横纹上 1.5 寸，当肱桡肌与拇长展肌腱之间。

承山：腓肠肌两肌腹之间凹陷的顶端处，约在委中穴与昆仑穴连线之中点。

题卡 4 叙述并指出头维、鱼际、昆仑的定位。

【参考答案】

头维：当额角发际上 0.5 寸。头正中线旁，距神庭 4.5 寸。

鱼际：第 1 掌骨中点桡侧，赤白肉际处。

昆仑：外踝尖与跟腱之间的凹陷处。

题卡 5 叙述并指出听宫、少商、申脉的定位。

【参考答案】

听宫：耳屏前，下颌骨髁状突的后方，张口时呈凹陷处。

少商：拇指桡侧指甲根角旁0.1寸。

申脉：外踝直下方凹陷中。

题卡6 叙述并指出攒竹、率谷、至阴的定位。

【参考答案】

攒竹：眉头凹陷中，约在目内眦直上。

率谷：在头部，耳尖直上入发际1.5寸。

至阴：足小趾外侧趾甲根角旁0.1寸。

题卡7 叙述并指出天柱、合谷、涌泉的定位。

【参考答案】

天柱：后发际正中直上0.5寸（哑门穴），旁开1.3寸，当斜方肌外缘凹陷中。

合谷：在手背，第1、2掌骨之间，第2掌骨桡侧的中点处。

涌泉：足趾跖屈时，约当足底（去趾）前1/3凹陷处。

题卡8 叙述并指出翳风、手三里、太溪的定位。

【参考答案】

翳风：乳突前下方与下颌角之间的凹陷中。

手三里：在阳溪与曲池连线上，肘横纹下2寸。

太溪：内踝高点与跟腱后缘连线的中点凹陷处。

题卡9 叙述并指出风池、曲池、照海的定位。

【参考答案】

风池：胸锁乳突肌与斜方肌上端之间的凹陷中，平风府穴。

曲池：屈肘成直角，在肘横纹外侧端与肱骨外上髁连线中点。

照海：内踝高点正下缘凹陷处。

题卡10 叙述并指出百会、肩髃、阳陵泉的定位。

【参考答案】

百会：后发际正中直上7寸，或当头部正中线与两耳尖连线的交点处。

肩髃：位于肩峰端下缘，当肩峰与肱骨大结节之间，三角肌上部中央。臂外展或平举时，肩部出现两个凹陷，当肩峰前下方凹陷处。

阳陵泉：腓骨小头前下方凹陷中。

题卡11 叙述并指出水沟、梁丘、天枢的定位。

【参考答案】

水沟：人中沟的上1/3与下2/3交点处。

梁丘：屈膝，在髂前上棘与髌骨外上缘连线上，髌骨外上缘上 2 寸。

天枢：脐中旁开 2 寸。

题卡 12 叙述并指出四神聪、足三里、中脘的定位。

【参考答案】

四神聪：百会前后左右各 1 寸，共 4 穴。

足三里：犊鼻穴下 3 寸，胫骨前嵴外 1 横指处。

中脘：前正中线上，脐上 4 寸。

题卡 13 叙述并指出印堂、条口、肺俞的定位。

【参考答案】

印堂：在额部，两眉头的中间。

条口：上巨虚穴下 2 寸。

肺俞：第 3 胸椎棘突下，旁开 1.5 寸。

题卡 14 叙述并指出太阳、丰隆、膈俞的定位。

【参考答案】

太阳：在颞部，当眉梢与目外眦之间，向后约 1 横指的凹陷处。

丰隆：外踝尖上 8 寸，条口穴外 1 寸，胫骨前嵴外 2 横指处。

膈俞：第 7 胸椎棘突下，旁开 1.5 寸。

题卡 15 叙述并指出内庭、通里、胃俞的定位。

【参考答案】

内庭：足背第 2、3 趾间缝纹端。

通里：腕横纹上 1 寸，尺侧腕屈肌腱的桡侧缘。

胃俞：第 12 胸椎棘突下，旁开 1.5 寸。

题卡 16 叙述并指出公孙、神门、肾俞的定位。

【参考答案】

公孙：第 1 跖骨基底部的前下方，赤白肉际处。

神门：腕横纹尺侧端，尺侧腕屈肌腱的桡侧凹陷处。

肾俞：第 2 腰椎棘突下，旁开 1.5 寸。

题卡 17 叙述并指出三阴交、内关、大肠俞的定位。

【参考答案】

三阴交：内踝尖上 3 寸，胫骨内侧面后缘。

内关：腕横纹上 2 寸，掌长肌腱与桡侧腕屈肌腱之间。

大肠俞：第 4 腰椎棘突下，旁开 1.5 寸。

题卡 18 叙述并指出地机、膻中、次髎的定位。

【参考答案】

地机：在内踝尖与阴陵泉的连线上，阴陵泉穴下 3 寸。

膻中：前正中线上，平第 4 肋间隙；或两乳头连线与前正中线的交点处。

次髎：第 2 骶后孔中，约当髂后上棘下与后正中线之间。

题卡 19 叙述并指出阴陵泉、中冲、秩边的定位。

【参考答案】

阴陵泉：胫骨内侧髁下方凹陷处。

中冲：中指尖端的中央。

秩边：平第 4 骶后孔，骶正中嵴旁开 3 寸。

题卡 20 叙述并指出血海、外关、肩井的定位。

【参考答案】

血海：屈膝，在髌骨内上缘上 2 寸，当股四头肌内侧头的隆起处。

外关：腕背横纹上 2 寸，尺骨与桡骨正中间。

肩井：肩上，大椎穴与肩峰连线的中点。

题卡 21 叙述并指出行间、期门、环跳的定位。

【参考答案】

行间：足背，当第 1、2 趾间的趾蹼缘上方纹头处。

期门：乳头直下，第 6 肋间隙，前正中线旁开 4 寸。

环跳：侧卧屈股，当股骨大转子高点与骶管裂孔连线的外 1/3 与内 2/3 交点处。

题卡 22 叙述并指出太冲、支沟、腰阳关的定位。

【参考答案】

太冲：足背，第 1、2 跖骨结合部之前凹陷中。

支沟：腕背横纹上 3 寸，尺骨与桡骨正中间。

腰阳关：后正中线上，第 4 腰椎棘突下凹陷中，约与髂嵴相平。

题卡 23 叙述并指出命门、中极、定喘的定位。

【参考答案】

命门：后正中线上，第 2 腰椎棘突下凹陷中。

中极：前正中线上，脐下 4 寸。

定喘：第 7 颈椎棘突下，旁开 0.5 寸。

题卡 24 叙述并指出悬钟、神门、内膝眼的定位。

【参考答案】

悬钟：在小腿外侧、外踝尖上3寸，腓骨前缘。

神门：腕前区，腕掌侧远端横纹尺侧端，尺侧腕屈肌腱的桡侧缘。

内膝眼：在膝部，髌韧带内侧凹陷处的中央。

题卡 25 叙述并指出气海、大陵、十宣的定位。

【参考答案】

气海：前正中线上，脐下1.5寸。

大陵：腕横纹中点，掌长肌腱与桡侧腕屈肌腱之间。

十宣：十指尖端，距指甲游离缘0.1寸，左右共10穴。

题卡 26 叙述并指出神阙、足三里、天宗的定位。

【参考答案】

神阙：脐窝中央。

足三里：犊鼻穴下3寸，胫骨前嵴外1横指处。

天宗：肩胛骨冈下窝中央凹陷处，约当肩胛冈下缘与肩胛下角之间的1/3折点处取穴。

题卡 27 叙述并指出内膝眼、肾俞、神庭的定位。

【参考答案】

内膝眼：在膝部，髌韧带内侧凹陷处的中央。

肾俞：在脊柱区，第2腰椎棘突下，后正中线旁开1.5寸。

神庭：在头部，前发际正中直上0.5寸。

题卡 28 叙述并指出少府、复溜、夹脊的定位。

【参考答案】

少府：在手掌面，第4、5掌骨之间，握拳时当小指与无名指指端之间。

复溜：太溪穴上2寸，当跟腱的前缘。

夹脊：在背腰部，当第1胸椎至第5腰椎棘突下两侧，后正中线旁开0.5寸，一侧17穴，左右共34穴。

题卡 29 叙述并指出天突、腰痛点、蠡沟的定位。

【参考答案】

天突：胸骨上窝正中。

腰痛点：在手背，当第2、3掌骨及第4、5掌骨之间，当腕背侧远端横纹与掌指关节中点处，一侧2穴，左右共4穴。

蠡沟：内踝尖上5寸，胫骨内侧面的中央。

题卡 30 叙述并指出丘墟、上巨虚、大椎的定位。

丘墟：外踝前下方，趾长伸肌腱的外侧凹陷中。

上巨虚：在犊鼻穴下6寸，足三里穴下3寸。

大椎：后正中线上，第7颈椎棘突下凹陷中。

题卡 31 叙述并指出养老、关元、中渚的定位。

养老：以手掌面向胸，当尺骨茎突桡侧骨缝凹陷中。

关元：前正中线上，脐下3寸。

中渚：手背，第4、5掌骨小头后缘之间凹陷中，当液门穴后1寸。

题卡 32 叙述并指出大横、膏肓、郄门的定位。

大横：在腹部，脐中旁开4寸。

膏肓：第4胸椎棘突下，旁开3寸。

郄门：腕横纹上5寸，掌长肌腱与桡侧腕屈肌腱之间。

（二）针灸操作

题卡 1 叙述并演示单手进针法的操作。

【参考答案】

消毒：腧穴皮肤、医生双手常规消毒。（以下进针法同此。）

只应用刺手将针刺入穴法的方法，多用于较短的毫针。用右手拇、食指持针，中指端紧靠穴位，指腹抵住针体中部，当拇、食指向下用力时，中指也随之屈曲，将针刺入，直至所需的深度。此法三指并用，尤适宜于双穴同时进针。此外，还有用拇、食指夹持针体，中指尖抵触穴位，拇、食指所夹持的针沿中指尖端迅速刺入，不施捻转。针入穴位后，中指即离开应针之穴，此时拇、食、中指可随意配合，施行补泻。

题卡 2 叙述并演示指切进针法的操作。

【参考答案】

又称爪切进针法，用左手拇指或食指端切按在腧穴位置上，右手持针，紧靠左手指甲面将针刺入腧穴。此法适宜于短针的进针。见图2-1。

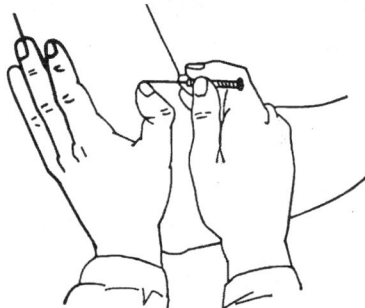

图2-1 指切进针法

题卡 3 叙述并演示夹持进针法的操作。

【参考答案】

夹持进针法，即用严格消毒的左手拇、食指二指夹住针身下端，将针尖固定在所刺腧穴的皮肤表面位置，右手捻动针柄，将针刺入腧穴。此法适用于长针的进针。

临床上也有采用插刺进针的，即单用右手拇、食指二指夹持针身下端，使针尖露出 2~3 分，对准腧穴的位置，将针迅速刺入腧穴，然后押手配合将针捻转刺入一定深度。见图 2-2。

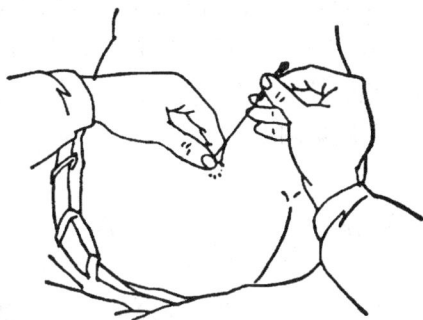

图 2-2 夹持进针法

题卡 4 叙述并演示舒张进针法的操作。

【参考答案】

用左手食、中指二指或拇、食指二指将所刺腧穴部位的皮肤向两侧撑开，使皮肤绷紧，右手持针，使针从左手食、中指二指或拇、食指二指的中间刺入。此法主要用于皮肤松弛部位的腧穴。

题卡 5 叙述并演示印堂穴针法的操作。

【参考答案】

印堂穴适用提捏进针法。

用左手拇、食指二指将所刺腧穴部位的皮肤提起，右手持针，从捏起的上端将针刺入，此法主要用于皮肉浅薄部位的腧穴。

题卡 6 叙述并演示提插法的操作。

【参考答案】

提插法是将针刺入腧穴一定深度后，施以上提下插动作的操作手法。使针由浅层向下刺入深层的操作谓之插，从深层向上引退至浅层的操作谓之提，如此反复地做上下纵向运动就构成了提插法。对于提插幅度的大小、层次的变化、频率的快慢和操作时间的长短，应根据患者的体质、病情、腧穴部位和针刺目的等而灵活掌握。使用提插法时的指力一定要均匀一致，幅度不宜过大，一般以 3～5 分为宜，频率不宜过快，每分钟 60 次左右，保持针身垂直，不改变针刺角度、方向。通常认为行针时提插的幅度大，频率快，刺激量就大；反之，提插的幅度小，频率慢，刺激量就小。

题卡 7 叙述并演示捻转法的操作。
【参考答案】
捻转法即将针刺入腧穴一定深度后，施向前向后捻转动作使针在腧穴内反复前后来回旋转的行针手法。捻转角度的大小、频率的快慢、时间的长短等，需根据患者的体质、病情、腧穴的部位、针刺目的等具体情况而定。使用捻转法时，指力要均匀，角度要适当，一般应掌握在 180° 左右，不能单向捻针，否则针身易被肌纤维等缠绕，引起局部疼痛和导致滞针而使出针困难。一般认为捻转角度大，频率快，其刺激量就大；捻转角度小，频率慢，其刺激量则小。

题卡 8 叙述并演示循法的操作。
【参考答案】
循法是医者用手指顺着经脉的循行径路，在腧穴的上下部轻柔地循按的方法。针刺不得气时，可以用循法催气。

题卡 9 叙述并演示弹法的操作。
【参考答案】
针刺后在留针过程中，以手指轻弹针尾或针柄，使针体微微振动的方法称为弹法。

题卡 10 叙述并演示刮法的操作。
【参考答案】
毫针刺入一定深度后，经气未至，以拇指或食指的指腹抵住针尾，用拇指、食指或中指指甲，由下而上或由上而下频频刮动针柄的方法称为刮法。本法在针刺不得气时用之可激发经气，如已得气者可以加强针刺感应的传导和扩散。见图 2－3。

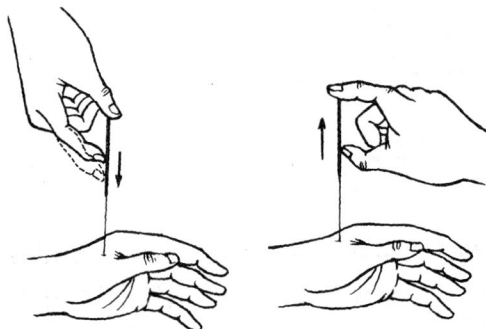

图 2－3　刮法

题卡 11 叙述并演示飞法的操作。

【参考答案】

针后不得气者，用右手拇、食指执持针柄，细细捻搓数次，然后张开两指，一搓一放，反复数次，状如飞鸟展翅，故称飞法。本法的作用在于催气、行气，并使针刺感应增强。

题卡 12 叙述并演示震颤法的操作。

【参考答案】

针刺入一定深度后，右手持针柄，用小幅度、快频率的提插、捻转手法，使针身轻微震颤的方法称震颤法。本法可促使针下得气，增强针刺感应。

题卡 13 叙述并演示瘢痕灸（化脓灸）的操作。

【参考答案】

（1）患者仰卧位或俯卧位，充分暴露待灸部位。

（2）皮肤消毒、涂擦黏附剂。

（3）点燃艾炷，每炷要燃尽：将艾炷平稳放置于腧穴上，用线香点燃艾炷顶部，待其自燃。要求每个艾炷都要燃尽，除灰，更换新艾炷继续施灸，灸满规定壮数为止。

（4）轻轻拍打穴旁，减轻施灸疼痛。

（5）形成灸疮，待其自愈：灸后局部皮肤黑硬，周边红晕，继而起水疱。一般在7日左右局部出现无菌性炎症，其脓汁清稀色白，形成灸疮。灸疮5~6周自行愈合，留有瘢痕。

题卡 14 叙述并演示无瘢痕灸的操作。

【参考答案】

（1）患者采取仰卧位或俯卧位，充分暴露待灸部位。

（2）用棉签蘸少许大蒜汁或医用凡士林或涂清水于穴区皮肤，用以黏附艾炷。

（3）点燃艾炷，每炷不可燃尽：将艾炷平置于腧穴上，用线香点燃艾炷顶部，待其自燃。要求每个艾炷不可燃尽，当艾炷燃剩 2/5~1/4，患者感觉局部有灼痛时，即可易炷再灸。

（4）掌握灸量：灸满规定壮数为止。一般应灸至腧穴局部皮肤呈现红晕而不起疱为度。

题卡 15 叙述并演示隔姜灸的操作。

【参考答案】

（1）切取生姜片，每片直径 2~3cm，厚 0.2~0.3cm，中间以针刺数孔。

（2）选取适宜体位，充分暴露待灸腧穴。

（3）放置姜片和艾炷，点燃艾炷。

（4）如患者感觉局部灼痛不可耐受，术者可用镊子将姜片一侧夹住端起，稍待片刻，重新放下再灸。

（5）更换艾炷和姜片：艾炷燃尽，除去艾灰，更换艾炷依前法再灸。施灸数壮后，姜片焦干萎缩时，应置换新的姜片。

（6）掌握灸量：一般每穴灸6～9壮，至局部皮肤潮红而不起疱为度。灸毕去除姜片及艾灰。

考点链接：

1. 隔蒜灸

操作要点：①选用鲜大蒜头，切成厚约0.2～0.3cm的薄片，中间以针刺数孔（捣蒜如泥亦可）。②选取适宜体位，充分暴露待灸腧穴。③放置蒜片和艾炷，点燃艾炷：将蒜片置于穴上，把艾炷置于蒜片中心，点燃艾炷尖端，任其自燃。④如患者感觉局部灼痛不可耐受，术者可用镊子将蒜片一侧夹住端起，稍待片刻，重新放下再灸。⑤艾炷燃尽，除去艾灰，更换艾炷依前法再灸。施灸数壮后，蒜片焦干萎缩时，应置换新的蒜片。⑥一般每穴灸5～7壮，至局部皮肤潮红而不起疱为度。灸毕去除蒜片及艾灰。

2. 隔盐灸

操作要点：①选择体位，定取腧穴：宜取仰卧位，身体放松。②取纯净干燥的食盐适量，将脐窝填平，也可于盐上再放置一姜片。③将艾炷置于盐上（或姜片上），点燃艾炷尖端，任其自燃。④调适温度，更换艾炷：若患者感觉施灸局部灼热不可耐受，术者用镊子夹去残炷，换炷再灸。⑤如上反复施灸，灸满规定壮数，一般灸5～9壮。⑥灸毕，除去艾灰、食盐。

题卡 16 试述艾条灸的方法及作用。

【参考答案】

（1）选取适宜体位，充分暴露待灸腧穴。

（2）点燃艾卷：选用纯艾卷，将其一端点燃。

（3）燃艾施灸：术者手持艾卷的中上部，将艾卷燃烧端对准腧穴，距腧穴皮肤2～3cm进行熏烤，艾卷与施灸处皮肤的距离应保持相对固定。注意：若患者感到局部温热舒适可固定不动；若感觉太烫可加大与皮肤的距离；若遇到小儿或局部知觉减退者，医者可将食、中两指，置于施灸部位两侧，通过医者的手指来测知患者局部受热程度，以便随时调节施灸时间和距离，防止烫伤。

（4）把握灸量：灸至局部皮肤出现红晕，有温热感而无灼痛为度，一般每穴灸5～10分钟。

（5）灸毕熄灭艾火。

考点链接：

1. 雀啄灸与回旋灸

雀啄灸的操作方法为术者手持艾卷的中上部，将艾卷燃烧端对准腧穴，像鸟雀啄食样一上一下移动，频率为每分钟20～25下，使艾卷燃烧端与皮肤的距离时近时远。

动作要匀速，起落幅度应大小一致。通过医者的手指来测知患者局部受热程度，以便随时调节施灸时间和距离，防止烫伤。

回旋灸的操作方法为手持艾卷的中上部，将艾卷燃烧端对准腧穴，施灸部位的皮肤保持相对固定的距离（一般在3cm左右），左右平行移动或反复旋转施灸。灸至皮肤出现红晕，有温热感而无灼痛为度，一般灸5~10分钟。

2. 温针灸

针刺得气留针：腧穴常规消毒，直刺进针，行针得气，将针留在适当的深度。截取2cm艾卷一段，将一端中心扎一小孔，深1~1.5cm。也可选用艾绒，艾绒要柔软，易搓捏。插套艾卷或搓捏艾绒，点燃：将艾卷有孔的一端经针尾插套在针柄上，插牢，不可偏歪。或将少许艾绒搓捏在针尾上，要捏紧，不可松散，以免滑落，点燃施灸。艾卷燃尽去灰，重新置艾：待艾卷或艾绒完全燃尽成灰时，将针稍倾斜，把艾灰掸落在容器中，每穴每次可施灸1~3壮。待针柄冷却后出针。

题卡 17 试述并演示刺络法的操作。

【参考答案】

（1）选择适宜的体位，确定血络。

（2）医者戴消毒手套。

（3）使血络充盈：肘、膝部静脉处放血时，一般要捆扎橡皮管。将橡皮管结扎在针刺部位的上端（近心端），以使血络怒张显现。其他部位则不方便结扎，为使血络充盈，也可轻轻拍打血络处。

（4）将血络处皮肤严格消毒。

（5）一手拇指按压在被刺部位的下端，使血络位置相对固定，一手持针，对准针刺部位，顺血络走向，斜向上与之呈45°左右刺入，以刺穿血络前壁为度，一般刺入2~3mm，然后迅速出针。

（6）根据病情需要，使其流出一定量的血液。也可轻轻按压静脉上端，以助瘀血外出。

（7）松开橡皮管，待出血自然停止。

（8）以消毒干棉球按压针孔，并以75%酒精棉球清除针处及其周围的血液。

题卡 18 试述皮肤针叩刺法的操作

以刺手拇指、中指、无名指握住针柄，食指伸直按住针柄中段，针头对准皮肤叩击，运用腕部的弹力，使针尖叩刺皮肤后，立即弹起，如此反复叩击。叩击时针尖与皮肤必须垂直，弹刺要准确，强度要均匀，可根据病情选择不同的刺激部位或刺激强度。

题卡 19 试述耳穴压丸法的操作

探查耳穴敏感点，确定贴压部位，用75%酒精自上而下、由内到外、从前到后消毒耳部皮肤，选用质硬而光滑的王不留行或莱菔子等丸状物粘附在 0.7cm×0.7cm 大小的胶布中央，医者一手固定耳廓，另一手用止血钳或镊子夹住贴敷于选好耳穴的部位上，并给予适当按压（揉），使患者有热、麻、胀、痛感觉，即"得气"，根据病情嘱患者定时按揉。

（三）中医基本操作

题卡 1 叙述并演示中医望舌的操作。

【参考答案】

（1）望舌时医生的姿势可略高于患者，保证视野平面略高于患者的舌面，以便俯视舌面。

（2）望舌时注意光线必须直接照射于舌面，使舌面明亮，以便于正确进行观察。

（3）望舌一般应当按照基本顺序进行：先察舌质，再察舌苔。察舌质：先察舌色，再察舌形，次察舌态。查舌苔时：先察苔色，再察苔质，次察舌苔分布。对舌分部观察时先看舌尖，再看舌中舌边，最后观察舌根部；望舌时做到迅速敏捷，全面准确，时间不可太长。若一次望舌判断不准确，可让患者休息 3~5 分钟后重新望舌。

题卡 2 叙述并演示中医脉诊及指法的操作。

【参考答案】

诊脉指法主要包括有选指、布指、运指三部分。

（1）选指。医生用左手或右手的食指、中指和无名指三个手指指目诊察，指目是指尖和指腹交界棱起之处，是手指触觉较灵敏的部位。诊脉者的手指指端要平齐即三指平齐，手指略呈弓形，与受诊者体表约呈 45°左右为宜，这样的角度可以使指目紧贴于脉搏搏动处。

（2）布指。中指定关，医生先以中指按在掌后高骨内侧动脉处，然后食指按在关前（腕侧）定寸，无名指按在关后（肘侧）定尺。布指的疏密要与患者手臂长短及医生手指粗细相适应，如患者的手臂长或医者手指较细者，布指宜疏，反之宜密。定寸时可选取太渊穴所在位置（腕横纹上），定尺时可考虑按寸到关的距离确定关到尺的长度以明确尺的位置。寸关尺不是一个点，而是一段脉管的诊察范围。

（3）运指。医生运用指力的轻重、挪移及布指变化以体察脉象。常用的指法有举、按、寻、循、总按和单诊等，注意诊察患者的脉位（浮沉、长短）、脉次（至数与均匀度）、脉形（大小、软硬、紧张度等）、脉势（强弱与流利度等）及左右手寸关尺各部表现。

题卡 3 叙述并演示诊察小儿食指络脉的操作。

【参考答案】

诊察小儿指纹时，令家长抱小儿面向光亮，医生用左手拇指和食指握住小儿食指末端，再以右手拇指的侧缘蘸少许清水后在小儿食指掌侧前缘从指尖向指根部推擦几次，用力要适中，使指纹显露，便于观察。

小儿食指按指节分为三关：食指第一节（掌指横纹至第二节横纹之间）为风关，第二节（第二节横纹至第三节横纹之间）为气关，第三节（第三节横纹至指端）为命关。

根据络脉在食指三关出现的部位，可以测定邪气的浅深、病情的轻重。

题卡 4 叙述望面部的部位和意义

患者正坐，光线充足，将面部划分为以下几个部位，额头——庭，眉心上——阙上，印堂——阙中，鼻根又称为阙下（下极、山根），鼻柱（年寿）、鼻尖（面王、准头），人中面王之下。两颊、人中（面王以下）。

其候的脏腑分别是额——首面，眉心上——咽喉，印堂——肺，鼻根——心，鼻柱——肝，鼻柱旁——胆，鼻尖——脾，鼻翼旁——小肠，鼻翼——胃，颧骨下——大肠，面颊——肾，人中——膀胱、子处。

（四）中医推拿技术

题卡 1 叙述并演示小鱼际擦法在肩井穴的操作。

【参考答案】

肩井穴的定位：肩胛区，第7颈椎棘突与肩峰最外侧点连线的中点。

小鱼际擦法：拇指自然伸直，余指屈曲，以肘关节为支点，前臂主动做旋推运动，带动腕关节做大幅的屈伸活动，使小鱼际和手背在治疗部位上作持续不断的来回动的手法。

操作步骤：①准备工作：患者充分暴露按摩部位，医者消毒并铺巾。②在肩井穴施小鱼际法。③拍打法结束。

注意事项：肩关节放松下垂，肘关节自然屈曲约40°，屈伸幅度应在120°左右，使掌背部分的二分之一面积（尺侧）依次接触治疗部位。

题卡 2 叙述并演示颈项部拿法的操作。

【参考答案】

（1）以拇指和其余手指的指面相对用力，捏住施术部位，肌肤逐渐收紧、提起腕关节放松。

（2）以拇指同其他手指的对合力进行轻重交替、连续不断地提捏并施以揉动。

（3）拿法注意协调，复合手法注意捏、提、揉这三种成分。

题卡 3 叙述并演示一指禅推法在中脘穴的操作。

（1）中脘穴的定位在腹部正中，肚脐直上4寸，在模拟人体上采用正确的定位方法（体表解剖标志、骨度分寸、手指同身寸）准确取穴。

（2）操作者手握空拳，拇指指端自然着实吸定于穴位，沉肩、垂肘、悬腕，运用前臂主动运动带动腕关节有节律的摆动，使力度轻重交替、持续不断地作用于穴位上，紧推慢移，频率120～160次/分。

题卡 4 叙述并演示大鱼际揉腹部的操作。

用大鱼际着力于腹部，做轻柔缓和的环旋活动。以肢体的近端带动远端做小幅度的环旋揉动，着力部位要吸定于治疗部位，并带动深层组织，压力要均匀，动作要协调且有节律，揉动的幅度要适中，不宜过大或过小。大鱼际揉法中，前臂有推旋动作，腕部宜放松。

题卡 5 叙述并演示掌推法治疗胃气上逆的操作。

用掌着力于胃脘部，自上向下进行单方向的直线推动。

动作要领：着力部位要紧贴皮肤，压力适中，做到轻而不浮，重而不滞。推时应手指在前，掌根在后。注意推动的方向。速度要均匀。

题卡 6 叙述并演示肩关节抖法的操作。

患者取坐位。医生站在患侧，双手握住患者的手指并使患者肩关节外展，在牵引的情况下，做连续、小幅度、均匀、快速的上下抖动，使抖动上传至肩关节，而使肩关节抖动的幅度最大。在抖动过程中，可以瞬间加大抖动幅度 3~5 次，但只加大抖动的幅度，不加大牵引力。

题卡 7 叙述并演示腰部抖法的操作。

患者取俯卧位。一助手固定患者腋下。医生双手托住患者两个踝关节，两臂伸直，身体后仰，与助手相对用力，牵引患者的腰部，待患者腰部放松后，医生身体先向前，然后身体后仰，瞬间用力，上下抖动，使患者腰部抖动的幅度最大。如此反复操作 3~5 次。

题卡 8 叙述并演示捏脊法的操作。

捏脊方向为自下而上，从臀裂至颈部大椎穴。两手腕关节略背伸，拇指横抵于皮肤，食、中两指置于拇指前方的皮肤处，以三指捏拿肌肤，两手边捏边交替前进。一般捏 3~5 遍，以皮肤微微发红为度。在捏最后一遍时，常常捏三下，向上提一次，称为"捏三提一"，目的在于加大刺激量。

（五）拔罐技术

题卡 1 叙述并演示闪罐法的操作。

用镊子夹住略蘸酒精的棉球，或手持闪火器（用细铁丝将纱布缠绕于 7~8 号的粗铁丝的一端，将纱布蘸少许酒精），一手握罐体，将棉球或纱布点燃后立即伸入罐内闪火即退出，速将罐扣于应拔部位。用闪火法将玻璃罐吸拔于应拔部位，随即取下，再吸拔、再取下，反复吸拔至皮肤潮红，或罐体底部发热为度。

题卡 2 叙述并演示走罐法的操作。

先于施罐部位涂上润滑剂，以凡士林、润肤霜为佳（亦可用水或药液），同时将玻璃罐口亦涂上油脂。用闪火法吸拔后，以手握住罐底，稍倾斜，稍用力将罐沿着肌肉、骨骼、经络循行路线推拉（罐具前进方向略提起，后方着力），反复运作至走罐区皮肤紫红色为度。

走罐时动作宜轻柔，用力要均匀、平稳、缓慢。罐内负压大小以推拉顺利为宜，若负压过大或用力过重、速度过快，患者易疼痛难忍，且易拉伤皮肤；负压过小，吸拔力不足，罐容易脱落，治疗效果差。

题卡 3 叙述并演示刺络拔罐法的操作。

刺络拔罐法即拔罐与刺血疗法配合应用的治法。于施术穴位或患处常规消毒后，用皮肤针、三棱针、注射针或粗毫针点刺皮肤渗血，或挑刺皮下血络或纤维数根，然后拔留罐，至拔出少量恶血为度；起罐后用消毒棉球擦净血迹。挑刺部位用创可贴贴1～2天伤口即愈。

二、中医针灸答辩

（一）穴位主治

题卡 1 回答迎香、尺泽、后溪的主治病证。

【参考答案】

迎香：①鼻塞，鼻衄，口眼㖞斜等局部病证；②胆道蛔虫症。

尺泽：①咳嗽、气喘、咯血、咽喉肿痛等肺系实热性病证；②肘臂挛痛；③急性吐泻、中暑、小儿惊风等急症。

后溪：①耳聋，目赤；②癫狂痫；③疟疾；④头项强痛、腰背痛、手痛。

题卡 2 回答地仓、孔最、委中的主治病证。

【参考答案】

地仓：口角㖞斜、流涎、三叉神经痛等局部病证。

孔最：①咯血、咳嗽、气喘、咽喉肿痛等肺系病证；②肘臂挛痛。

委中：①腰背痛、下肢痿痹等腰及下肢病证；②腹痛，急性吐泻；③小便不利，遗尿；④丹毒。

题卡 3 回答下关、列缺、承山的主治病证。

【参考答案】

下关：①牙关不利、三叉神经痛、齿痛、口眼㖞斜等面口病证；②耳聋、耳鸣、聤耳等耳部疾患。

列缺：①咳嗽、气喘、咽喉肿痛等肺系病证；②头痛、齿痛、项强、口眼㖞斜等头项部疾患。

承山：①腰腿拘急、疼痛；②痔疾，便秘。

题卡 4 回答头维、鱼际、昆仑的主治病证。

【参考答案】

头维：头痛、目眩、目痛等头目病证。

鱼际：①咳嗽、咯血、咽干、咽喉肿痛、失音等肺系热性病；②小儿疳积。

昆仑：①后头痛、项强、腰骶疼痛、足踝肿痛等痛证；②癫痫；③滞产。

题卡 5 回答听宫、少商、申脉的主治病证。

【参考答案】

听宫：①耳鸣、耳聋、聤耳等耳疾；②齿痛。

少商：①咽喉肿痛、鼻衄、高热等肺系实热证；②癫狂、昏迷。

申脉：①头痛、眩晕，癫狂痫证、失眠等神志疾患；②腰腿酸痛。

题卡 6 回答攒竹、率谷、至阴的主治病证。

【参考答案】

攒竹：①头痛、眉棱骨痛；②眼睑瞤动、眼睑下垂、口眼㖞斜、目视不明、流泪、
目赤肿痛等目部病证；③呃逆。

率谷：①偏头痛；②耳鸣、耳聋等耳疾；③小儿急、慢惊风。

至阴：①胎位不正、滞产；②头痛，目痛；③鼻塞，鼻衄。

题卡 7 回答天柱、合谷、涌泉的主治病证。

【参考答案】

天柱：①后头痛，项强，肩背腰痛等痹证；②鼻塞；③癫狂痫证；④热病。

合谷：①头痛、目赤肿痛、牙痛、鼻衄、口眼㖞斜、耳聋等头面五官诸疾；②发
热恶寒等外感病证；③热病无汗或多汗；④经闭、滞产等妇产科病证。

涌泉：①昏厥、中暑、小儿惊风、癫狂痫等急症及神志病证；②头痛，头晕，目
眩，失眠；③咯血、咽喉肿痛、喉痹等肺系病证；④大便难，小便不利；
⑤奔豚气；⑥足心热。

题卡 8 回答翳风、手三里、太溪的主治病证。

【参考答案】

翳风：①耳鸣、耳聋等耳疾；②口眼㖞斜、面风、牙关紧闭，颊肿等面、口病证；
③瘰疬。

手三里：①手臂无力、上肢不遂等上肢病证；②腹痛、腹泻；③齿痛，颊肿。

太溪：①头痛、目眩、失眠、健忘、遗精、阳痿等肾虚证；②咽喉肿痛、齿痛、

耳鸣、耳聋等阴虚性五官病证；③咳嗽、气喘、咯血、胸痛等肺部疾患；④消渴，小便频数，便秘；⑤月经不调；⑥腰脊痛，下肢厥冷。

题卡 9 回答风池、曲池、照海的主治病证。
【参考答案】

风池：①中风、癫痫、眩晕等内风所致的病证；②感冒、鼻塞、衄血、目赤肿痛、口眼㖞斜等外风所致的病证；③头痛，耳鸣，耳聋；④颈项强痛。

曲池：①手臂痹痛、上肢不遂等上肢病证；②热病；③高血压；④癫狂；⑤腹痛、吐泻等肠胃病证；⑥咽喉肿痛、齿痛、目赤肿痛等五官热性病证；⑦瘾疹、湿疹、瘰疬等皮肤、外科疾患。

照海：①失眠、癫痫等精神、神志疾患；咽喉干痛、目赤肿痛等五官热性疾患；②月经不调、带下、阴挺等妇科病证；③小便频数，癃闭。

题卡 10 回答百会、肩髃、阳陵泉的主治病证。
【参考答案】

百会：①痴呆、中风、失语、失眠、健忘、癫狂痫证、癔症等神志病证；②头风、头痛、眩晕、耳鸣等头面病证；③脱肛、阴挺、胃下垂、肾下垂等气失固摄而致的下陷性病证。

肩髃：①肩臂挛痛、上肢不遂等肩、上肢病证；②瘾疹。

阳陵泉：①黄疸、胁痛、口苦、呕吐、吞酸等肝胆犯胃病证；②膝肿痛、下肢痿痹及麻木等下肢、膝关节疾患；③小儿惊风。

题卡 11 回答水沟、梁丘、天枢的主治病证。
【参考答案】

水沟：①昏迷、惊厥、中风、中暑、休克、呼吸衰竭等急危重症，为急救要穴之一；②癔症、癫狂痫证、急慢惊风等神志病证；③鼻塞、鼻衄、面肿、口㖞、齿痛、牙关紧闭等面鼻口部病证；④闪挫腰痛。

梁丘：①急性胃病、膝肿痛、下肢不遂等下肢病证；②乳痈、乳痛等乳疾。

天枢：①腹痛、腹胀、便秘、腹泻、痢疾等胃肠病证；②月经不调、痛经等妇科疾患。

题卡 12 回答四神聪、足三里、中脘的主治病证。
【参考答案】

四神聪：①头疼、眩晕、失眠健忘等情志疾病；②目疾。

足三里：①胃痛、呕吐、噎膈、腹胀、腹泻、痢疾、便秘等胃肠病证；②下肢痿痹；③癫狂等神志病；④乳痈、肠痈等外科疾患；⑤虚劳诸证，为强壮保健要穴。

中脘：①胃痛、腹胀、纳呆、呕吐、吞酸、呃逆、小儿疳积等脾胃病证；②水肿；③黄疸；④癫狂，脏躁。

题卡 13 回答印堂、条口、肺俞的主治病证。

【参考答案】

印堂：①痴呆、痫证、失眠、健忘等神志疾病；②头痛、眩晕；③鼻衄，鼻渊；④小儿惊风，产后血晕，子痫。

条口：①下肢痿痹，转筋；②肩臂痛；③脘腹疼痛。

肺俞：①咳嗽、气喘、咯血等肺疾；②骨蒸潮热、盗汗等阴虚病证。

题卡 14 回答太阳、丰隆、膈俞的主治病证。

【参考答案】

太阳：①头痛；②目疾；③面瘫。

丰隆：①头痛，眩晕；②癫狂；③咳嗽痰多等痰饮病证；④下肢痿痹；⑤腹胀，便秘。

膈俞：①呕吐、呃逆、气喘、吐血等上逆之证；②贫血；③瘾疹，皮肤瘙痒；④潮热，盗汗；⑤血瘀诸证。

题卡 15 回答内庭、通里、胃俞的主治病证。

【参考答案】

内庭：①齿痛、咽喉肿痛、鼻衄等五官热性病证；②热病；③吐酸、腹泻、痢疾、便秘等肠胃病证；④足背肿痛，跖趾关节痛。

通里：①心悸、怔忡等心病；②舌强不语，暴喑；③腕臂痛。

胃俞：胃脘痛、呕吐、腹胀、肠鸣等胃疾。

题卡 16 回答公孙、神门、肾俞的主治病证。

【参考答案】

公孙：①胃痛、呕吐、腹痛、腹泻、痢疾等脾胃肠腑病证；②心烦、失眠、狂证等神志病证；③逆气里急、气上冲心（奔豚气）等冲脉病证。

神门：①心痛、心烦、惊悸、怔忡、健忘、失眠、痴呆、癫狂痫等心与神志病证；②高血压；③胸胁痛。

肾俞：①头晕、耳鸣、耳聋、腰酸痛等肾虚病证；②遗尿、遗精、阳痿、早泄、不育等生殖泌尿系统疾患；③月经不调、带下、不孕等妇科病证。

题卡 17 回答三阴交、内关、大肠俞的主治病证。

【参考答案】

三阴交：①肠鸣腹胀、腹泻等脾胃虚弱诸证；②月经不调、带下、阴挺、不孕、

滞产等妇产科病证；③遗精、阳痿、遗尿等生殖泌尿系统疾患；④心悸、
失眠、高血压；⑤下肢痿痹；⑥阴虚诸证。

内关：①心痛、胸闷、心动过速或过缓等心疾；②胃痛、呕吐、呃逆等胃腑病证；
③中风；④失眠、郁证、癫狂病证等神志病证；⑤眩晕症，如晕车、晕船、
耳源性眩晕；肘臂挛痛。

大肠俞：①腰腿痛；②腹胀、腹泻、便秘等胃肠病证。

题卡 18 回答地机、膻中、次髎的主治病证。

【参考答案】

地机：①痛经、崩漏、月经不调等妇科病；②腹痛、腹泻等脾胃病证；③小便不
利、水肿等脾不运化水湿病证。

膻中：①咳嗽、气喘、胸闷、心痛、噎膈、呃逆等胸中气机不畅的病证；②产后
乳少、乳痈、乳癖等胸乳病证。

次髎：①月经不调、痛经、带下等妇科病证；②小便不利；③遗精；④疝气；
⑤腰骶痛；⑥下肢痿痹。

题卡 19 回答阴陵泉、中冲、秩边的主治病证。

【参考答案】

阴陵泉：①腹胀、腹泻、水肿、黄疸、小便不利等脾不运化水湿病证；②膝痛。

中冲：中风昏迷、舌强不语、中暑、昏厥、小儿惊风等急症。

秩边：①腰骶痛、下肢痿痹等腰及下肢病证；②小便不利；③便秘、痔疾；
④阴痛。

题卡 20 回答血海、外关、肩井的主治病证。

【参考答案】

血海：①月经不调、痛经、经闭等月经病；②瘾疹、湿疹、丹毒等血热性皮肤病。

外关：①热病；头痛、目赤肿痛、耳鸣、耳聋、喉痹等头面五官病证；②瘰疬；
③胁肋痛；④上肢痿痹不遂。

肩井：①颈项强痛、肩背疼痛、上肢不遂；②难产、乳痈、乳汁不下、乳癖等妇
产科及乳房疾患，瘰疬。

题卡 21 回答行间、期门、环跳的主治病证。

【参考答案】

行间：中风、癫痫、头痛、目眩、目赤肿痛、青盲、口㖞等肝经风热病证。

期门：①胸胁胀痛、呕吐、吞酸、呃逆、腹胀、腹泻等肝胃病证；②奔豚气；
③乳痈。

环跳：①腰胯疼痛，下肢痿痹，半身不遂等腰腿疾患；②风疹。

题卡 22 回答太冲、支沟、腰阳关的主治病证。

【参考答案】

太冲：①中风、癫狂痫、小儿惊风；头痛、眩晕、耳鸣、目赤肿痛、口喎、咽痛等肝经风热病证；②月经不调、痛经、闭经、崩漏、带下等妇科经带病证；③黄疸、胁痛、腹胀、呕逆等肝胃病证；④癃闭，遗尿；⑤下肢痿痹，足跗肿痛。

支沟：①便秘；②耳鸣，耳聋；③暴喑；④瘰疬；⑤胁肋疼痛；⑥热病。

腰阳关：①腰骶疼痛，下肢痿痹；②月经不调、赤白带下等妇科病证；③遗精、阳痿等男科病证。

题卡 23 回答命门、中极、定喘的主治病证。

【参考答案】

命门：①腰脊强痛、下肢痿痹；②月经不调、赤白带下、痛经、经闭、不孕等妇科病证；③遗精、阳痿、精冷不育、小便频数等男性肾阳不足性病证；④小腹冷痛、腹泻。

中极：①遗尿、小便不利、癃闭等泌尿系病证；②遗精、阳痿、不育等男科病证；③月经不调、崩漏、阴挺、阴痒、不孕、产后恶露不尽、带下等妇科病证。

定喘：①哮喘，咳嗽；②肩背痛，落枕。

题卡 24 回答大椎、关元、内膝眼的主治病证。

【参考答案】

大椎：①热病、疟疾、恶寒发热、咳嗽、气喘等外感病证；②骨蒸潮热；癫狂痫证、小儿惊风等神志病证；③项强、脊痛；④风疹，痤疮。

关元：①中风脱证、虚劳冷惫、羸瘦无力等元气虚损病证；②少腹疼痛、疝气；③腹泻痢疾、脱水、便血等肠腑病证；④五淋、尿血、尿闭、尿频等泌尿系病证；⑤遗精、阳痿、早泄、白浊等男科病；⑥月经不调、痛经等妇科病证。

内膝眼：①膝痛、腿痛；②脚气。

题卡 25 回答气海、大陵、十宣的主治病证。

【参考答案】

气海：①虚脱、形体羸瘦、脏气衰惫、乏力等气虚病证；②水谷不化、绕脐疼痛、腹泻、痢疾、便秘等肠腑病证；③小便不利、遗尿等泌尿系统病证；④遗精、阳痿、疝气；⑤月经不调、痛经、经闭、崩漏、带下、阴挺、产后恶露不尽、胞衣不下等妇科病证。

大陵：①心痛、心悸、胸胁满痛；②胃痛、呕吐、口臭等胃腑病证；③喜笑悲恐、癫狂痫证等神志疾患；④臂、手挛痛。

十宣：昏迷；癫痫；高热，咽喉肿痛；手指麻木。

题卡 26 回答神阙、足三里、天宗的主治病证。

【参考答案】

神阙：①虚脱、中风脱证等元阳暴脱；②腹痛、腹胀、腹泻、痢疾、便秘、脱肛等肠腑病证；③水肿，小便不利。

足三里：①胃痛、呕吐、噎膈、腹胀、腹泻、痢疾、便秘等胃肠病证；②下肢痿痹；③癫狂等神志病证；④乳痈、肠痈等外科疾患；⑤虚劳诸证，为强壮保健要穴。

天宗：①肩胛疼痛、肩背部损伤等局部病证；②气喘。

题卡 27 回答并指出少府、复溜、夹脊的主治病症。

【参考答案】

少府：①心悸，胸痛；②阴痒，阴痛；③痈疡；④小指挛痛。

复溜：①水肿，汗证；②腹胀，腹泻；③腰脊强痛，下肢痿痹。

夹脊：适应范围较广，其中上胸部的穴位治疗心肺、上肢疾病；下胸部的穴位治疗胃肠疾病；腰部的穴位治疗腰腹及下肢疾病。

题卡 28 回答并指出天突、腰痛点、蠡沟的主治病证。

天突：①咳嗽，哮喘，胸痛，咽喉肿痛，暴喑；②瘿气，梅核气，噎膈。

腰痛点：急性腰扭伤。

蠡沟：①月经不调，赤白带下，阴挺，阴痒；②小便不利，疝气，睾丸肿痛。

题卡 29 回答并指出丘墟、上巨虚、大椎的主治病证。

丘墟：①目赤肿痛；②颈项痛，胸胁痛；③下肢痿痹，外踝肿痛。

上巨虚：①肠鸣、腹痛、腹泻、便秘、肠痈等肠胃疾患；②下肢痿痹。

大椎：①热病，疟疾；②恶寒发热，咳嗽，气喘，骨蒸潮热，胸痛；③癫狂痫，小儿惊风；④项强，脊痛；⑤风疹，痤疮。

题卡 30 回答并指出养老、关元、中渚的主治病证。

养老：①目视不明；②肩、背、肘、臂酸痛。

关元：①中风脱证，虚劳冷惫；②少腹疼痛，腹泻，痢疾，脱肛，疝气；③五淋，便血，尿血，尿闭，尿频；④遗精，阳痿，早泄，白浊；⑤月经不调，痛经，经闭，崩漏，带下，阴挺，恶露不尽，胞衣不下。

中渚：①头痛，目赤，耳鸣，耳聋，喉痹；②热病；③肩背肘臂酸痛，手指不能屈伸。

题卡 31 回答并指出大横、膏肓、郄门的主治病证。

大横：腹痛、腹泻、便秘等。

膏肓：①咳嗽，气喘，肺痨，②肩胛痛；③虚劳诸疾。

郄门：①心痛，心悸，心烦，胸痛；②咳血，呕血，衄血；③疔疮；④癫痫。

（二）针刺急症处理

题卡 1 试述针刺治疗时发生晕针的处理。

【参考答案】

分五个步骤：①立即停止针刺，将针全部起出。②使患者平卧，宽衣、注意保暖。③轻者仰卧片刻，给饮温开水或糖水后，即可恢复正常。④重者在上述处理基础上，可刺人中、素髎、内关、足三里，或温灸百会、关元、气海等穴，即可恢复。⑤若仍不省人事，呼吸细微，脉细弱者，可考虑配合其他治疗或采用急救措施。

题卡 2 试述针刺治疗时发生滞针的处理。

【参考答案】

若患者精神紧张，局部肌肉过度收缩时，可稍延长留针时间，或于滞针腧穴附近进行循按或叩弹针柄，或在附近再刺一针，以宣散气血，而缓解肌肉的紧张。若行针不当，或单向捻针而致者，可向相反方向将针捻回，并用刮柄、弹柄法，使缠绕的肌纤维回释，即可消除滞针。

题卡 3 试述针刺治疗时发生弯针的处理。

【参考答案】

出现弯针后，即不得再行提插、捻转等手法。如针柄轻微弯曲，应慢慢将针起出。若弯曲角度过大时，应顺着弯曲方向将针起出。若由患者移动体位所致，应使患者慢慢恢复原来体位，局部肌肉放松后，再将针缓缓起出。切忌强行拔针，以免将针体折断，留在体内。

题卡 4 试述针刺治疗时发生断针的处理。

【参考答案】

医者态度必须从容镇静，嘱患者切勿变更原有体位，以防断针向肌肉深部陷入。若残端部分针身显露于体外时，可用手指或镊子将针起出。若断端与皮肤相平或稍凹陷于体内者，可用左手拇、食指二指垂直向下挤压针孔两旁，使断针暴露体外，右手持镊子将针取出。若断针完全深入皮下或肌肉深层时，应在 X 线下定位，手术取出。

题卡 5 试述针刺治疗时发生血肿的处理。

【参考答案】

若微量的皮下出血而局部小块青紫时，一般不必处理，可以自行消退。若局部肿胀疼痛较剧，青紫面积大而且影响活动功能时，可先做冷敷止血后，再做热敷或在局部轻轻揉按，以促使局部瘀血消散吸收。

题卡 6 试述灸法治疗后皮肤灼伤及起疱的处理。

【参考答案】

施灸后，局部皮肤出现微红灼热，属于正常现象，无需处理。如因施灸过量，时间过长，局部出现小水疱，只要注意不擦破，可任其自然吸收。如水疱较大，可用消毒的毫针刺破水疱，放出水液，或用注射针抽出水液，再涂以龙胆紫，并以纱布包敷。如用化脓灸者，在灸疮化脓期间，要注意适当休息，加强营养，保持局部清洁，并可用敷料保护灸疮，以防污染，待其自然愈合。如处理不当，灸疮脓液呈黄绿色或有渗血现象者，可用消炎药膏或玉红膏涂敷。

题卡 7 试述针刺治疗时刺伤内脏的处理

【参考答案】

伤轻者，卧床休息后一般即可自愈。如果损伤严重或出血明显者，应密切观察，注意病情变化，特别是要定时检测血压。对于出现休克、腹膜刺激征者，应立即采取相应措施，不失时机地进行抢救。

题卡 8 试述针刺治疗时刺伤肝、脾时会出现的症状。

【参考答案】

刺伤肝、脾时，可引起内出血，患者可感到肝区或脾区疼痛，有的可向背部放射，如出血不止，腹腔内积血过多，会出现腹痛、腹肌紧张，并有压痛及反跳痛等急腹症症状。

题卡 9 试述针刺治疗时刺伤心脏时会出现的症状。

【参考答案】

刺伤心脏时，轻者可出现强烈的刺痛；重者有剧烈的撕裂痛，引起心外射血，立即导致休克、死亡。

题卡 10 试述针刺治疗时刺伤肾脏时会出现的症状。

【参考答案】

刺伤肾脏时，可出现腰痛，肾区叩击痛，血尿，严重时血压下降、休克。

★**考点链接：**刺伤胆囊、膀胱、胃、肠等空腔脏器时，可引起局部疼痛、腹膜刺激征或急腹症症状。

题卡 11 试述针刺治疗时刺伤脑脊髓的表现和处理方法。

【参考答案】

刺伤脊髓，可出现触电样感觉向肢端放射引起暂时性瘫痪，有时可危及生命。医者应立即出针。轻者，应安静休息，经过一段时间，可自行恢复。重则应配合有关科室如神经外科，进行及时的抢救。

题卡 12 试述针刺治疗时造成外周神经损伤的表现和处理方法。

【参考答案】

误刺外周神经，可当即出现一种向末梢放散的麻木感，若造成损伤，则该神经分布区可出现感觉障碍，包括麻木、发热、痛觉、触觉及温觉减退等。同时，有程度不等的功能障碍、肌肉萎缩。应该在损伤后 24 小时内即采取针灸、按摩治疗措施，并嘱患者加强功能锻炼。

题卡 13 试述针刺后患者长期服用阿司匹林等药物导致出血血肿的处理方法。

【参考答案】

①微量的皮下出血，局部小青紫，不必处理，可自行消退。②局部肿胀疼痛剧烈，青紫面积大且影响到功能活动，可先冷敷止血，再做热敷或在局部轻轻揉按，以促使瘀血消散吸收。

（三）针灸治疗急症操作

题卡 1 针灸治疗偏头痛的治法、主穴。

【参考答案】

治法：疏泄肝胆，通经止痛。取足厥阴、手足少阳经穴及局部穴为主。

主穴：太冲、足临泣、外关、风池、率谷、阿是穴。

★**考点链接**：肝阳上亢配百会、行间；痰湿偏盛配中脘、丰隆；瘀血阻络配血海、膈俞。

题卡 2 针灸治疗落枕的治法、主穴。

【参考答案】

治法：舒筋通络，活血止痛。以局部阿是穴及手太阳、足少阳经穴为主。

主穴：外劳宫、阿是穴、天柱。

★**考点链接**：病在督脉、太阳经配后溪、昆仑；病在少阳经配外关、肩井。

题卡 3 针灸治疗中风中经络的治法、主穴。

【参考答案】

治法：醒脑开窍，滋补肝肾，疏通经络。以手厥阴、督脉及足太阴经穴为主。

主穴：内关、水沟、三阴交、极泉、尺泽、委中。

★**考点链接**：中风分为中经络和中脏腑之分。

中脏腑的治法：醒脑开窍，启闭固脱。以手厥阴经及督脉穴和十二井穴为主。

闭证加十二井穴、太冲、合谷；脱证加关元、气海、神阙。

题卡 4 针灸治疗哮喘实证的治法、主穴。

【参考答案】

治法：祛邪肃肺，化痰平喘。以手太阴经穴及相应背俞穴为主。

主穴：列缺、尺泽、肺俞、中府、定喘。

★**考点链接**：哮喘有实证和虚证。

虚证的治法：补肺益肾，止哮平喘。以相应背俞穴及手太阴、足少阴经穴为主。

主穴：肺俞、膏肓、肾俞、定喘、太渊、太溪、足三里。

题卡 5 针灸治疗呕吐的治法、主穴。

【参考答案】

治法：和胃降逆，理气止呕。以手厥阴、足阳明经穴及胃的募穴为主。

主穴：内关、足三里、中脘、胃俞。

题卡 6 针灸治疗急性泄泻的治法、主穴。

【参考答案】

治法：除湿导滞，通调腑气。以足阳明及足太阴经穴为主。

主穴：天枢、上巨虚、阴陵泉、水分。

★**考点链接**：寒湿内盛配神阙；肠腑湿热配内庭、曲池；食滞肠胃配中脘；泻下脓血配曲池、三阴交、内庭。

题卡 7 针灸治疗痛经虚证的治法、主穴。

【参考答案】

治法：行气活血，调经止痛。取任脉、足太阴经穴为主。

主穴：中极、次髎、地机、三阴交、十七椎。

★**考点链接**：气滞血瘀配太冲、血海；寒凝血瘀配关元、归来。

题卡 8 针灸治疗扭伤的治法、主穴。

【参考答案】

治法：祛瘀消肿，舒筋通络。以受伤局部腧穴为主。

主穴：腰部：阿是穴、肾俞、腰痛穴、委中。

项部：阿是穴、风池、绝骨、后溪。

踝部：阿是穴、申脉、丘墟、解溪。

膝部：阿是穴、膝眼、膝阳关、梁丘。

肩部：阿是穴、肩髃、肩髎、肩贞。

肘部：阿是穴、曲池、小海、天井。

腕部：阿是穴、阳溪、阳池、阳谷。

髋部：阿是穴、环跳、秩边、居髎。

★**考点链接**：请熟记每个部位的主穴。

题卡 9 针灸治疗牙痛的治法、主穴。

【参考答案】

治法：祛风清热，泻火止痛。取手、足阳明经穴为主。

主穴：合谷、颊车、下关。

题卡 10 针灸治疗晕厥的治法、主穴。

【参考答案】

治法：苏厥醒神。以督脉穴为主。

主穴：水沟、百会、涌泉、内关。

题卡 11 针灸治疗高热的治法、主穴。

【参考答案】

治法：清泻热邪。以督脉、手太阴、手阳明经穴及井穴为主。

主穴：大椎、十二井、十宣、曲池、合谷。

题卡 12 针灸治疗抽搐的治法、主穴。

【参考答案】

治法：息风止痉，清热开窍。以督脉及手足厥阴为主。

主穴：水沟、内关、合谷、太冲、阳陵泉。

题卡 13 针灸治疗内脏绞痛的治法及主穴。

【参考答案】

（1）心绞痛

治法：通阳行气，活血止痛。以手厥阴及手少阴经穴为主。

主穴：内关、郄门、阴郄、膻中。

（2）胆绞痛

治法：疏肝利胆，行气止痛。以足少阳经穴及胆的俞募穴为主。

主穴：胆囊穴、阳陵泉、胆俞、日月。

（3）肾绞痛

治法：清利湿热，通淋止痛。以足太阴经穴、肾与膀胱的背俞穴及膀胱之募为主。

主穴：肾俞、膀胱俞、中极、三阴交、京门。

★**考点链接**：注意不同部位绞痛的治法及主穴。

题卡 14 针灸治疗眩晕实证的治法、主穴。

治法：平肝潜阳、化痰定眩。以足厥阴、足少阳经及督脉穴为主。

主穴：百会、风池、太冲、内关。

★考点链接：肝阳上亢配行间、侠溪、太溪；痰湿中阻配头维、中脘、丰隆；高血压配曲池、足三里；颈性眩晕配风府、天柱、颈夹脊。

题卡 15 针灸治疗心悸的治法、主穴。

治法：宁心安神，定悸止惊。以手厥阴及手少阴经穴及相应脏腑俞募穴为主。

主穴：心俞、巨阙、内关、郄门、神门。

题卡 16 针灸治疗胃痛的治法、主穴。

治法：和胃止痛。以胃之下合穴、募穴为主。

主穴：中脘、内关、足三里。

题卡 17 针灸治疗腹痛的治法、主穴。

治法：通调腑气，缓急止痛。以胃之下合穴及大肠、小肠募穴为主。

主穴：下脘、关元、天枢、足三里、太冲。

题卡 18 针灸治疗癃闭的治法、主穴。

治法：清热利湿，行气活血。以足太阳、足太阴经穴及相应俞募穴为主。

主穴：中极、膀胱俞、秩边、阴陵泉、三阴交。

第三单元　西医操作、答辩试题

一、西医操作部分

（一）体格检查部分

题卡1 演示胸膜摩擦感的触诊方法。

【参考答案】

触诊时，检查者用手掌轻贴胸壁，令患者反复做深呼吸，此时若有皮革相互摩擦的感觉，即为胸膜摩擦感。胸膜的任何部位均可出现胸膜摩擦感，但以腋中线第5~7肋间隙最易感觉到，胸膜摩擦感的临床意义同胸膜摩擦音。

题卡2 演示右肺下界的检查方法。

【参考答案】

平静呼吸时，右肺下界分别在右侧锁骨中线、腋中线、肩胛线自上而下叩诊，在肺与肝交界的重叠区域，叩诊时为浊音，称为肝脏的相对浊音区，继续向下叩诊由浊音变为实音，即为肺下界，为第6、第8、第10肋间隙。

题卡3 演示肺下界移动度的检查方法。

【参考答案】

叩诊时可在锁骨中线、腋中线及肩胛线上，先叩得肺下界。嘱患者深吸气后屏住呼吸，重新叩出肺下界，用笔标记之；再嘱患者深呼气后屏住呼吸，叩出肺下界，用笔标记之。两个标记之间的距离即为肺下界移动度。

题卡4 演示胸廓活动度的检查方法。

【参考答案】

一般检查前胸和背部。检查前胸时被检查者可取坐位或仰卧位，检查者的左、右拇指展开，沿肋缘指向剑突，并在胸骨下端前正中线相遇，手掌及其余四指分开紧贴两侧前胸下部；检查背部时要取坐位，检查者两手掌面贴于肩胛下区对称部位，两手拇指在后正中线相遇，其余四指对称性地置于胸部两侧。检查时嘱患者做深呼吸，观察拇指随呼吸运动而分离的距离、两侧胸部呼吸运动的范围和对称性。

题卡5 演示乳房的检查方法。

【参考答案】

检查者嘱被检查者取坐位，解开上衣充分暴露胸部。在良好的照明下，先视后触。

视诊：观察内容如下：双乳房对称性（正常女性坐位时一般情况下两侧乳房基本对称），表面情况（有无红、肿、"橘皮"或"猪皮"样改变、溃疡、色素沉着和瘢痕等），乳头情况（乳头的位置、大小、两侧是否对称、乳头是否有回缩），皮肤是否有回缩（为了能发现早期乳房皮肤回缩的现象，检查时应请被检查者双手上举超过头部）。此外，完整的乳房视诊还应包括乳房淋巴引流最重要的区域。必须详细观察腋窝和锁骨上窝有无红、肿、包块、溃疡、瘘管和瘢痕等。

触诊：嘱被检查者采取坐位，先两臂下垂，然后双臂高举超过头部或双手叉腰再行检查。以乳头为中心作一垂直线和水平线，将乳房分为4个象限。触诊先检查健侧乳房，后检查患侧乳房。检查者的手指和手掌应平置在乳房上，应用指腹，轻施压力，以旋转或来回滑动进行触诊。检查左侧乳房时由外上象限开始，然后顺时针方向进行由浅入深触诊，直至4个象限检查完毕为止，最后触诊乳头。以同样方式检查右侧乳房，但沿逆时针方向进行，触诊乳房时应着重注意皮肤弹性，以及有无红、肿、热、痛和包块。乳头有无硬结、分泌物等。

题卡 6 演示肺部听诊的检查方法。
【参考答案】

肺部听诊时，被检查者取坐位或卧位，做均匀呼吸。听诊顺序一般由肺尖开始，自上而下，由前胸到侧胸再到背部。听诊时要上下、左右对称部位对比。必要时可做深长呼吸、屏气或咳嗽，协助听诊。

题卡 7 演示触诊心尖搏动的检查方法。
【参考答案】

心脏视诊时充分暴露胸部。患者一般取仰卧位，必要时可取左侧卧位。触诊心尖搏动可先以全手掌，然后缩小到右手小鱼际或指尖，以确定心尖搏动的准确位置、强度和有无抬举性。心尖搏动一般位于第5肋间隙左锁骨中线内侧0.5~1.0cm处，搏动范围的直径为2.0~2.5cm。

题卡 8 演示心脏左界叩诊的检查方法。
【参考答案】

检查时，患者仰卧位，平静呼吸。检查者用间接叩诊法沿肋间隙从外向内、自下而上叩诊；用力要均匀，并应使用轻叩法。板指与肋间隙平行并紧贴胸壁（其余手指则离开胸壁），以叩打的正下方定浊音界；坐位时板指也可与肋间隙垂直或与心缘平行。叩诊心脏左界时，自心尖搏动所在的肋间隙开始，从心尖搏动外2~3cm处由外向内进行叩诊；如心尖搏动不明显，则自第6肋间隙左锁骨中线外的清音区开始。由外向内轻叩时，叩诊音由清音变为浊音表示已达被肺遮盖的心脏左缘，即为心脏相对浊音界。然后按肋间隙逐一上移，至第2肋间隙为止。对各肋间隙叩得的浊音界逐一作出标记，并测量其与前正中线的垂直距离。

题卡 9 演示心脏右界叩诊的检查方法。

【参考答案】

检查时，患者仰卧位，平静呼吸。检查者用间接叩诊法沿肋间隙从外向内、自下而上叩诊；用力要均匀，并应使用轻叩法。板指与肋间隙平行并紧贴胸壁（其余手指则离开胸壁），以叩打的正下方定浊音界；坐位时板指也可与肋间隙垂直或与心缘平行。叩诊心脏右界时，自肝浊音界的上一肋间隙开始，由外向内轻叩，直到由清音转为浊音或达到胸骨右缘为止，如此逐一按肋间隙叩诊至第 2 肋间隙。对各肋间隙叩得的浊音界逐一作出标记，并测量其与前正中线的垂直距离。

题卡 10 叙述并演示心脏听诊区的检查方法。

【参考答案】

（1）二尖瓣区。位于心尖搏动最强处，第 5 肋间隙左锁骨中线内侧。

（2）主动脉瓣区。有 2 个听诊区：①主动脉瓣区：位于胸骨右缘第 2 肋间隙，主动脉瓣狭窄时收缩期杂音在此区最响。②主动脉瓣第二听诊区：位于胸骨左缘第 3、4 肋间隙，主动脉瓣关闭不全时舒张期杂音在此区最响。

（3）肺动脉瓣区。位于胸骨左缘第 2 肋间隙。

（4）三尖瓣区。位于胸骨体下端近剑突偏右或偏左处。

题卡 11 演示肝颈静脉回流征的检查方法。

【参考答案】

令患者半卧位（上身抬高45°），观察平静呼吸时的颈静脉充盈度，然后用右手掌以固定的压力按压患者右上腹肝区，如见患者颈静脉充盈度增加，称为肝颈静脉回流征阳性，亦称为腹颈静脉回流征阳性，提示肝脏淤血，是右心功能不全的重要早期征象之一。

题卡 12 演示毛细血管搏动征的检查方法。

【参考答案】

用手指轻压患者指甲床末端，或以干净玻片轻压患者口唇黏膜，如见到红白交替的、与患者心搏一致的节律性微血管搏动现象，称为毛细血管搏动征阳性。

题卡 13 演示水冲脉的检查方法。

【参考答案】

水冲脉特征脉搏骤起骤降，急促而有力。检查时检查者用手紧握患者手腕掌面，使自己掌指关节的掌面部位紧贴患者桡动脉，将患者的上肢高举过头，则水冲脉更易触知。

题卡 14 演示枪击音、杜氏双重杂音的检查方法。

【参考答案】

主动脉瓣关闭不全时，将听诊器体件放在肱动脉或股动脉处，可听到"嗒嗒"音，为枪击音。如再稍加压力，使体件开口方向稍偏向近心端，则可听到收缩期与舒张期双重杂音，为杜氏双重杂音。

题卡 15 演示腹壁静脉曲张血流方向的检查方法。

【参考答案】

检查血流方向的方法是：选择一段没有分支的腹壁静脉，医生用右手示指和中指并拢压在这段静脉上，然后将一手指沿着静脉紧压并向外滑动，使该段静脉内的血液暂时排空，到一定距离后放松该手指，另一手指仍紧压该静脉，看静脉是否迅速充盈；然后再用同法放松另一手指，即可看出血流方向。如果排空的静脉很快充盈，则血流方向是从放松的手指端流向紧压的手指端。

题卡 16 演示腹部压痛及反跳痛的检查方法。

【参考答案】

被检查者取仰卧位，检查者手法宜轻柔并由浅入深地触诊，如发生疼痛即为压痛。先触诊正常部位，再触诊其邻近部位，最后触诊疼痛部位。当患者腹壁出现压痛时，检查者用并拢的 2~3 个手指压于原处稍停片刻，给患者一个适应过程，使压痛感觉趋于稳定，然后迅速将手抬起，如果此时患者感觉腹痛加重，并伴痛苦表情，即为反跳痛。

题卡 17 演示液波震颤的检查方法。

【参考答案】

患者平卧，检查者用左手掌面轻贴于患者腹壁一侧，而用右手并拢的指端叩击对侧腹部，则腹水的震动波可传至左手而被感知。检查时可让另一人将一伸直的手掌尺侧缘轻压在脐部正中线上，阻止腹壁振动的传导。液波震颤见于腹腔内有大量腹水（3000~4000ml 以上）的患者。

题卡 18 演示双手触诊法触诊肝脏。

【参考答案】

触诊时被检查者取仰卧位，两侧膝关节屈曲，使腹壁放松，同时嘱患者做慢而深的腹式呼吸以使肝脏上下移动。检查者立于患者右侧。双手触诊时检查者右手平放于被检查者右侧腹壁腹直肌外侧，腕关节自然伸直，手指并拢，示指与中指指端指向肋缘，或示指桡侧对着肋缘；左手自被检查者右腰部后方向上托起肝脏，拇指固定在右肋缘。嘱被检查者行缓慢而自然的腹式深呼吸。检查者自髂前上棘连线水平开始，在右锁骨中线处自下而上逐渐向右季肋缘移动，触诊的手应与被检查者的呼吸运动密切配合，即呼气时腹壁松弛，触诊手指主动下按，而吸气时手指上抬的速度一定要落后于腹壁上抬的速度，同时左手向上推，使得右手指更易触到吸气时下移的肝下缘。触肝左叶时应由脐平面前正中线逐渐移向剑突下。

题卡 19 演示脾脏的触诊方法。

【参考答案】

被检查者仰卧，两腿稍屈曲。检查者左手自被检查者前方绕过，手掌置于被检查者左腰部第 7～10 肋处，尽可能固定胸廓；右手掌平放于上腹部，与左肋弓大致成垂直方向，以稍微弯曲的手指末端轻压向腹部深处，并随被检查者的腹式呼吸运动由下向上逐渐接近左肋弓，有节奏地进行触诊检查，直到触及脾缘或左肋缘为止。

题卡 20 演示脾脏肿大的测量方法。

【参考答案】

脾肿大的测量方法为：

第 1 线测量：左锁骨中线与左肋缘交点至脾下缘的距离，以厘米（cm）表示。

第 2 线测量：左锁骨中线与左肋缘交点至脾脏最远端的距离。

第 3 线测量：脾右缘与前正中线的距离。如脾脏高度增大，向右越过前正中线，则测量脾右缘至前正中线的最大距离，以"＋"表示；未超过前正中线，则测量脾右缘与前正中线的最短距离，以"－"表示。

题卡 21 演示墨菲征（Murphy sign）的检查方法。

【参考答案】

被检查者取仰卧位。检查者以左手掌放在被检查者的右肋缘部，将拇指放在腹直肌外缘与肋弓交界处（胆囊点），并随被检查者呼气而按压腹壁，然后嘱患者缓慢深吸气，在吸气过程中有炎症的胆囊下移时碰到用力按压的拇指，即可引起疼痛，此为胆囊触痛；如因剧烈疼痛而致吸气终止，称墨菲征（Murphy sign）阳性，见于急性胆囊炎。

题卡 22 演示肾脏的触诊方法。

【参考答案】

常采用双手触诊法。被检查者平卧，两腿屈曲。检查者站在被检查者右侧，左手放在被检查者的后腰部，手指托住肋脊角部位（触左肾时左手自被检查者前方绕过）。右手平放于被检侧季肋部，手指微弯，指端位于肋弓下方，随患者每次呼气将右手逐渐压向深部，直到与在后腰部向前推的左手接近。让被检查者深吸气，这时随吸气下移的肾脏有可能滑入两手之间而被触及，患者有类似恶心或酸痛感。

如平卧位未触到肾，可让被检查者取坐位或立位。

题卡 23 演示肾脏和尿路有炎症时压痛点的检查方法。

【参考答案】

肾脏和尿路疾病，尤其是炎性疾病时，可在一些部分出现压痛点：①肋脊点：背部第 12 肋骨与脊柱交角（肋脊角）的顶点。②肋腰点：第 12 肋骨与腰肌外缘交角（肋腰角）的顶点。③季肋点：第 10 肋骨前端，右侧位置稍低。④上输尿管点：在脐水平线、腹直肌外缘。⑤中输尿管点：在髂前上棘水平腹直肌外缘相当于输尿管第二狭窄处。季肋点压痛提示肾脏病变。输尿管有结石、化脓性成结核性炎症时，在上或中输尿点出现压痛。肋脊点和肋腰点是肾脏炎症性疾病（如肾盂肾炎、肾脓肿和肾结核等）常出现的压痛部位。如炎症深隐于肾实质内，可无压痛或仅有叩击痛。

题卡 24 演示膀胱的触诊方法。

【参考答案】

应在排尿后进行，患者仰卧屈膝，医师位于患者左侧，用单手滑行法，以右手自脐开始向耻骨方向触摸。

题卡 25 演示肝脏的叩诊方法。

【参考答案】

叩诊肝脏上、下界，一般都是沿右锁骨中线、右腋中线和右肩胛线由肺区往下叩向腹部。当由清音转为浊音时即为肝上界，此处相当于肝顶部；由于被肺遮盖，故又称肝相对浊音界。再往下叩 1~2 肋间，由浊音变为实音时，此处的肝脏不再被肺所遮盖，称肝绝对浊音界。确定肝下界时，由腹部鼓音区沿右锁骨中线或正中线向上叩，由鼓音转为浊音处即是。正常肝上界在右锁骨中线第 5 肋间、右腋中线上第 7 肋间、右肩胛线上第 10 肋间，下界在右季肋下缘，两者距离为 9~11cm。

题卡 26 演示脾脏的叩诊方法。

【参考答案】

脾浊音区的叩诊宜采用轻叩法，沿左腋中线由上向下进行叩诊。正常脾浊音区在该线上第 9~11 肋间，宽 4~7cm，前方不超过腋前线。

题卡 27 演示肾区叩击痛的检查方法。

【参考答案】

被检查者取坐位或侧卧位。检查者用左手掌平放在被检查者的肾区（肋脊角处），右手握拳用轻到中等强度的力量向左手背进行叩击。健康人无叩击痛。肾炎、肾盂肾炎、肾结石、肾结核及肾周围炎患者，可有肾区叩击痛。

题卡 28 演示膀胱的叩诊方法。

【参考答案】

膀胱叩诊一般由脐水平开始叩向耻骨联合，正常人排尿后膀胱空虚时，因耻骨联合上方有肠管存在，叩诊呈鼓音，叩不出膀胱的轮廓。膀胱内有尿液充盈时可在耻骨上叩出圆形浊音区。

题卡 29 演示移动性浊音的检查方法。

【参考答案】

被检查者仰卧位，检查者自腹中部脐平面开始向患者左侧叩诊，发现浊音时板指固定不动，嘱患者右侧卧位，再度叩诊，如呈鼓音，表明浊音移动。同样方法向右侧叩诊，叩得浊音后嘱患者左侧卧位，以核实浊音是否移动。当腹腔内游离腹水在1000ml以上时，即可查出移动性浊音。

题卡 30 演示肠鸣音的检查方法。

【参考答案】

被检查者仰卧，检查者将听诊器体件置于其脐右下方腹壁上持续听诊。正常时为一种断断续续的"咕噜"音，在脐部听的最清楚。正常情况下肠鸣音为 4～5 次/分。

题卡 31 演示振水音的检查方法。

【参考答案】

被检查者取仰卧位。检查者将听诊器体件置于其上腹部，或用一耳凑近此处，然后用稍弯曲的手指连续迅速冲击被检查者上腹部，如听到胃内气体与液体相撞击而发出的声音，为振水音。也可用两手左右摇晃被检查者上腹部来听振水音。

题卡 32 演示脊柱弯曲度的检查方法。

【参考答案】

检查时被检查者取直立位或坐位，观察脊柱有无过度前凸、后凸及侧凸等。用手指沿脊柱棘突以适当的压力从上向下划压，观察出现的充血性红线是否弯曲。

题卡 33 演示脊柱活动度的检查方法。

【参考答案】

检查时让被检查者做脊柱运动，以观察脊柱的活动情况。如检查颈段活动时，检查者用手固定被检查者双肩，让其做颈部的前屈、后伸、侧弯、旋转等动作；检查腰段活动时，检查者用手固定被检查者骨盆，让其做腰部的前屈、后伸、侧弯、旋转等动作。若已有外伤性骨折或关节脱位时，应避免做脊柱运动，以防止损伤脊髓。

题卡 34 演示脊柱压痛、叩击痛的检查方法。

【参考答案】

（1）压痛：检查脊柱压痛时，被检查者取端坐位，检查者用右手拇指自上而下逐个按压脊椎棘突及椎旁肌肉，观察有无疼痛。

（2）叩击痛：检查叩击痛有2种方法：①间接叩诊法：嘱被检查者取端坐位，检查者用左手掌面放在被检查者头顶部，右手半握拳以小鱼际肌部叩击左手，观察有无疼痛。②直接叩诊法：是以手指或叩诊锤直接叩击每个脊椎棘突，此法多用于检查胸、腰段。

题卡 35 演示浅感觉的检查方法。

【参考答案】

嘱被检查者闭目。①触觉：用棉絮或软纸条轻触被检查者皮肤，让其回答有无轻痒的感觉。②痛觉：用针尖轻刺被检查者皮肤，让其回答有无疼痛的感觉。③温度觉：用盛冷水（约10℃）或热水（约40℃）的试管分别接触被检查者皮肤，让其辨别冷热。

题卡 36 演示深感觉的检查方法。

【参考答案】

嘱被检查者闭目。①运动觉：检查者用手指夹持被检查者的手指或足趾，做向上或向下的屈伸动作，让其回答哪个手指或足趾被活动及活动的方向。②位置觉：将被检查者的肢体放在某种位置或摆成某一姿势，让其回答肢体所处的位置或姿势，也可用对侧肢体模仿。③振动觉：将振动的音叉柄端置于被检查者的骨隆起处（如尺骨头、桡骨茎突、内踝或外踝等），询问有无振动感，并注意两侧对比。

题卡 37 演示肌力的检查方法。

【参考答案】

检查时令被检查者做肢体伸屈动作，检查者从相反方向给予阻力，测试被检查者对阻力的克服力量，并注意两侧对比。肌力分为0～5级。0级，完全瘫痪，肌力完全丧失；1级，仅见肌肉收缩，但无肢体运动；2级，肢体可做水平移动，但不能抬起；3级，肢体能抬离床面，但不能克服阻力；4级，能做克服阻力的运动，但较正常偏弱；5级，正常肌力。

题卡 38 演示肌张力的检查方法。

【参考答案】

持住被检查者完全放松的肢体，以不同的速度和幅度做各个关节的被动运动，注意所感受到的阻力，并注意两侧对比；触摸肌肉，注意其硬度，以测其肌张力。

题卡 39 演示共济运动的检查方法。

【参考答案】

（1）指鼻试验：嘱被检查者前臂外旋伸直，随即屈臂以示指触自己的鼻尖，由慢到快，先睁眼后闭眼，反复进行，观察动作是否稳准。

（2）对指试验：嘱被检查者两上肢向外展开，伸直两手示指，由远而近使指尖相碰，先睁眼后闭眼，反复进行，观察动作是否稳准。

（3）轮替动作：嘱被检查者伸直手掌，做快速旋前、旋后动作，先睁眼后闭眼，反复进行，观察动作是否协调。

（4）跟－膝－胫试验：嘱被检查者仰卧，两下肢伸直，先抬起一侧下肢，将足跟放在对侧膝盖下端，并沿胫骨前缘向下移动，先睁眼后闭眼，反复进行，观察动作是否稳准。健康人能准确完成而无偏斜，共济失调时出现动作不稳或失误。

（5）闭目难立试验：嘱被检查者两足并拢直立，两臂向前平伸，然后闭眼，视其有无摇晃或倾倒。如出现身体摇晃不稳或倾倒，即为阳性，表示平衡功能障碍。

题卡 40 演示角膜反射的检查方法。

【参考答案】

嘱被检查者睁眼，眼睛向内上方注视。检查者用细棉絮轻触角膜外缘。正常反应为被刺激侧眼睑迅速闭合，为直接角膜反射；刺激后对侧眼睑也闭合，为间接角膜反射。

题卡 41 演示腹壁反射的检查方法。

【参考答案】

嘱被检查者仰卧位，两下肢稍屈曲使腹壁松弛，然后用钝尖物迅速由外向内分别轻划两侧上（季肋部）、中（脐平面）、下（髂部）腹部皮肤。正常时受刺激部位腹肌收缩。

题卡 42 演示肱二头肌反射的检查方法。

【参考答案】

检查者以左手托扶被检查者屈曲的肘部，将左手拇指置于肱二头肌肌腱上，右手拿叩诊锤叩击左手拇指指甲。正常反应为肱二头肌收缩，前臂快速屈曲。

题卡 43 演示肱三头肌反射的检查方法。

【参考答案】

检查者以左手托扶被检查者屈曲的肘部，右手拿叩诊锤直接叩击尺骨鹰嘴突上方的肱三头肌肌腱。正常反应为肱三头肌收缩，前臂伸展。

题卡 44 演示桡骨膜反射的检查方法。

【参考答案】

检查者以左手托扶被检查者腕部，并使腕关节自然下垂，右手拿叩诊锤轻叩桡骨茎突。正常反应为肱桡肌收缩，前臂旋前、屈肘。

题卡 45 演示膝反射的检查方法。

【参考答案】

坐位检查时，被检查者小腿完全松弛、下垂；卧位检查时检查者用左手在其腘窝处托起下肢，使髋、膝关节稍屈曲，右手拿叩诊锤叩击髌骨下方的股四头肌肌腱。正常反应为股四头肌收缩，小腿伸展。

题卡 46 演示跟腱反射的检查方法。

【参考答案】

被检查者仰卧位，髋、膝关节稍屈曲，下肢外展、外旋位；检查者用左手托其足掌，使足呈过伸位。或让被检查者跪于椅上或床上，下肢膝关节呈直角屈曲。检查者右手拿叩诊锤叩击跟腱。正常反应为腓肠肌收缩，足向跖面屈曲。

题卡 47 演示巴宾斯基征（Babinski sign）的检查方法。

【参考答案】

被检查者仰卧位，下肢伸直。检查者以左手持住其踝部，右手用钝尖物由后向前划足底外侧至小趾跟部，再转向踇趾侧。正常表现为足趾向跖面屈曲，称为正常跖反射，即巴宾斯基征阴性。如表现为踇趾背屈，其余四趾呈扇形展开，则称巴宾斯基征阳性。

题卡 48 演示奥本海姆征（Oppenheim sign）的检查方法。

【参考答案】

被检查者仰卧位，下肢伸直。检查者用拇指及示指沿被检查者的胫骨前缘用力由上向下滑压，若表现为踇趾背屈，其余四趾呈扇形展开，则为阳性。

题卡 49 演示戈登征（Gordon sign）的检查方法。

【参考答案】

被检查者仰卧位，下肢伸直。检查者用拇指和其他四指分置于腓肠肌两侧，握捏腓肠肌，有巴宾斯基征表现者为阳性。

题卡 50 演示查多克征（Chaddock sign）的检查方法。

【参考答案】

被检查者仰卧位，下肢伸直。检查者用钝尖物由后向前划足背外侧至小趾跟部，有巴宾斯基征表现者为阳性。

题卡 51 演示霍夫曼征（Hoffmann sign）的检查方法。

【参考答案】

检查者用左手握住被检查者腕部，右手示指和中指夹持其中指，并向上提拉，使腕部处于轻度过伸位，再用拇指的指甲急速弹刮被检查者中指的指甲。如有拇指屈曲内收，其余四指轻微掌曲反应，为阳性。

题卡 52 演示颈强直的检查方法。
【参考答案】

嘱被检查者仰卧位，下肢伸直。检查者用手托其枕部，做被动屈颈动作以测试其颈肌抵抗力。正常时下颏可接近前胸。颈强直表现为被动屈颈时抵抗力增强，下颏不能贴近前胸，患者感颈后疼痛。

题卡 53 演示凯尔尼格征（Kernig sign）的检查方法。
【参考答案】

嘱被检查者仰卧位，先将一腿的髋、膝关节屈成直角，然后检查者将其小腿抬高伸膝，正常人膝关节可伸达135°以上。如伸膝受限，达不到135°，并伴有疼痛及屈肌痉挛，为阳性。

题卡 54 演示布鲁津斯基征（Brudzinski sign）的检查方法。
【参考答案】

嘱被检查者仰卧位，双下肢自然伸直。检查者右手置于其胸前，左手托其枕部被动向前屈颈。如有双侧髋关节、膝关节反射性屈曲，为阳性。

题卡 55 演示拉塞格征（Lasegue sign）的检查方法。
【参考答案】

嘱被检查者仰卧位，双下肢伸直。检查者一手压于其膝关节上，使其下肢保持伸直，另一手托其足跟将下肢于伸直位抬起，正常下肢可抬离床面70°以上。如下肢抬离床面不足30°即出现由上而下的放射性疼痛，为阳性。

题卡 56 演示腋窝淋巴结的检查。
【参考答案】

检查腋窝淋巴结时，用手扶被检查者前臂稍外展，医师以右手检查左侧腋窝，以左手检查右侧腋窝，由浅入深，直达腋窝顶部。

题卡 57 演示滑车上淋巴结的检查。
【参考答案】

检查滑车上淋巴结时，以左（右）手扶托被检查者左（右）前臂，以右（左）手在其肱骨上髁两横指许、肱二头肌内侧滑动触诊。

题卡 58 演示对光反射的检查。

【参考答案】

对光反射分为：①直接对光反射，即电筒光直接照射一侧瞳孔立即缩小，移开光线后瞳孔迅速复原；②间接对光反射，即用手隔开双眼，电筒光照射一侧瞳孔后，另一侧瞳孔也立即缩小，移开光线后瞳孔迅速复原。

题卡 59 演示眼球运动的检查。

【参考答案】

医师左手置于被检查者头顶并固定头部，使头部不能随眼转动，右手指尖（或棉签）放在被检查者眼前 30 ~ 40cm 处，嘱被检查者两眼随医师右手指尖移动方向运动。一般按被检查者的左侧、左上、左下、右侧、右上、右下，共 6 个方向进行，注意眼球运动幅度、灵活性、持久性，两眼是否同步，并询问患者有无复视出现。

题卡 60 演示甲状腺的检查。

【参考答案】

嘱被检查者双手放于枕后，头向后仰，观察甲状腺的大小和对称性。嘱被检查者做吞咽动作，除视诊观察甲状腺的轮廓外，医师还应站在被检查者身后，用双手触摸甲状腺判定甲状腺是否增大；医师也可站在被检查者前面，从前面触摸甲状腺。

题卡 61 演示气管位置检查。

【参考答案】

让被检查者取坐位或仰卧位，头颈部保持自然正中位置。医师分别将右手的示指和无名指置于两侧胸锁关节上，中指在胸骨上切迹部位置于气管正中，观察中指是否在示指和无名指的中间。也可将中指置于气管与两侧胸锁乳头肌之间的间隙内，根据两侧间隙是否相等来判断气管有无移位。

题卡 62 演示触觉语颤的检查。

【参考答案】

检查者将两手掌或手掌尺侧缘平贴于患者胸壁两侧对称部位，让患者用低音调拉长发"一"字音或重复发"一、二、三"字音，检查者手掌可感觉到震动。检查时，自上而下，从内侧到外侧，再到背部，比较两侧对称部位的语颤是否相同。

题卡 63 演示肺部叩诊。

【参考答案】

肺部叩诊采用间接叩诊法。先检查前胸部，再检查背部，自上而下，沿肋间隙逐一向下叩诊，两侧对称部位要对比叩诊。

题卡 64 演示血压测量。

【参考答案】

（1）被检查者取坐位或卧位，安静休息至少5分钟，裸露右上臂，肘部置于与右心房同一水平（坐位平第4肋软骨，仰卧位平腋中线）。

（2）露出手臂并外展45°，将袖带平展地缠于上臂，袖带下缘距肘窝横纹2~3cm，松紧适宜。检查者先于肘窝处触知肱动脉搏动，再将听诊器体件置于肱动脉上，轻压听诊器体件。

（3）用橡皮球将空气打入袖带，待动脉音消失，再将汞柱升高20~30mmHg后，开始缓慢（2~6mmHg/s）放气，当听到第一个声音时所示的压力值是收缩压；继续放气，声音消失时血压计上所示的压力值是舒张压（个别声音不消失者，可采用变音值作为舒张压并加以注明）。

题卡 65 演示并叙述浅表淋巴结检查的顺序和方法。

【参考答案】

检查顺序：耳前、耳后、枕部、颌下、颏下、颈前、颈后、锁骨上淋巴结、腋窝淋巴结（应按尖群、中央群、胸肌群、肩胛下群和外侧群的顺序进行）、滑车上淋巴结、腹股沟部（先查上群、后查下群）、腘窝部。

检查方法：触诊是检查淋巴结的主要方法。检查者将示、中、环三指并拢，其指腹平放于被检查部位的皮肤上由浅入深滑动触诊，滑动时应取相互垂直的多个方向或转动式滑动。

例如：检查颈部淋巴结时，检查者可站在被检查者前面或背后，手指紧贴检查部位，由浅入深进行滑动触诊，嘱被检查者头稍低，或偏向检查侧，以使皮肤或肌肉松弛，有利于触诊。检查锁骨上淋巴结时，让被检查者取坐位或卧位，头部稍向前屈，用双手进行触诊，左手触诊右侧，右手触诊左侧，由浅部逐渐触摸至锁骨后深部。

题卡 66 演示并叙述对光反射与集合反射的检查方法。

【参考答案】

对光反射：分为直接对光反射和间接对光反射。直接对光反射，检查者用手电筒直接照射瞳孔并观察其动态反应。正常人，当眼受到光线刺激后瞳孔立即缩小，移开光源后瞳孔迅速复原。间接对光反射，检查者用手电筒照射一眼时，另一眼瞳孔立即缩小，移开光线，瞳孔复原。检查间接对光反射时，检查者应以一手挡住光线以免对检查眼受照射而形成直接对光反射。

集合反射：检查者嘱患者注视1m以外的目标（通常是检查者的食指尖），然后将目标逐渐移近眼球（距眼球5~10cm）。若正常人，此时可见双眼内聚，瞳孔缩小，即集合反射。

题卡 67 演示扁桃体的检查方法。

【参考答案】

检查者嘱被检查者取坐位，头略后仰，口张大并发长"啊"音，检查者用压舌板在舌的前2/3与后1/3交界处迅速下压。此时可见软腭上抬，在照明的配合下可观察扁桃体是否增大。扁桃体增大一般分为三度：不超过咽腭弓者为Ⅰ度；超过咽腭弓者为Ⅱ度；达到或超过咽后壁中线者为Ⅲ度。

题卡 68 演示鼻窦的检查方法。

【参考答案】

上颌窦：检查者双手固定于患者的两侧耳后，将拇指分别置于左右颧部向后按压，询问有无压痛，并比较两侧压痛有无区别。也可用右手中指指腹叩击颧部，并询问是否有叩击痛。

额窦：检查者一手扶持患者枕部，用另一拇指或示指置于眼眶上缘内侧用力向后、向上按压。或以两手固定头部，双手拇指置于眼眶上缘内侧向后、向上按压，询问有无压痛，两侧有无差异。也可用中指叩击该区，询问有无叩击痛。

筛窦：检查者双手固定患者两侧耳后，双侧拇指分别置于鼻根部与眼内眦之间向后方按压，询问有无压痛。

蝶窦：因解剖位置较深，不能在体表进行检查。

题卡 69 演示肾区叩诊的检查方法。

【参考答案】

嘱被检查者采取坐位或侧卧位，检查者用左手掌平放在其肋脊角处（肾区），右手握拳用由轻到中等的力量叩击左手背。正常时肋脊角处无叩击痛，当有肾炎、肾盂肾炎、肾结石、肾结核及肾周围炎时，肾区有不同程度的叩击痛。

（二）西医基本操作部分

题卡 1 演示止血带止血的方法。

【参考答案】

（1）止血带应放在伤口的近心端。上臂和大腿都应扎在上1/3的部位。

（2）取橡皮管以左手拇指、示指、中指持止血带头端，另一手拉紧止血带绕肢体缠2~3圈，并将橡皮管末端压在紧缠的橡皮管下固定。扎止血带前，先要用毛巾或其他布片、棉絮作垫，止血带不要直接扎在皮肤上。

（3）要扎得松紧合适，一般以不能摸到远端动脉搏动或出血停止为度。

（4）每隔1小时放松2~3分钟，避免肢体缺血坏死。

题卡 2 演示戴无菌手套的方法。

【参考答案】

打开手套包，取出手套，左手捏住手套反折处，右手对准手套5指插入戴好。已戴手套的右手，除拇指外4指插入另一手套反折处，左手顺势戴好手套，两手分别把反折部翻至手术衣袖口上。

题卡3 演示普通伤口换药。

【参考答案】

（1）移去外层敷料，将污敷料内面向上，放在弯盘内。

（2）用镊子或血管钳轻轻揭去内层敷料，如分泌物干结粘着，可用生理盐水润湿后揭下。

（3）一只镊子或血管钳直接用于接触伤口，另一镊子或血管钳专用于传递换药碗中物品。

（4）以75%乙醇棉球消毒伤口周围皮肤，用生理盐水棉球轻拭去伤口内脓液或分泌物，拭净后根据不同伤口选择用药或适当安放引流物。

（5）用无菌敷料覆盖并固定，贴胶布方向应与肢体或躯干长轴垂直。

题卡4 演示脊柱无损伤呼吸道通畅方法。

【参考答案】

（1）首先使患者仰卧于坚固的平地或平板上，使头颈部与躯干保持在同一轴面上。

（2）假牙松动时也应取下，用手指清理口咽部，解开患者衣扣，松开裤带。

（3）将手置于患者前额部加压，使头后仰，另一手示、中两指放下颌骨处，向上抬颏（仰头抬颏法），使下颌角、耳垂与平地垂直。

题卡5 演示脊柱骨折的急救搬运法。

【参考答案】

（1）先使伤者两下肢伸直，两手相握放在身前。担架放在伤员一侧，三人同时用手平抬伤员头颈、躯干及下肢，使伤员成一整体平直托至担架上。注意不要使躯干扭转，特别注意勿使伤者呈屈曲体位时搬运。

（2）颈椎损伤的伤员，要另有一人专门托扶头部，并沿纵轴向上略加牵引。躺到木板上后，用砂袋或折好的衣物放在颈两侧加以固定。

题卡6 演示外科手消毒中洗手过程。

【参考答案】

（1）用流动水冲洗双手、前臂和上臂下1/3。

（2）取适量抗菌洗手液涂满双手、前臂、上臂至肘关节以上10cm处，按七步洗手法清洗双手、前臂至肘关节以上10cm处。

七步洗手法：手掌相对→手掌对手背→双手十指交叉→双手互握→揉搓拇指→指尖→手腕、前臂至肘关节以上10cm处。两侧在同一水平交替上升，不得回搓。

（3）用流动水冲洗清洗剂，水从指尖到双手、前臂、上臂，使水从肘下流走，沿一个方向冲洗，不可让水倒流，彻底冲洗干净。

（4）再次按照上述洗手液揉搓双手，清洗。

（5）取无菌小毛巾中心部位，先擦干双手，然后将无菌小毛巾对折呈三角形，底边置于腕部，直角部位向指端，以另手拉住两侧对角，边转动边顺势向上移动至肘关节以上 10cm 处，擦干经过部位水迹，不得回擦；翻转毛巾，用毛巾的另一面以相同方法擦干另一手臂。操作完毕将擦手巾弃于指定容器内。

（6）保持手指朝上，将双手悬空举在胸前，自然晾干手及手臂。

题卡7 演示口对鼻人工呼吸。

【参考答案】

（1）开放气道。

（2）吹气时要捏紧患者口唇，而操作者口唇要密合于患者鼻孔的四周后吹气，每次吹气应持续 2 秒以上，待患者胸部扩张后放松鼻孔，让患者胸部及肺部自行回缩将气体排出。

题卡8 演示穿隔离衣。

【参考答案】

（1）穿隔离衣前要戴好帽子、口罩，取下手表，卷袖过肘，洗手。

（2）手持衣领从衣钩上取下隔离衣，将清洁面朝向自己将衣服向外折，露出肩袖内口，一手持衣领，另一手伸入袖内并向上抖，注意勿触及面部。一手将衣领向上拉，使另一手露出来。依法穿好另一袖。两手持衣领顺边缘由前向后扣好领扣，然后扣好袖口或系上袖带。从腰部向下约 5cm 处自一侧衣缝将隔离衣后身向前拉，见到衣边捏住，依法将另一边捏住，两手在背后将两侧衣边对齐，向一侧按压折叠，以一手按住，另一手将腰带拉至背后压住折叠处，在背后交叉，回到前面打一活结，系好腰带。

（3）如隔离衣衣袖过长，可将肩部纽扣扣上。

题卡9 演示胸外心脏按压。

【参考答案】

（1）患者取仰卧于硬的平面上，下肢稍抬高，松开患者的衣带，取出义齿，操作者宜跪在患者身旁或站在床旁的椅凳上。

（2）按压时，应把掌根长轴置于患者胸骨长轴上，掌根位于胸骨体上 2/3 与下 1/3 处（剑突上两横指上的胸骨正中部），另一手掌重叠其上，双手指背屈不接触胸壁。按压时关节伸直，用肩背部力量垂直向下按压，然后放松，放松时掌根不应离开胸壁。按压深度 >5cm，频率 >100 次/分。

（3）按压 30 次做 2 次人工呼吸，心肺复苏（CPR）按压和通气比例为 30∶2。

（4）按压 5 个循环周期（约 2 分钟）对患者作一次判断，主要触摸颈动脉（不超过 5 秒）与观察自主呼吸的恢复（3~5 秒）。

题卡 10 演示口对口人工呼吸。

【参考答案】

（1）患者仰卧，术者位于患者一侧，低头观察患者胸廓无呼吸起伏动作，口鼻亦无气息吐出，颈动脉搏动消失，判断其呼吸心跳停止，呼叫同事抢救的同时，迅速松开其领口和裤带，并抽去枕头，用纱布或手帕清除患者口鼻分泌物及异物，保持呼吸道通畅。

（2）一手抬起患者颈部，使其头部后仰，另一手压迫患者前额保持其头部后仰位置，使患者下颌和耳垂连线与床面垂直；一手将患者的下颌向上提起，另一手以拇指和示指捏紧患者的鼻孔。术者深吸气后，将口唇紧贴患者口唇，把患者嘴完全包住，深而快地向患者口内吹气，时间应持续 2 秒以上，直至患者胸廓向上抬起。此时，立刻脱离接触，面向患者胸部再吸空气，以便再行下次人工呼吸。与此同时，使患者的口张开。并松开捏鼻的手，观察胸部恢复状况，并有气体从患者口中排出。然后再进行第二次人工呼吸。

（3）开始时先迅速连续吹入 2 次，然后吹气频率维持在每分钟 8～12 次，潮气量 500～600ml。

题卡 11 演示手术区消毒。

【参考答案】

（1）洗手后先用 2.5% 碘酊棉球或小纱布团以切口为中心向周围皮肤顺序涂擦 2 遍，待干后再用 75% 乙醇涂擦 2～3 遍，以充分脱碘。

（2）消毒范围应包括手术切口周围 15cm 的区域，不同手术部位的皮肤消毒范围不同。如为腹部手术，可先滴少许碘酊于脐孔，以延长消毒时间。消毒步骤应该自上而下，自切口中心向外周，涂擦时应稍用力，方向应一致，不可遗漏空白或自外周返回中心部位。对感染伤口或肛门等处手术，则应自手术区外周逐渐涂向感染伤口或会阴肛门处。

（3）对婴儿、口腔、肛门、外生殖器、面部皮肤等处，不能使用碘酊消毒者，可选用 0.1% 新洁尔灭、0.1% 洗必泰、0.1% 硫柳汞酊等涂擦 2～3 遍，以免刺激皮肤或黏膜。

题卡 12 演示穿手术衣。

术者选择较宽敞处站立，手提无菌手术衣衣领，抖开，使衣的另一端下垂。两手提住衣领两角，衣袖向前位将衣展开，使衣的内侧面面对自己。将衣向上轻轻抛起，双手顺势插入袖中，巡回护士在穿衣者背后抓住衣领内面，协助将袖口后拉，并系住衣领后带，术者双手保持拱手姿势。

题卡 13 演示上臂骨折的处理方法。

伤肢取肘关节屈曲呈直角位，长夹板放在上臂的外侧，长及肩关节及肘关节，短夹板放置在上臂内侧，用绷带分三个部位捆绑固定，然后用一条三角巾将前臂悬吊于胸前，用另一条三角巾将伤肢与胸廓固定在一起。若无可用的夹板，可用三角巾先将伤肢固定于胸廓，然后用另一条三角巾将伤肢悬吊于胸前。

题卡 14 演示使用气囊－面罩简易呼吸器。

（1）抢救者将患者取去枕仰卧位，解开其衣领、上衣颈部、前胸。

（2）清理患者口咽分泌物及活动性义齿；而后于患者头部一方，将其头部向后仰，并托牢下颌使其朝上（即抬头仰颏位），开放气道。

（3）下压关闭呼吸器压力阀，连接氧气，调节氧气流量，每分钟 8－10L。

（4）将面罩扣住口鼻，使三角形面罩底部位于下颌，使用 C－E 手法固定面罩（即拇指和食指紧紧按住面罩，其他的三手指抬起下颌，保持气道开放），用另外一只手规律性地挤压呼吸气囊，将气体送入肺中（每次送气量为 400～600ml）。

（5）挤压气囊频率，成人：12～15 次/分（5～6 秒送气 1 次），小孩：14～20 次/分（3～5 秒送气 1 次）。

（6）抢救者在挤压气囊时应注视患者胸部起伏情况、患者嘴唇与面部颜色的变化以及自主呼吸恢复情况等。

题卡 15 演示男性导尿术。

（1）操作者携用物至患者床旁。核对患者姓名及床号，向患者解释说明情况。

（2）操作者站在患者右侧，松开床尾盖被，协助患者脱去对侧裤子，盖在近侧腿部，对侧腿用盖被遮盖。

（3）帮助患者取仰卧屈膝位，两腿充分外展外旋，暴露局部区域。如果患者因病情不能配合时，可协助患者维持适当的姿势。

（4）铺垫巾于患者臀下。

（5）消毒双手。

（6）初步消毒外阴部：打开无菌导尿包的外包装，并将外包装袋置于床尾。取出初步消毒用物，弯盘（内放镊子及碘伏棉球）置于患者两腿间。操作者左手戴手套，右手持镊子夹取碘伏棉球，依次消毒阴阜、大腿内侧上 1/3、阴茎、阴囊。左手提起阴茎将包皮向后推，暴露尿道口，自尿道口向外向后旋转擦拭尿道口、龟头至冠状沟。污棉球、镊子置外包装袋内。消毒完毕，将弯盘移至床尾，脱下手套置外包装袋内（将外包装袋移至治疗车下层）。

（7）操作者再次消毒双手。

（8）将导尿包放在患者两腿之间，按无菌操作原则打开治疗巾。戴好无菌手套后，取出洞巾，铺在患者的外阴处并暴露阴茎。按操作顺序整理用物，取出导尿管并向气囊注水后抽空，检查是否渗漏。润滑导尿管。根据需要连接导尿管和集尿袋的引流管，将消毒液棉球置于弯盘内。

（9）再次消毒外阴部：左手用纱布包住阴茎，将包皮向后推，暴露尿道口。右手持镊子夹消毒液棉球，再次消毒尿道口、龟头及冠状沟数次，最后一个棉球在尿道口加强消毒。

（10）导尿：左手继续用无菌纱布固定阴茎并向上提起，与腹壁成90°角，将弯盘置于洞巾口旁，嘱患者张口呼吸。用另一把镊子夹持导尿管，对准尿道口轻轻插入20～22cm，见尿液流出后再插入2～3cm。松开左手，下移固定导尿管，将尿液引流到集尿袋内，导尿完毕，轻轻拔出导尿管，撤下洞巾，擦净外阴。

（11）整理用物：撤下一次性垫巾，脱去手套。导尿用物按医疗废弃物分类处理。

（12）安置患者：协助患者穿好裤子，安置舒适体位，询问患者感觉并告知患者操作完毕。整理床单，保持病室整洁。

题卡 16 *演示女性导尿术。*

（1）操作者携用物至患者床旁。核对患者姓名及床号，向患者解释说明情况。

（2）操作者站在患者右侧，松开床尾盖被，协助患者脱去对侧裤子，盖在近侧腿部，对侧腿用盖被遮盖。

（3）帮助患者取仰卧屈膝位，两腿充分外展外旋，暴露局部区域。如果患者因病情不能配合时，可协助患者维持适当的姿势。

（4）铺垫巾于患者臀下。

（5）消毒双手。

（6）初步消毒会阴区：打开无菌导尿包的外包装，并将外包装袋置于床尾。取出初步消毒用物，弯盘（内放镊子及碘伏棉球）置于患者两腿间。操作者左手戴手套，右手持镊子夹取碘伏棉球，依次消毒阴阜、大腿内侧上1/3、大阴唇。左手分开阴唇，消毒小阴唇、尿道口至会阴部。污棉球、纱布、镊子置外包装袋内。消毒完毕，将弯盘移至床尾，脱下手套置外包装袋内（将外包装袋移至治疗车下层）。

（7）操作者再次消毒双手。

（8）将导尿包放在患者两腿之间，按无菌操作原则打开治疗巾。戴好无菌手套后，取出洞巾，铺在患者的外阴处并暴露会阴部。按操作顺序整理用物，取出导尿管并向气囊注水后抽空，检查是否渗漏。润滑导尿管。根据需要连接导尿管和集尿袋的引流管，将消毒液棉球置于弯盘内。

（9）再次消毒会阴部：左手用纱布分开并固定小阴唇，暴露尿道口。右手持摄子夹消毒液棉球，再次消毒尿道口、两侧小阴唇，最后一个棉球在尿道口加强消毒。

（10）导尿：左手继续用无菌纱布分开并固定小阴唇，将弯盘置于洞巾口旁，嘱患者张口呼吸。用另一把镊子夹持导尿管，对准尿道口轻轻插入4～6cm，见尿液流出后再插入2～3cm。松开左手下移固定导尿管，将尿液引流到集尿袋内，导尿完毕，轻轻拔出导尿管，撤下洞巾，擦净外阴。

（11）整理用物：撤下一次性垫巾，脱去手套。导尿用物按医疗废弃物分类处理。

（12）安置患者：协助患者穿好裤子，安置舒适体位，询问患者感觉并告知患者操作完毕。整理床单，保持病室整洁。

题卡 17 演示胸膜腔穿刺术。

第一步：准备

（1）操作者向患者和家属说明穿刺目的、操作过程及可能出现的并发症，得到患者及家属的充分理解和认可，消除紧张情绪。必要时签署知情同意书。

（2）明确患者有无药物（特别是局麻药）过敏史。

（3）确定穿刺部位：抽取胸腔积液常选择的部位如下。①肩胛下线第 7~9 肋间；②腋后线第 7~8 肋间；③腋中线第 6~7 肋间；④腋前线第 5~6 肋间。对于积液量少或包裹性积液者，可通过 B 超定位确定穿刺点，做记号。气胸定位点常选取患侧锁骨中线第 2 肋间。

（4）准备穿刺包、无菌手套、盛装积液的瓶子。如需留取标本，还要准备试管、酒精灯等。

第二步：操作

（1）嘱患者取坐位骑于椅上，面向椅背，双手臂放于椅背上，尽量取较舒适的体位，并能充分暴露穿刺点。卧床者也应尽量取半坐位，并充分暴露穿刺点（气胸穿刺时，患者取坐位，面向操作者）。

（2）术者洗手，打开消毒包。用安尔碘消毒术野皮肤 2 遍，消毒范围直径不小于 15cm，第 2 次的消毒范围略小。

（3）术者戴无菌手套，助手打开穿刺包，术者检查手术器械。

（4）术者铺洞巾，助手协助固定。助手协助术者核对麻药的名称和浓度并打开麻药瓶，术者抽取 2% 利多卡因在下一肋骨上缘的穿刺点麻醉皮肤，直至壁层胸膜。轻轻刺入胸腔，试抽吸有无积液。

（5）穿刺，先用止血钳夹住穿刺针的橡胶连接管，左手固定穿刺点皮肤，右手持穿刺针，经麻醉点沿肋骨上缘垂直缓慢刺入，当进入至相当于上述麻醉针头所观察距离时，或穿刺针有突破感时表示已进入胸膜腔，停止进针，接上 50ml 注射器。助手戴无菌手套，帮助松开止血钳，然后用止血钳固定穿刺针，使勿滑脱或偏斜。

（6）抽取液体，缓慢抽取液体 50ml，待助手再次用止血钳夹紧橡胶管后，操作者可取下注射器，留取标本或将液体注入已准备的盛装瓶内。如此反复，记录抽取的总液体量。初次抽液不超过 600ml，以后再次抽取不超过 1000ml。（气体抽取步骤同液体抽取法，同样应注意抽取的速度不应太快。一次不超过 800ml）

（7）抽液结束后用止血钳夹紧橡胶管，拔出穿刺针，无菌纱布覆盖穿刺处，稍压迫后，用胶布固定。

题卡 18 演示腹腔穿刺术。

第一步：准备

（1）向患者及家属说明穿刺目的、操作过程及可能的并发症，得到患者及家属的充分理解和认同，消除紧张情绪。必要时签署知情同意书。

（2）核对适应证，察看有无禁忌证；询问有无药物（特别是局麻药）过敏史；嘱患者先排空尿液；将患者安置在经过消毒的治疗室；测脉搏、血压、腹围及进行简要的查体；取半卧、侧卧位或平卧位。

（3）器械准备：器械车铺台、清洁盘、腹腔穿刺包、腹带、留置送检标本的无菌试管和消毒容器、消毒液（安尔碘）、2%利多卡因、急救药品（如0.1%肾上腺素等）、无菌手套、棉签、纱布及注射器，并备好血压计、听诊器、卷尺。

第二步：操作

（1）选择穿刺点（以龙胆紫标出穿刺进针点）：左下腹，脐与髂前上棘连线的中、外1/3交点处；脐与耻骨联合连线中点上方偏左1.0cm或偏右1.5cm处；侧卧位脐水平线与腋前线或腋中线交点；腹水量少或有包裹时，可经B超引导定位。

（2）术者洗手，打开消毒包。用安尔碘消毒皮肤2遍，消毒范围直径>15cm，第2次的消毒范围略小。

（3）术者戴无菌手套，助手打开穿刺包，术者检查手术器械。

（4）术者铺洞巾，助手协助固定；助手协助术者核对麻药的名称和浓度并打开麻药瓶，术者抽取麻药。以2%利多卡因麻醉皮肤至壁层腹膜。

（5）穿刺，将与穿刺针连接的乳胶管夹闭。术者左手固定皮肤，右手持针经麻醉点垂直逐步刺入腹壁，腹水量大时，穿刺针应在腹壁内转变方向，待抵抗感突然消失时接上注射器，打开乳胶管，即可抽吸腹水置于无菌试管中，待送检。

（6）抽液完毕后拔针，针眼处以安尔碘消毒，覆盖无菌纱布，手指压迫数分钟，用护创膏固定。大量放水后，需束以多头腹带以防腹压骤降。

（7）术后嘱患者平卧休息，保持穿刺部位在上方，以免腹水继续漏出；复测脉搏、血压和腹围。

二、西医答辩部分

（一）西医答辩

题卡1 试述COPD的诊断要点及气流阻塞分级依据。

【参考答案】

（1）依据长期吸烟等因素史，结合症状、体征及肺功能。

（2）持续性气流受限是诊断COPD的必备条件。

（3）根据FEV_1占预计值的百分率（FEV_1%）下降的幅度进行气流阻塞严重程度分级。

题卡2 试述慢性阻塞性肺疾病稳定期的治疗。

【参考答案】

（1）应用支气管扩张剂。β受体激动剂、抗胆碱能药、茶碱药。

（2）联合应用糖皮质激素吸入治疗。

（3）应用祛痰药。

（4）长期家庭氧疗。

题卡 3 试述肺结核按病变部位的分类。

【参考答案】

（1）肺结核分为原发型肺结核、血型播散型肺结核、继发型肺结核。

（2）气管支气管结核。

（3）结核性胸膜炎。

题卡 4 试述呼吸衰竭按血气分析结果分型及发生机制。

【参考答案】

（1）Ⅰ型呼吸衰竭：缺氧而无 CO_2 潴留，即 $PaO_2 < 60mmHg$，$PaCO_2$ 正常或降低。机制为换气功能障碍。

（2）Ⅱ型呼吸衰竭：缺氧伴 CO_2 潴留，即 $PaO_2 < 60mmHg$，$PaCO_2 > 50mmHg$。机制为肺泡通气不足。

题卡 5 试述慢性肺源性心脏病急性加重期的临床表现。

【参考答案】

（1）呼吸衰竭。急性呼吸道感染为常见诱因。主要表现为缺氧和二氧化碳潴留症状。

①低氧血症：胸闷、心悸、心率增快和发绀，严重者可出现头晕、头痛、烦躁不安、谵妄、抽搐和昏迷等症状。

②二氧化碳潴留：头痛，多汗，失眠，夜间不眠，日间嗜睡，出现睡眠规律倒错。重症出现幻觉、神志恍惚、烦躁不安、精神错乱和昏迷等精神、神经症状，以至死亡。

（2）心力衰竭。以右心衰竭为主。心悸、心率增快、呼吸困难及发绀进一步加重，上腹部胀痛、食欲不振、少尿。颈静脉明显怒张，肝脏肿大伴有压痛，肝颈静脉回流征阳性，下肢水肿明显，并可出现腹水。在胸骨左缘第四、五肋间隙可听到收缩期杂音，严重者出现舒张期奔马律及各种心律失常。

题卡 6 试述慢性肺源性心脏病的并发症。

【参考答案】

（1）肺性脑病。

（2）酸碱平衡失调及电解质紊乱、呼吸性酸中毒等。

（3）心律失常：多表现为房性早搏及阵发性室上性心动过速，也可有房性扑动及心房颤动。

（4）休克：可有心源性休克、失血性休克。

（5）消化道出血。

（6）功能性肾功能衰竭、弥散性血管内凝血等。

题卡 7 试述慢性肺源性心脏病急性加重期的治疗。

【参考答案】

（1）控制呼吸道感染：是治疗肺心病的关键。根据痰培养和致病菌对药物敏感度的测定结果选用抗生素。

（2）改善呼吸功能，抢救呼吸衰竭：通畅呼吸道、持续低浓度（25%～35%）吸氧，应用呼吸中枢兴奋剂等。必要时施行气管切开、气管插管和机械呼吸器治疗等。

（3）控制心力衰竭：在积极控制感染、改善呼吸功能后，无效者可适当选用利尿剂、强心剂及血管扩张剂。

（4）控制心律失常。

（5）糖皮质激素的应用。

（6）降低血黏度药物的应用。

（7）并发症的处理。

题卡 8 试述危重哮喘的治疗。

【参考答案】

（1）氧疗与辅助通气：出现低氧血症，应经鼻导管或经面罩给氧必要时做气管插管或气管切开，行机械辅助通气。

（2）解痉平喘：应用 β_2 受体激动剂、氨茶碱、抗胆碱药。

（3）补液。

（4）纠正酸中毒及电解质紊乱。

（5）抗生素：酌情选用广谱抗生素，静脉滴注。

（6）糖皮质激素。

（7）处理并发症。

题卡 9 试述肺炎链球菌肺炎的临床表现。

【参考答案】

（1）症状：寒战、高热、咳嗽、咳痰、胸痛及呼吸困难等。

（2）体征：呈急性热病容，呼吸浅速，面颊绯红，皮肤灼热，部分有鼻翼扇动，口唇单纯疱疹。早期肺部体征无明显异常，或仅有少量湿啰音，呼吸音减低及出现胸膜摩擦音等。典型的肺实变体征有患侧呼吸运动减弱、触觉语颤增强、叩诊呈浊音、听诊呼吸音减低或消失，并可出现支气管呼吸音。消散期可闻及湿性啰音。

题卡 10 试述肺炎链球菌肺炎的并发症。

【参考答案】

感染性休克、胸膜炎及脓胸、肌炎、肺外并发症（如心瓣膜炎、关节炎、脑膜炎等）。

题卡 11 试述肺炎链球菌肺炎并发感染性休克的治疗。

【参考答案】

（1）一般处理：吸氧，保持呼吸道通畅，密切观察血压、脉搏、呼吸及尿量。

（2）补充血容量：一般先给右旋糖酐 40、复方氯化钠溶液等。

（3）纠正水、电解质和酸碱平衡紊乱。

（4）糖皮质激素的应用：对病情危重、全身毒血症症状明显的患者，可短期（3～5 天）静脉滴注氢化可的松。

（5）血管活性药物的应用：一般不作首选药物，多在经上述处理后血压仍不回升时使用。

（6）控制感染：诊断明确者，可加大青霉素剂量，每天 400 万～1000 万单位静脉滴注；或用第二、三代头孢菌素。

（7）防治心肾功能不全。

题卡 12 试述肺癌的病因。

【参考答案】

（1）吸烟：肺癌的发病与吸烟关系密切，肺癌多发生于长期吸烟的人群。

（2）大气污染：工业废气内含有许多致癌物质，如煤和石油燃烧释放的烟雾及内燃机的废气中含有苯并芘。

（3）职业性致癌因素。

（4）慢性肺脏疾病：肺癌与肺结核或慢性支气管炎有并存的现象。

（5）病毒感染、真菌毒素（黄曲霉素）、维生素 A 缺乏、机体免疫功能低下、内分泌失调以及家族遗传等因素对肺癌的发生可能起综合性作用。

题卡 13 试述肺癌由原发癌肿引起的症状。

【参考答案】

（1）咳嗽：阵发性刺激性干咳为首发症状，可为持续性，且呈高音调金属音，并发感染后转为脓性痰。

（2）咯血：常引起持续或间断痰中带血，癌肿侵蚀大血管可引起大咯血。

（3）胸闷、气急。

（4）哮鸣音：少数患者可听到局限性哮鸣音，为肺癌早期体征之一。

（5）发热：多为中等度发热。

（6）体重下降。

题卡 14 试述肺癌肿瘤局部扩展引起的症状。

【参考答案】

（1）胸痛：可为不规则的钝痛、隐痛和尖锐胸痛。

（2）吞咽困难：少数患者癌肿侵犯或压迫食管可引起吞咽困难。

（3）声音嘶哑：癌肿或转移性淋巴结压迫喉返神经（左侧多见）时，可出现声音嘶哑。

（4）上腔静脉压迫综合征：头面部、颈部和上肢水肿及前胸部淤血和静脉曲张。

（5）肺上沟瘤：常压迫颈交感神经引起同侧瞳孔缩小、上眼睑下垂、眼球内陷、额部少汗等霍纳综合征。

题卡 15 试述肺癌按组织学分类的病例类型。

【参考答案】

鳞状上皮细胞癌、腺癌、小细胞未分化癌、大细胞未分化癌、细支气管肺泡细胞癌（简称肺泡癌）5类。

题卡 16 试述心力衰竭的基本病因。

【参考答案】

（1）原发性心肌损害：①冠状动脉粥样硬化性心脏病心肌缺血和/或心肌梗死。②心肌炎和心肌病。③心肌代谢障碍性疾病（如糖尿病性心肌病等）。

（2）心脏负荷异常：①压力负荷（后负荷）过重：如高血压、主动脉瓣狭窄、肺动脉高压、肺动脉瓣狭窄等。②容量负荷（前负荷）过重。③前负荷不足：见于二尖瓣狭窄、三尖瓣狭窄、限制型心肌病、心包疾病所致的急性心包填塞或慢性心包缩窄等。

题卡 17 试述心力衰竭的常见诱因。

【参考答案】

（1）感染：呼吸道感染是最常见、最重要的诱因。

（2）心律失常：各种类型的快速性心律失常以及严重的缓慢性心律失常均可诱发心力衰竭，以心房颤动最为常见。

（3）血容量增加：如摄入过多钠盐，静脉输液过多、过快等。

（4）过度劳累或情绪激动：如妊娠后期及分娩过程、暴怒等。

（5）药物治疗不当：如洋地黄类药物用量不足或过量，不恰当地使用β受体拮抗剂、钙拮抗剂、奎尼丁、普鲁卡因胺等。

题卡 18 试述心功能分级。

【参考答案】

目前通用的是美国纽约心脏病学会（NYHA）提出的分级方法。

Ⅰ级：患者有心脏病但活动不受限制，平时一般活动不引起疲乏、心悸、呼吸困难或心绞痛。

Ⅱ级：心脏病患者的体力活动受到轻度的限制，休息时无自觉症状，但平时一般活动下可出现疲乏、心悸、呼吸困难或心绞痛。

Ⅲ级：心脏病患者的体力活动明显受限，小于平时一般活动即可引起上述的症状。

Ⅳ级：心脏病患者不能从事任何体力活动。休息状态下也可出现心力衰竭的症状，体力活动后加重。

题卡 19 *试述左心衰竭的临床表现。*

【参考答案】

（1）症状：①呼吸困难：劳力性呼吸困难、端坐呼吸及夜间阵发性呼吸困难。②咳嗽、咳痰、咯血：痰常呈白色浆液性泡沫样，有时痰中带血丝，重症出现大咯血。③其他：乏力、疲倦、头昏、心慌。

（2）体征：①肺部体征：湿性啰音多见于两肺底，与体位变化有关。心源性哮喘时两肺可闻及哮鸣音，胸腔积液时有相应体征。②心脏体征：除原有心脏病体征外，慢性左心衰一般均心脏扩大、心率加快、肺动脉瓣区第二心音亢进、心尖区可闻及舒张期奔马律和/或收缩期杂音、交替脉等。

题卡 20 *试述右心衰竭的临床表现。*

【参考答案】

（1）症状：可有腹胀、食欲不振、恶心、呕吐、肝区胀痛、少尿等。

（2）体征：①心脏体征：除原有心脏病体征外，右心衰竭时若右心室显著扩大形成功能性三尖瓣关闭不全，可有收缩期杂音。②颈静脉怒张和/或肝颈静脉回流征阳性。③肝脏肿大、有压痛。④下垂部位凹陷性水肿。⑤胸水和/或腹水。⑥发绀。

题卡 21 *试述心衰的治疗。*

【参考答案】

（1）病因治疗：治疗基本病因，消除诱因。

（2）减轻心脏负荷：休息，控制钠盐摄入，利尿剂的应用，血管扩张药的应用。

（3）增加心肌收缩力：洋地黄类药物，多巴酚丁胺。

题卡 22 *试述急性左心衰竭的治疗。*

【参考答案】

（1）患者取坐位，双腿下垂，减少静脉回流。

（2）吸氧：立即用鼻导管高流量给氧，流量 4～6L/min。氧气可通过加入适量 50%～75% 乙醇的湿化瓶。

（3）吗啡：5～10mg 皮下或肌内注射。

（4）快速利尿：呋塞米静脉注射。

（5）血管扩张剂：以硝普钠、硝酸甘油或酚妥拉明静脉滴注。

（6）洋地黄类药物：毛花苷 C 静脉注射。

（7）氨茶碱：静脉注射。

（8）其他：四肢轮流三肢结扎法。

题卡 23 *试述洋地黄中毒的表现。*

【参考答案】

（1）消化道反应：食欲减退、恶心、呕吐等最早出现。

（2）神经系统反应：可出现头痛、失眠，严重者可出现意识障碍。

（3）视觉症状：可出现视力模糊、黄视、绿视、盲点等。

（4）心脏反应：常见室性期前收缩，也可有缓慢性心律失常如窦房传导阻滞、窦性停搏、窦性心动过缓、房室传导阻滞等。

题卡 24 洋地黄中毒的治疗。

【参考答案】

（1）应立即停药。

（2）血钾浓度低可静脉补钾。

（3）治疗心律失常：快速性心律失常者可用利多卡因或苯妥英钠，有传导阻滞及缓慢性心律失常者可用阿托品皮下或静脉注射。

题卡 25 试述风湿热的主要表现。

【参考答案】

（1）心脏炎：为风湿热最重要的临床表现，包括心肌炎、心内膜炎和心包炎。

（2）多发性关节炎：①多发性：以膝、踝、肩、腕、髋、肘等大关节为主，典型表现为红、肿、热、痛等炎症表现和运动功能障碍。②对称性。③游走性。④炎症消退后，关节功能完全恢复而不留畸形。

（3）皮肤病变：环形红斑、皮下结节。

（4）舞蹈症。

题卡 26 试述风湿性心脏瓣膜病的常见并发症。

【参考答案】

（1）心力衰竭：是风心病最常见的并发症和致死原因。

（2）心律失常：早搏、阵发性心动过速、心房颤动等，以心房颤动多见。

（3）栓塞：最常见于二尖瓣狭窄并发心房颤动者，以脑动脉栓塞最为多见，四肢、肠、肾、脾等处亦可发生动脉栓塞。

（4）亚急性感染性心内膜炎：草绿色链球菌为主要致病菌。

（5）肺部感染：易诱发或加重心衰。

题卡 27 试述高血压急症的治疗。

【参考答案】

（1）迅速降压：常用降压药物有硝普钠等。

（2）制止抽搐：可用地西泮 10～20mg 肌内注射或静脉注射。

（3）降低颅内压：甘露醇快速静脉滴注。

题卡 28 试述典型心绞痛的症状。

【参考答案】

（1）部位：疼痛主要位于胸骨后及心前区，范围有手掌大小，可放射至左肩、左前臂内侧达无名指与小指，或至咽、颈及下颌。

（2）性质：胸痛常为压迫、憋闷或紧缩感，也可有烧灼感，偶可伴濒死感、恐惧。

（3）诱因：发作常由劳累、情绪激动所诱发，受寒或饱餐、吸烟、心动过速、休克等亦可诱发。

（4）持续时间：一般为 1~5 分钟，很少超过 15 分钟。

（5）缓解方法：休息、含服硝酸甘油（1~2 分钟，偶至 5 分钟）后可迅速缓解。

题卡 29 试述劳累性心绞痛的分型。

【参考答案】

（1）稳定型劳累性心绞痛：最常见，指劳累性心绞痛发作的性质在 1~3 个月并无改变。

（2）初发型劳累性心绞痛：过去未发生过心绞痛或心肌梗死，初次发生时间未到 1 个月，或过去有过而数月不发，现再次发生时间未到 1 个月。

（3）恶化型劳累性心绞痛：原有稳定型心绞痛的患者，在 3 个月内疼痛的发作次数、严重程度及持续时间突然加重，且引起心绞痛发作的活动量亦有下降，含用硝酸甘油的疗效减退。

题卡 30 试述变异型心绞痛的特点。

【参考答案】

与卧位型相似，但发作时心电图示有关导联的 ST 段抬高，与之相应导联的 ST 段有可能降低（其他型心绞痛除 aVR 及 V_1 外，各导联 ST 段普遍低），为冠状动脉痉挛所诱发。

题卡 31 试述急性心肌梗死的临床表现。

【参考答案】

（1）主要症状：疼痛、全身症状（发热，伴有心动过速、白细胞增高和红细胞沉降率增快等）、胃肠道症状、心律失常、低血压和休克、心力衰竭。

（2）心脏体征：心浊音界可轻度至中度增大，心率大多增快，少数减慢，心尖区第一心音减弱，听诊时房性奔马律，心尖区可出现粗糙的收缩期杂音。

（3）其他：可有与心律失常、休克或心力衰竭有关的其他体征。

题卡 32 试述急性心肌梗死的并发症。

【参考答案】

（1）乳头肌功能失调或断裂。

（2）心脏破裂。

（3）室壁膨胀瘤。

（4）栓塞。

（5）肩手综合征（肩臂强直）。

题卡 33 试述溃疡性结肠炎的临床表现

【参考答案】

（1）腹部症状：①腹泻：以黏液血便为活动期主要表现。②腹痛：轻中度左下腹痉挛性疼痛，可涉及全腹。③其他：重症可有食欲不振、恶心、呕吐等。

（2）全身症状：中重型可有发热、心悸、消瘦、贫血等。

（3）肠外症状：可有关节炎、虹膜炎、口腔复发性溃疡等。

（4）体征：轻中型可有下腹压痛，重型可有腹部压痛、肌紧张。

题卡 34 试述慢性胃炎的治疗。

【参考答案】

（1）饮食清淡，避免刺激性食物。

（2）精神安慰，舒缓情绪。

（3）使用胃黏膜保护药，促胃动力药，抑酸药物等。

（4）胃酸与胃蛋白酶分泌过多。

（5）精神神经及内分泌因素。

（6）其他因素：如遗传与免疫。

题卡 35 试述典型的消化性溃疡的腹痛特点。

【参考答案】

（1）长期性。

（2）周期性：以春、秋季发作者多见。

（3）节律性：十二指肠溃疡（DU）患者疼痛呈空腹痛及夜间痛；胃溃疡（GU）上腹疼痛，约在餐后 0.5~1 小时出现，在下次餐前自行消失。

（4）疼痛部位：十二指肠溃疡的疼痛多出现于中腹部，或在脐上方，或在脐上方偏右处；胃溃疡的疼痛多在中上腹，但稍偏高，或在剑突下和剑突下偏左处。

（5）疼痛程度和性质：疼痛一般较轻而能忍受，多呈钝痛、灼痛或饥饿样痛。

（6）疼痛的影响因素：疼痛常因精神刺激、过度疲劳、饮食不慎、药物、气候变化等因素诱发或加重；可通过休息、进食、服抑酸药物、以手按压疼痛部位、呕吐等方法而减轻或缓解。

题卡 36 试述典型的消化性溃疡的并发症。

【参考答案】

（1）上消化道大量出血。

（2）穿孔。

（3）幽门梗阻。

（4）癌变：胃溃疡可发生癌变。

题卡 37 试述胃癌的转移途径。

【参考答案】

（1）直接蔓延：癌细胞直接蔓延至相邻器官，如食管、肝、脾、胰、结肠。

（2）淋巴转移：癌细胞通过淋巴管转移至胃旁及远处淋巴结，是最早且最常见的转移方式。

（3）血行转移：癌细胞通过血液循环转移至肝、肺、腹膜、脑、骨髓等。

（4）种植转移：癌细胞侵入浆膜后脱落到腹腔内，种植于腹腔、盆腔。

题卡 38 试述肝硬化的病因。

【参考答案】

（1）病毒性肝炎：主要为乙型、丙型和丁型病毒性肝炎的病毒感染。

（2）慢性酒精中毒：长期大量饮酒也是引起肝硬化的常见病因。

（3）胆汁淤积：长期胆汁淤积，可引起胆汁性肝硬化。

（4）循环障碍：慢性充血性心力衰竭、慢性缩窄性心包炎、肝静脉闭塞综合征等可引起淤血性肝硬化。

（5）其他：寄生虫、营养不良、化学毒物和药物、遗传和代谢疾病、自身免疫性肝炎，也可引起肝硬化。

题卡 39 试述肝硬化失代偿期的临床表现。

【参考答案】

主要表现为肝功能减退和门静脉高压症两方面。

（1）肝功能减退的临床表现：①全身症状：消瘦、乏力、精神萎靡、面色黝黑等。②消化道症状：食欲不振、上腹部饱胀不适、恶心、呕吐、易腹泻。③出血倾向和贫血：牙龈出血、鼻出血、皮肤黏膜出血、贫血等。④内分泌失调：表现男性睾丸萎缩、性欲减退、乳房发育，女性月经失调、闭经、不孕等，可出现肝掌、蜘蛛痣，面部黝黑。

（2）门静脉高压症的临床表现：①脾脏肿大。②侧支循环建立和开放。③腹水。

题卡 40 试述肝硬化的并发症。

【参考答案】

（1）急性上消化道出血：最常见，是肝硬化患者的主要死因。常表现为呕血与黑便，大量出血可引起出血性休克，并诱发腹水和肝性脑病。

（2）肝性脑病：肝性脑病是晚期肝硬化最严重的并发症，也是最常见的死亡原因之一。

（3）原发性肝癌。

（4）感染：易并发各种感染如支气管炎、胆道感染、自发性腹膜炎、结核性腹膜炎、胆囊炎等。

（5）其他：门脉高压性胃病、肝肾综合征、电解质和酸碱平衡紊乱、肝肺综合征、门静脉血栓形成等。

题卡 41 试述溃疡型胃癌的内镜下特点。

【参考答案】

（1）形状不规则一般较大。

（2）底部凹凸不平，有秽苔。

（3）边缘呈结节状隆起。

（4）周围皱襞中断。

（5）胃部僵硬，蠕动减弱。

题卡 42 试述肝硬化的 Child – Pugh 分级评估指标

【参考答案】

（1）肝性脑病。

（2）腹水。

（3）血胆红素。

（4）血白蛋白。

（5）凝血酶原时间延长。

题卡 43 试述急性胰腺炎的病因。

【参考答案】

（1）胆汁或十二指肠液反流入胰管。

（2）胰管梗阻。

（3）十二指肠乳头部位的病变：如邻近十二指肠乳头部位的憩室炎、球部溃疡伴炎症等。

（4）其他：如创伤和手术、某些感染（如腮腺炎及伤寒等）、某些药物（如肾上腺皮质激素）、高血钙及高脂血症等，也是诱发急性胰腺炎的因素。

题卡 44 试述上消化道出血时出血量的估计。

【参考答案】

上消化道出血时出血量每天超过 10ml 时，隐血试验阳性；50～100ml 以上，可表现黑便；胃内积血达 250～300ml，可引起呕血。根据是否出现周围循环衰竭可估计失血的程度。急性大出血时，首先出现的临床表现是口渴、心动过速，其次是血压下降，而红细胞总数和血红蛋白下降较迟，所以不能只根据血压及血象判断病情。

题卡 45 试述上消化道出血是否停止的判断方法。

【参考答案】

（1）反复呕血，或黑便次数增多。

（2）周围循环衰竭的表现经治疗未明显改善，或暂好转又有波动，中心静脉压不稳定。

（3）RBC、Hb、血细胞比容持续下降，网织红细胞计数持续增高。

（4）补液与尿量足够的情况下血 BUN 持续或再次升高。

题卡 46 试述食管胃底静脉曲张破裂大出血的止血措施。

【参考答案】

（1）药物止血：选用血管加压素静脉注射，常用垂体后叶素，主要不良反应有心绞痛、血压升高、心肌缺血甚至心肌梗死。也常用生长抑素治疗。

（2）气囊压迫止血：经鼻腔或口插入三腔二囊管，压迫止血。

（3）内镜治疗：硬化栓塞疗法、食管静脉曲张套扎术。

（4）经颈静脉肝内门腔静脉分流术。

（5）手术治疗：在大出血期间采用各种非手术治疗不能止血者，可考虑进行外科手术止血。

题卡 47 试述消化性溃疡并发上消化道大出血的止血措施。

【参考答案】

（1）提高胃内 pH 的措施：主要是静脉内使用抑制胃酸分泌的药物。目前常用的有 H_2 受体拮抗剂、质子泵抑制剂。

（2）局部止血措施：冰盐水洗胃、胃内注入去甲肾上腺素溶液。

（3）内镜下止血。

（4）手术治疗：经积极内科治疗仍有活动性出血者，应掌握时机进行手术治疗。

题卡 48 试述慢性肾炎的治疗措施。

【参考答案】

（1）饮食：根据肾功能减退程度，控制蛋白摄入量，以优质蛋白（牛奶、蛋、瘦肉等）为主。

（2）控制高血压和保护肾功能：常用药物有血管紧张素转换酶抑制剂（ACEI）、钙拮抗剂、β 受体拮抗剂、利尿剂等。

（3）抗凝和抗血小板聚集药物。

（4）糖皮质激素和细胞毒药物：根据病理诊断决定是否使用此两类药。

（5）其他：积极防治各种感染，禁用或慎用肾毒性药物，积极纠正高脂血症、高血糖、高尿酸血症。

题卡 49 试述尿路感染的感染途径。

【参考答案】

（1）上行感染：绝大多数是细菌经尿道上行感染膀胱或肾盂而引起，最常见。

（2）血行感染：细菌从体内的感染灶侵入血流，到达肾脏及尿路引起感染。此种途径少见，金黄色葡萄球菌感染多见。

（3）淋巴道感染：少见。

题卡 50 试述尿路感染的易感因素。

【参考答案】

（1）尿路梗阻：是诱发尿感并易于上行的最主要原因。如结石、肿瘤、畸形或神经源性膀胱等。

（2）膀胱输尿管反流及其他尿路畸形和结构异常。

（3）器械使用：如膀胱镜检查、留置导尿管等。

（4）机体抗病能力低下。

题卡 51 试述急性膀胱炎的临床表现。

【参考答案】

（1）泌尿系统症状：膀胱刺激征、腰痛和（或）下腹部痛、肋脊角及输尿管点压痛、肾区压痛和叩痛。

（2）全身感染症状：寒战、发热、头痛、恶心、呕吐、食欲不振等。

题卡 52 试述慢性肾衰竭患者贫血的原因。

【参考答案】

肾脏产生促红细胞生成素减少、存在红细胞生长抑制因子、红细胞寿命缩短、营养不良等是 CRF 时贫血的主要原因。

题卡 53 试述缺铁性贫血的病因。

【参考答案】

（1）慢性失血：等于失铁，是引起缺铁性贫血的主要原因。

（2）需铁量增加而摄入量不足：当生理性铁需要量增加时，如婴幼儿、青少年、月经期妇女、孕妇和哺乳期妇女，就容易发生营养性缺铁性贫血。

（3）铁的吸收障碍：胃大部切除术后因胃酸缺乏，或因胃空肠吻合，食物不经过十二指肠，均可影响铁的吸收；萎缩性胃炎因长期胃酸缺乏，可导致铁的吸收不良。

题卡 54 试述急性再生障碍性贫血的临床表现。

【参考答案】

起病急，进展迅速，常以出血、感染和发热为首起及主要表现。病初贫血常不明显。

（1）出血：均有出血倾向，可表现为消化道出血、血尿、眼底出血和颅内出血。

皮肤、黏膜出血广泛而严重，且不易控制。

（2）感染发热：病程中几乎均有发热，常伴有感染。口咽部及肛门周围常发生坏死性溃疡，肺炎也很常见。

题卡 55 试述再生障碍性贫血的诊断标准。
【参考答案】

（1）全血细胞减少，网织红细胞绝对值减少。

（2）一般无脾肿大。

（3）骨髓至少有一部位增生减低或重度减低（如增生活跃，须有巨核细胞明显减少），骨髓小粒成分中应见非造血细胞增多（有条件者应做骨髓活检）。

（4）能除外引起全血细胞减少的其他疾病。

（5）一般抗贫血药物治疗无效。

题卡 56 试述甲状腺功能亢进症甲状腺激素分泌过多症候群的表现。
【参考答案】

（1）高代谢症候群：表现为怕热、多汗、皮肤暖湿、低热、体重锐减和疲乏无力。

（2）精神、神经系统：神经过敏、多言好动、烦躁易怒、失眠不安、思想不集中、记忆力减退，甚至出现幻想、躁狂症或精神分裂症。多有手、眼睑和/或舌震颤，腱反射亢进。

（3）心血管系统：常见心悸、胸闷、气短等。体征有心动过速、心尖区第一心音亢进，常有Ⅱ级以下收缩期杂音，心律失常以房性早搏为最常见，心脏肥大、扩大和心力衰竭，脉压差增大，可见周围血管征。

（4）消化系统：常有食欲亢进，大便次数增多。

（5）肌肉骨骼系统：多数表现为肌无力和肌肉消瘦。

（6）其他：女性有月经减少或闭经，男性有阳痿。

题卡 57 试述甲状腺功能亢进症的治疗。
【参考答案】

（1）一般治疗：适当休息，避免精神紧张及过度劳累。补充足够热量和营养，避免高碘食品及药物。

（2）抗甲状腺药物治疗：硫脲类和咪唑类两类。

（3）放射性^{131}I治疗。

（4）手术治疗：甲状腺次全切除术。

（5）其他药物治疗：如β受体拮抗剂。

题卡 58 试述甲状腺危象的治疗。
【参考答案】

（1）抑制TH合成：使用大量抗甲状腺药物，首选PTU。

（2）抑制TH释放：复方碘溶液。

（3）迅速阻滞儿茶酚胺释放，降低周围组织对甲状腺激素的反应：普萘洛尔。

（4）肾上腺皮质激素。

（5）对症治疗：降温，镇静，保护脏器功能，防治感染等。

（6）其他：减低血 TH 浓度可选用血液透析、腹膜透析或血浆置换等措施。

题卡 59 试述糖尿病的急性并发症。

【参考答案】

（1）酮症酸中毒。

（2）糖尿病高渗性非酮症昏迷。

（3）乳酸性酸中毒。

题卡 60 试述糖尿病的慢性并发症。

【参考答案】

（1）糖尿病肾病。

（2）糖尿病视网膜病变。

（3）糖尿病性心脏病变。

（4）糖尿病性脑血管病变。

（5）糖尿病性神经病变。

（6）糖尿病足。

（7）其他眼病如白内障。

题卡 61 试述糖尿病的诊断标准。

【参考答案】

FPG≥7.0mmol/L（≥126mg/dl），OGTT 2hPG 或随机血糖≥11.1mmol/L（≥200mg/dl）。无症状的患者必须有两次血糖异常才能做出诊断。

题卡 62 试述糖尿病的治疗。

【参考答案】

（1）糖尿病的教育。

（2）饮食治疗。

（3）运动治疗。

（4）药物治疗：口服降糖药、胰岛素治疗。

（5）自我监测。

题卡 63 试述糖尿病常用的口服降糖药物。

【参考答案】

（1）磺酰脲类。

（2）双胍类。

（3）α-葡萄糖苷酶抑制剂。

（4）噻唑烷酮类。

（5）非磺酰脲类胰岛素促分泌剂。

题卡 64 试述糖尿病酮症酸中毒的治疗。

【参考答案】

（1）补液：开始应快速补充生理盐水。

（2）胰岛素治疗：采用小剂量胰岛素疗法，0.1U/（kg·h），加于生理盐水中。当血糖降至 13.9mmol/L 左右，改用 5% 葡萄糖液 500ml 内加速效胰岛素静脉滴注。

（3）纠正酸碱平衡失调及电解质紊乱：中等度以下的酸中毒不必补碱，当血 pH <7.1，给予 5% 碳酸氢钠 50~100ml。

（4）补钾。

题卡 65 试述伸直型桡骨下肢骨折（colles 骨折）的固定方法。

【参考答案】

在维持牵引下，先在骨折远端的背侧和近端的掌侧分别放一平垫，然后放置夹板。夹板上端达前臂中、上 1/3，桡侧、背侧夹板下端应超过腕关节，置腕关节于轻度掌屈尺偏位固定，限制腕关节的桡偏和背伸活动。压垫、夹板置妥后，用 3 条布带捆扎固定，将前臂悬挂胸前，固定 4~5 周。

题卡 66 试述颈型颈椎病的诊断要点。

【参考答案】

（1）症状 颈部肌肉痉挛，肌张力增高，颈项强直，活动受限。

（2）体征 颈项部有广泛压痛，压痛点多在斜方肌、冈上肌、菱形肌、大小圆肌等部位。可触及棘上韧带肿胀、压痛及棘突移位。颈椎间孔挤压试验和臂丛神经牵拉试验多为阴性。

（3）影像学检查 颈椎 X 线检查见颈椎生理曲度变直、反弓或成角，有轻度的骨质增生。

题卡 67 试述椎间盘突出的类型。

【参考答案】

（1）侧突型 多数髓核向后侧方突出，单侧突出者出现同侧的下肢症状。

（2）两侧突型 髓核自后纵韧带两侧突出，则出现双下肢症状，多为一先一后，一轻一重，似有交替现象。

（3）中央型 髓核向后中部突出，巨大突出压迫马尾神经，出现马鞍区麻痹及双下肢症状。

（二）临床判读

题卡1 试述 ALT 为 100U/L 的临床意义。

【参考答案】

（1）肝脏疾病：①急性病毒性肝炎。②慢性病毒性肝炎。③肝硬化。④肝内、外胆汁淤积。

（2）心肌梗死。

（3）其他疾病：如骨骼肌疾病、肺梗死、肾梗死、胰腺炎、休克及传染性单核细胞增多症。

题卡2 试述 D-二聚体升高的临床意义

【参考答案】

①常见于继发性纤维蛋白溶解功能亢进：加 DIc、高凝状态、肺栓塞。②见于原发性纤溶症以外的疫病：如肿瘤感染、组织损伤等。

题卡3 患者外周血白细胞 11.9×10^9/L，中性粒细胞78%，分析其临床意义。

【参考答案】

（1）感染：化脓性感染为最常见的原因，如流行性脑脊髓膜炎、肺炎、阑尾炎等。

（2）严重组织损伤：如较大手术后、急性心肌梗死后。

（3）急性大出血、溶血：如脾破裂或宫外孕、急性溶血等。

（4）其他：如中毒、类风湿关节炎及应用某些药物如皮质激素等。

题卡4 患者外周血白细胞 10.5×10^9/L，淋巴细胞48%，分析其临床意义。

【参考答案】

（1）感染性疾病：主要为病毒感染，如麻疹、风疹、水痘、流行性腮腺炎、传染性单核细胞增多症等。也可见于某些杆菌感染，如结核病、百日咳、布鲁菌病。

（2）某些血液病。急性大出血、溶血，如脾破裂或宫外孕、急性溶血等。

（3）急性传染病的恢复期。

题卡5 患者，女性，30岁，ESR 35mm/h。分析其临床意义。

【参考答案】

（1）生理性增快：妇女月经期、妊娠、老年人。

（2）病理性增快：①各种炎症：如细菌性急性炎症、风湿热和结核病活动期。②损伤及坏死、心肌梗死等。③恶性肿瘤。④各种原因导致的高球蛋白血症：如多发性骨髓瘤、感染性心内膜炎、系统性红斑狼疮、肾炎、肝硬化等。⑤贫血。

题卡6 患者，男性，50岁，血清总蛋白56g/L，白蛋白25g/L，A/G 0.8。分析其临床意义。

【参考答案】

（1）肝脏疾病：肝炎、肝硬化、肝癌等慢性肝病。

（2）肝外因素：①见于蛋白质摄入不足或消化不良。②蛋白质丢失过多，如肾病综合征、大面积烧伤等。③消耗增加，如恶性肿瘤、甲状腺功能亢进症、重症结核等。

题卡 7 患者，男性，63岁，血氨升高。分析其临床意义。

【参考答案】

（1）严重肝脏损害：如重型肝炎、肝硬化、肝癌等疾病。血氨升高是诊断肝性脑病的依据之一。

（2）肝外因素：如上消化道大出血、休克、尿毒症等。

题卡 8 患者，男性，68岁，ALP 370U/L。分析其临床意义。

【参考答案】

（1）胆道阻塞：各种肝内、外胆管阻塞性疾病。

（2）急、慢性肝炎。

（3）肝胆系统以外疾病如纤维性骨炎、佝偻病、骨软化症、成骨细胞瘤等。

题卡 9 患者，女性，60岁，γ-谷氨酰转移酶（γ-GT）130U/L。分析其临床意义。

【参考答案】

（1）肝癌。

（2）胆道阻塞。

（3）肝脏疾病：急性肝炎、慢性肝炎及肝硬化的活动期，急慢性酒精性肝炎、药物性肝炎。

题卡 10 患者，女性，35岁，HBsAg、HBeAg 及抗-HBc 阳性。分析其临床意义。

【参考答案】

"大三阳"，提示 HBV 正在大量复制，有较强的传染性。

题卡 11 患者，男性，22岁，抗-HBs 阳性。分析其临床意义。

【参考答案】

见于注射过乙型肝炎疫苗或曾感染过 HBV，目前 HBV 已被清除者，对 HBV 已有了免疫力。

题卡 12 患者，男性，36岁，血清尿素氮（BUN）10.3mmol/L。分析其临床意义。

【参考答案】

（1）肾前性因素：①肾血流量不足：见于脱水、心功能不全、休克、水肿、腹水等。②体内蛋白质分解过盛：见于急性传染病、脓毒血症、上消化道出血、大面积烧伤、大手术后和甲状腺功能亢进症等。

（2）肾脏疾病：如慢性肾炎、肾动脉硬化症、严重肾盂肾炎、肾结核和肾肿瘤的晚期。

（3）肾后性因素：尿路结石、前列腺肥大、泌尿生殖系统肿瘤等。

题卡 13 患者，男性，47 岁，CO_2CP 18.2mmol/L。分析其临床意义。

【参考答案】

（1）代谢性酸中毒：各种原因所致的急、慢性肾功能不全、糖尿病酮症酸中毒、休克所致的乳酸中毒，如剧烈腹泻、肠瘘等。

（2）呼吸性碱中毒：各种原因引起呼吸加深加快，通气、换气过度。见于脑炎、支气管哮喘、癔病等。

题卡 14 患者，男性，69 岁，空腹血糖（血浆）7.8mmol/L。分析其临床意义。

【参考答案】

（1）糖尿病。

（2）其他内分泌疾病：如甲状腺功能亢进症、嗜铬细胞瘤、肾上腺皮质功能亢进等。

（3）应激性高血糖：如颅内高压。

题卡 15 患者，男性，67 岁，血钾 6.3mmol/L。分析其临床意义。

【参考答案】

（1）肾脏排钾减少，如急、慢性肾功能不全及肾上腺皮质功能减退等。

（2）摄入或注射大量钾盐，超过肾脏排钾能力。

（3）严重溶血或组织损伤。

（4）组织缺氧或代谢性酸中毒时大量细胞内的钾转移至细胞外。

题卡 16 患者，男性，54 岁，血钾 2.8mmol/L。分析其临床意义。

【参考答案】

（1）钾盐摄入不足，如长期低钾饮食、禁食或厌食等。

（2）钾丢失过多，如严重呕吐、腹泻或胃肠减压，应用排钾利尿剂及肾上腺皮质激素。

题卡 17 患者，女性，61 岁，血清淀粉酶 5800U/L。分析其临床意义。

【参考答案】

提示急性胰腺炎。

题卡 18 患者，男性，48 岁，血清 AFP 450μg/L。分析其临床意义。

【参考答案】

原发性肝癌可能性大。

题卡 19 患者，男性，55 岁，血清 CEA 升高。分析其临床意义。

【参考答案】

（1）主要见于结肠癌、胃癌、胰腺癌等，要动态观察 CEA 浓度。

（2）其他如肺癌、膀胱癌、尿道癌、前列腺癌等 CEA 亦可增高。

（3）鉴别原发性和转移性肝癌：原发性肝癌多数 CEA 不升高，而转移性肝癌 CEA 多升高明显。

题卡 20 患者，女性，34 岁，抗链球菌溶血素"O"（ASO）滴度升高。分析其临床意义。

【参考答案】

ASO 升高常见于 A 群溶血性链球菌感染及感染后免疫反应所致的疾病，如感染性心内膜炎及扁桃体炎、风湿热、链球菌感染后急性肾小球肾炎等。

题卡 21 患者，女性，56 岁，类风湿因子（RF）滴度 1∶200。分析其临床意义。

【参考答案】

类风湿因子（RF）滴度 >1∶160，见于未经治疗的类风湿关节炎患者。

题卡 22 患者，女性，26 岁，血清甲胎蛋白（AFP）260μg/L。分析其临床意义。

【参考答案】

（1）原发性肝癌：AFP 是目前诊断原发性肝细胞癌最特异的标志物。

（2）病毒性肝炎、肝硬化。

（3）妊娠 3~4 个月后，AFP 上升，7~8 个月达高峰（<400μg/L），分娩后约 3 周即恢复正常。孕妇血清中 AFP 异常升高，有可能为胎儿神经管畸形。

（4）其他：生殖腺胚胎性肿瘤、胃癌、胰腺癌等，血中 AFP 也可增加。

题卡 23 患者，男性，35 岁，尿液检查尿蛋白定量 620mg/24h。分析其临床意义。

【参考答案】

（1）肾脏疾病，如肾小球肾炎、肾病综合征、肾盂肾炎、肾结核、肾肿瘤等。

（2）继发性肾损害，如糖尿病肾病、狼疮肾等。

（3）肾外疾病，如发热、高血压、妊娠、中毒、心功能不全等。

题卡 24 患者，女性，30岁，尿糖定量阳性。分析其临床意义。

【参考答案】

（1）血糖增高性糖尿：最常见于糖尿病，也见于肢端肥大症、甲状腺功能亢进症、嗜铬细胞瘤、库欣综合征等。

（2）血糖正常性糖尿：见于慢性肾小球肾炎、肾病综合征、妊娠等。

（3）暂时性糖尿：①生理性糖尿，如短时间内摄入大量糖后。②应激性糖尿，如精神刺激、颅脑外伤、急性脑血管疾病等。

题卡 25 患者，男性，32岁，尿液检查：尿红细胞15～20/HP。分析其临床意义。

【参考答案】

血尿常见于肾小球肾炎、急性膀胱炎、肾结核、肾结石、肾盂肾炎、狼疮性肾炎、紫癜性肾炎、血液病及肿瘤等。

题卡 26 患者，男性，30岁，胸腔积液检查外观为透明淡黄色，比重1.015，不自凝，黏蛋白定性为阴性，蛋白定量23g/L。分析其胸水性质。

【参考答案】

其胸水为漏出液。

题卡 27 患者，女性，58岁，胸腔积液检查外观为血性，比重1.020，能自凝，黏蛋白定性为阳性，蛋白定量28g/L。分析其胸水性质。

【参考答案】

其胸水为渗出液。

题卡 28 患者，女性，63岁，血清淀粉酶（AMS）3000U/L。分析其临床意义。

【参考答案】

（1）急性胰腺炎。

（2）慢性胰腺炎。

（3）其他：胆囊炎、胆石症、胰腺癌、胃肠穿孔等。

题卡 29 患者，男性，59岁，血清天门冬氨酸氨基转移酶（AST）120U/L。分析其临床意义。

【参考答案】

（1）肝脏疾病：急性病毒性肝炎、慢性病毒性肝炎、肝硬化、酒精性肝病、药物性肝炎、脂肪肝、肝癌等。

（2）心肌梗死。

（3）其他疾病：肺梗死、胰腺炎、骨骼肌疾病（皮肌炎、进行性肌萎缩）。

题卡 30 患者，男，54岁，工人。既往患胃溃疡近20年。近1个月来，自感上腹部疼痛明显，且无规律，并出现低热和消瘦。门诊检查CEA为126ng/ml。分析其可能的临床意义。

【参考答案】

胃癌可能性较大，应进一步做胃镜和病理检查。

题卡 31 患者，女，36岁，售货员。体检腹部超声发现左侧卵巢有占位病变。检查CEA、CA125，结果CEA正常，CA125为98U/ml。分析其可能的临床意义。

【参考答案】

卵巢肿瘤可能性较大，建议病理检查明确诊断。

题卡 32 患者，女，28岁，已婚，干部。闭经1个月就诊。检查血、尿HCG，结果显示：血HCG为106IU/L，尿HCG检查为阳性。分析其可能的临床意义。

【参考答案】

妊娠。

题卡 33 患者，男，46岁，货车司机。3个月前于交通事故后逐渐出现心悸、失眠、出汗、腹泻、消瘦等症状。入院查体，患者表情惊愕，脉压大。甲功检查结果显示：FT_3：56pmol/L，FT_4：106pmol/L，TSH：1.5mU/L。甲状腺自身抗体：阳性。分析其可能的临床意义。

【参考答案】甲状腺功能亢进症。

题卡 34 患者，男，30岁，快递员。晚餐后不久出现呕吐、腹痛、腹泻，自服"消炎药"效果不明显，夜间又多次腹泻，晨起就诊。血液检查：CO_2CP 42mmol/L，血钾2.8mmol/L。分析其可能的临床意义。

【参考答案】初步考虑急性胃肠炎引起代谢性碱中毒，低钾血症。

题卡 35 患者，女，76岁。既往患者有慢性支气管炎40余年。1周前受寒感冒咳喘严重，来院就诊。血液检查：CO_2CP 56mmol/L，PaO_2 56mmHg，$PaCO_2$ 60mmHg，分析其可能的临床意义。

【参考答案】考虑COPD致呼吸性酸中毒。

题卡 36 患者，男，70岁。既往患者有糖尿病30余年。近1周病情加重，来院就诊。血液检查：CO_2CP 16mmol/L，血酮11mg/dl，尿酮体阳性。分析其可能的临床意义。

【参考答案】糖尿病酮症酸中毒—代谢性酸中毒。

题卡 37 患者，女，36 岁。因工作中与同事生气后癔病发作 2 小时。家人送往医院就诊。患者呼吸急促，时而出现抽搐。血液检查：pH 7.62，$PaCO_2$ 28mmHg，CO_2CP 18mmol/L。分析其可能的临床意义。

【参考答案】癔病发作导致呼吸性碱中毒。

题卡 38 患者，女，44 岁。半年前不明原因出现肢体关节疼痛、肌肉酸痛、时而出现胸痛、乏力等症状，未及时就诊。近 1 个月因面部红斑来院就诊。门诊血液检查抗核抗体阳性，抗双链 DNA 抗体阳性。分析其可能的临床意义。

【参考答案】系统性红斑狼疮的可能性大。

题卡 39 心电图表现为 P 波高尖，Ⅱ、Ⅲ、aVF 导联明显，电压达 0.28mV。分析其临床意义。

【参考答案】

右心房肥大。

题卡 40 心电图表现为 P 波增宽，宽度达 0.12 秒，呈前低后高的双峰型，双峰间距≥0.04 秒。分析其临床意义。

【参考答案】

左心房肥大。

题卡 41 心电图表现为 R_{V5} 2.8mV，$R_{V5} + S_{V1} = 4.2$mV，心电轴左偏。分析其临床意义。

【参考答案】

左心室肥大。

题卡 42 患者，男性，50 岁，因胸痛就诊，心电图表现为多导联 ST 段压低超过 0.05mV。分析其临床意义。

【参考答案】

心肌缺血，心绞痛。

题卡 43 患者，男性，58 岁，因胸痛就诊，心电图表现为多导联 ST 段抬高，半小时后胸痛缓解，心电图恢复正常。分析其临床意义。

【参考答案】

变异型心绞痛。

题卡 44 患者，男性，63 岁，因持续心前区疼痛 5 小时就诊，心电图显示为 Ⅱ、Ⅲ、aVF 导联 ST 段抬高，病理性 Q 波。分析其临床意义。

【参考答案】

急性下壁心肌梗死。

题卡 45 心电图表现为：①提早出现的 QRS－T 波群，其前无提早出现的异位 P′波。②QRS 波群形态宽大畸形，QRS 波群时间≥0.12 秒。③T 波方向与 QRS 波群主波方向相反。④有完全性代偿间歇。分析其临床意义。

【参考答案】

室性过早搏动。

题卡 46 心电图表现为：①提早出现的房性 P′波，形态与窦性 P 波不同。②P′－R 间期≥0.12 秒。③房性 P′波后有正常形态的 QRS 波群。④房性早搏后的代偿间歇不完全。分析其临床意义。

【参考答案】

房性过早搏动。

题卡 47 心电图表现为：①相当于一系列连续快速的房性或交界性早搏，其频率大多数为 180 次/分，节律一般绝对规则。②QRS 波群形态基本正常，其时间＜0.10 秒。③ST－T 段无变化。分析其临床意义。

【参考答案】

阵发性室上性心动过速。

题卡 48 心电图表现为：①P 波消失，代之以一系列大小不等、间距不均、形态各异的心房颤动波（f 波），其频率为 350~600 次/分。②R－R 间距绝对不齐。③QRS 波群形态与正常窦性者相同。分析其临床意义。

【参考答案】

心房颤动。

题卡 49 心电图表现为：窦性 P 波之后均伴随有 QRS 波群，P－R 间期 0.23 秒。分析其临床意义。

【参考答案】

一度房室传导阻滞。

题卡 50 心电图表现为：①P 波与 QRS 波群无固定关系，P－P 与 R－R 间距各有其固定的规律性。②P 波频率高于 QRS 波群频率。③QRS 波群形态正常。分析其临床意义。

【参考答案】

三度房室传导阻滞。

题卡 51 X线表现：可见肺纹理增多、增粗、扭曲，肺纹理伸展至肺野外带，有时尚可见到肺间质纤维化的网状阴影。分析其临床意义。

【参考答案】

慢性支气管炎。

题卡 52 X线表现：肋膈角消失，下肺野均匀致密，上缘呈内低外高的弧线影。分析其临床意义。

【参考答案】

胸腔积液。

题卡 53 X线表现：心影增大呈二尖瓣型，左心房及右心室增大，左心耳部凸出，肺动脉段突出，主动脉结及左心室变小。分析其临床意义。

【参考答案】

二尖瓣狭窄。

题卡 54 分析以下心电图（图1）的临床意义。

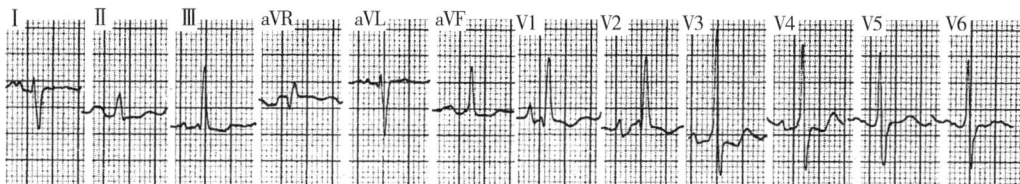

图1

【参考答案】

心电图特点：肢体导联 P 波增宽，时限 $\geq 0.12s$，呈前低后高双峰型，峰间距 $\geq 0.04s$。心电轴右偏 $\geq +90°$；$R_{V1} > 1.0mV$，$R_{V1} + S_{V5} > 1.2mV$；V_1、V_2 导联 ST 段压低 $>0.05mV$，T 波倒置。

心电图诊断：左心室肥大、右心室肥大。

题卡 55 分析以下心电图（图2）的临床意义。

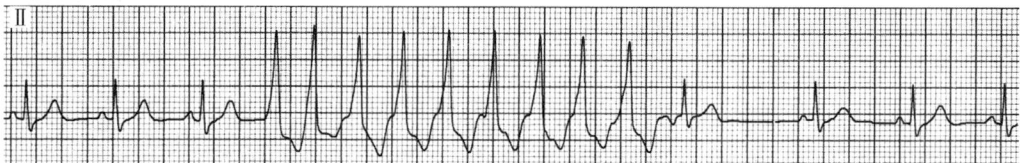

图2

【参考答案】

心电图特点：连续 3 次以上室性期前收缩，频率约 150～180 次／分，持续时间 <30s，且自发自止；R－R 间期大致相等；QRS 波群畸形、增宽，T 波方向与 QRS 主波方向相反。

心电图诊断：非持续性室性心动过速。

题卡 56 分析以下心电图（图3）的临床意义。

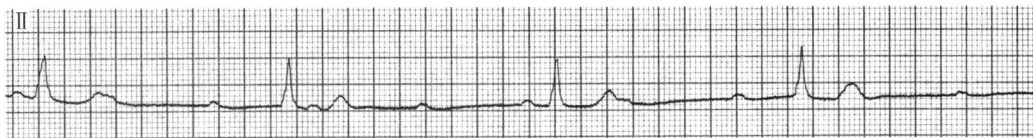

图 3

【参考答案】

心电图特点：P 波与 QRS 波群规则出现，但无固定关系，呈现完全性房室分离；心房率 >心室率；QRS 波群宽大畸形，频率 <40 次／分，呈室性逸搏节律。

心电图诊断：三度房室传导阻滞，室性逸搏节律。

题卡 57 分析以下心电图（图4）的临床意义。

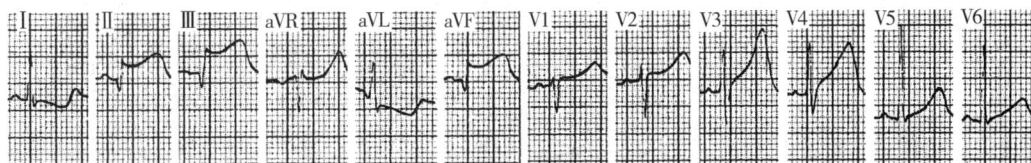

图 4

【参考答案】

心电图特点：Ⅱ、Ⅲ、aVF 导联见异常 Q 波；Ⅱ、Ⅲ、aVF 导联 ST 段抬高，Ⅰ、aVL 导联 ST 段下斜型压低，考虑对应性改变。V_3、V_4 导联 ST 段上斜型抬高，T 波较高尖，需注意后续动态演变。

心电图诊断：急性心肌梗死（下壁）。

题卡 58 分析以下心电图（图5）的临床意义。

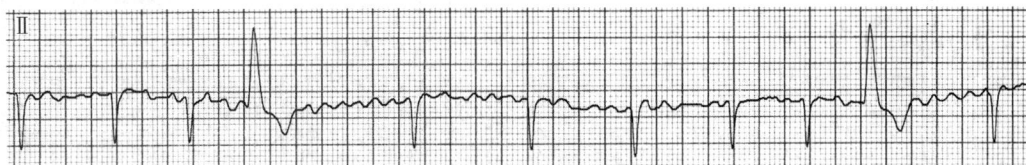

图 5

【参考答案】

心电图特点：P 波消失，代之以一系列大小不等、间距不均、形态各异的 f 波；QRS 波呈室上性；R－R 间距绝对不等；期间可见宽大畸形的 QRS 波，其后 T 波与主波方向相反，后随类代偿间歇。

心电图诊断：心房颤动伴室性期前收缩。

题卡 59 分析以下心电图（图 6）的临床意义。

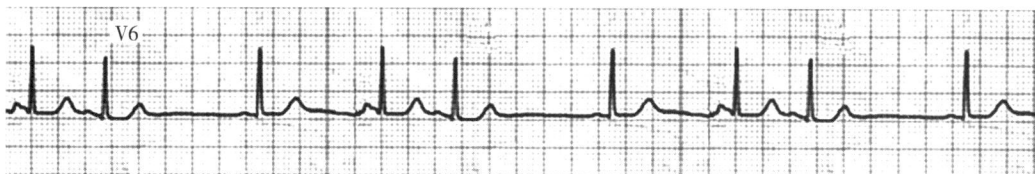

图 6

【参考答案】

心电图特点：每 2 个窦性搏动后出现 1 个提前出现的 P′－QRS－T 波，连续发生 3 次以上。P′异型，QRS 呈室上性，后随不完全代偿间歇。

心电图诊断：房性期前收缩三联律。

题卡 60 分析以下心电图（图 7）的临床意义。

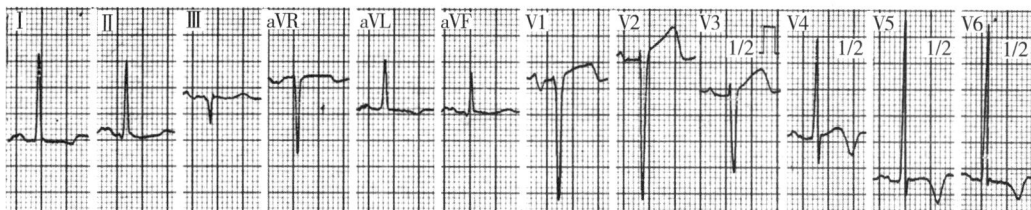

图 7

【参考答案】

心电图特点：肢导联 P 波增宽，时限 ≥0.12s，峰间距 ≥0.04s；V_1 导联 Ptf_{V1} ≤ －0.04mm·s。R_{V5} >2.5mV，R_{V5} ＋S_{V1} >4.0mV，R_I >1.5mV；V_5、V_6 导联 T 波倒置。

心电图诊断：左心室肥大、左心房肥大。

题卡 61 分析以下心电图（图 8）的临床意义。

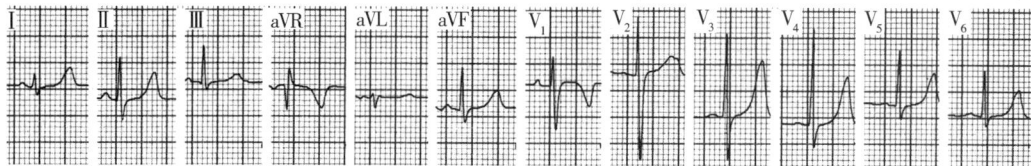

图 8

【参考答案】

心电图特点： 各导联 P – QRS – T 未见异常。

心电图诊断： 正常心电图。

题卡 62 分析以下心电图（图9）的临床意义。

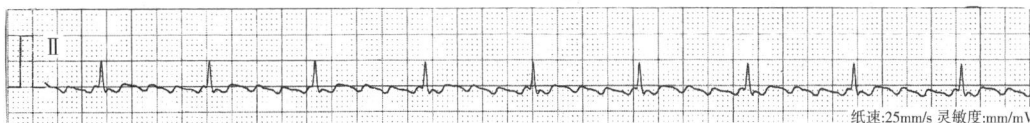

纸速:25mm/s 灵敏度:mm/mV

图 9

【参考答案】

心电图特点： P 波消失，代之以锯齿状的 F 波，F 波间无等电位线；QRS 波呈室上性，节律匀齐；房室传导比例为 4:1。

心电图诊断： 心房扑动（4:1 房室传导）。

题卡 63 分析以下心电图（图10）的临床意义。

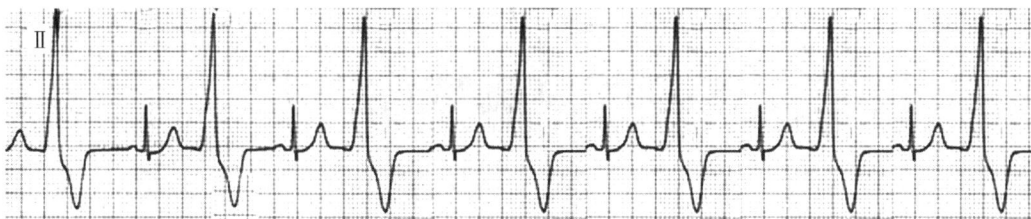

图 10

【参考答案】

心电图特点： 每一个窦性搏动后均出现一个提前出现的、宽大畸形的 QRS 波群，连续发生 3 次以上。QRS 波时限≥0.12s，其前无相关 P 波；T 波方向与 QRS 波群的主波方向相反；后随完全代偿间歇。

心电图诊断： 室性期前收缩二联律。

题卡 64 分析以下心电图（图11）的临床意义。

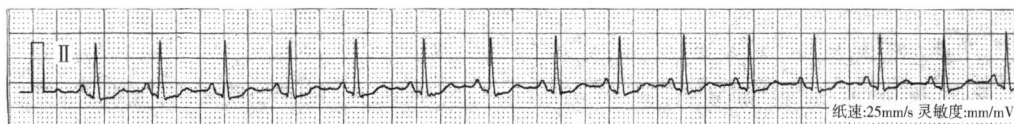

纸速:25mm/s 灵敏度:mm/mV

图 11

【参考答案】

心电图特点： 窦性 P 波规则出现，频率 111 次/分，后随室上性 QRS 波。ST – T 未见异常。

　　心电图诊断：窦性心动过速。

　　题卡 65 分析以下心电图（图12）的临床意义。

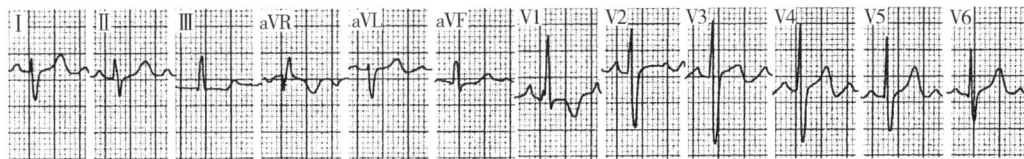

图12

　　【参考答案】

　　心电图特点：心电轴右偏 > +90°；R_{V1} > 1.0mV，R_{V1} + S_{V5} > 1.2mV；V_1导联呈 Rs型；V_1导联 ST 段压低 >0.05mV，T 波倒置。

　　心电图诊断：右心室肥大。

　　题卡 66 分析以下心电图（图13）的临床意义。

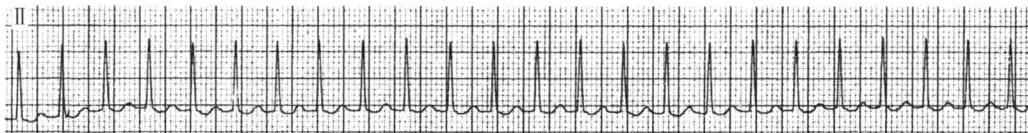

图13

　　【参考答案】

　　心电图特点：窦性 P 波未见，心室率167 次/分，R - R 规则，QRS 波呈室上性。

　　心电图诊断：室上性心动过速。

　　题卡 67 分析以下心电图（图14）的临床意义。

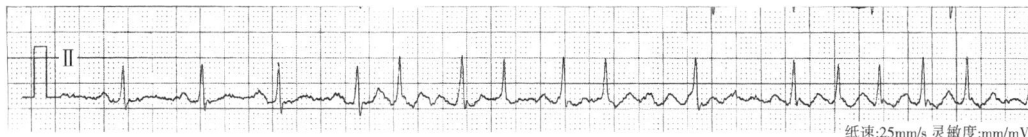

纸速:25mm/s 灵敏度:mm/mV

图14

　　【参考答案】

　　心电图特点：前半部分窦性 P 波规则出现，后随室上性 QRS 波规律出现。后半部分 P 波消失，代之以一系列大小不等、间距不均、形态各异的 f 波，QRS 波呈室上性，RR 间距绝对不等，心房颤动发作时平均心室率110 次/分。

　　心电图诊断：阵发性心房颤动。

题卡68 分析以下心电图（图15）的临床意义。

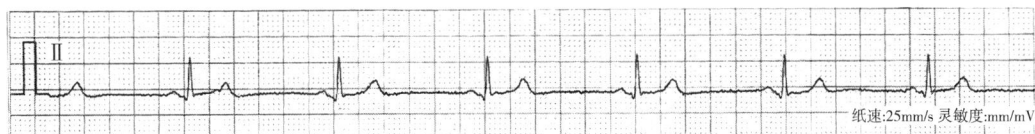

纸速:25mm/s 灵敏度:mm/mV

图 15

【参考答案】

心电图特点：窦性 P 波规则出现，频率 51 次/分，后随室上性 QRS 波。

心电图诊断：窦性心动过缓。

题卡69 分析以下心电图（图16）的临床意义。

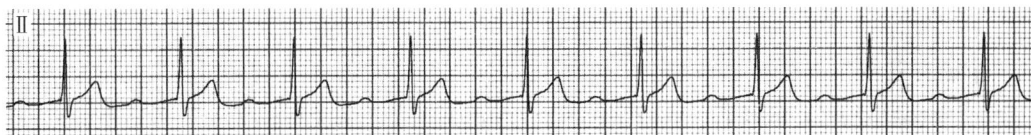

图 16

【参考答案】

心电图特点：窦性 P 波规则出现，后随 QRS 波；P－R 间期 0.36s。

心电图诊断：一度房室传导阻滞。

题卡70 分析以下心电图（图17）的临床意义。

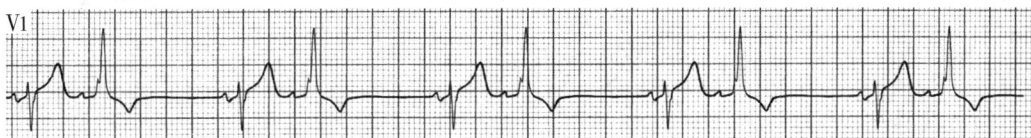

图 17

【参考答案】

心电图特点：每个窦性心搏后提前出现 1 个 P′波，P′波异型；P′－R 间期＞0.12s；后随增宽的 QRS，呈束支阻滞图形；后随不完全代偿间歇。

心电图诊断：房性期前收缩二联律伴心室内差异性传导。

题卡71 分析以下心电图（图18）的临床意义。

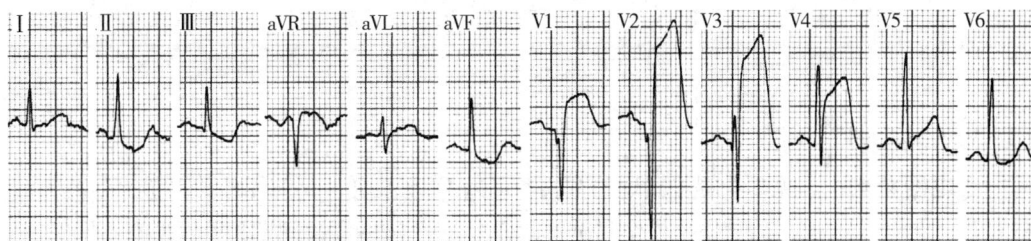

图 18

【参考答案】

心电图特点：V_1、V_2 导联呈 QS 型；$V_1 \sim V_5$ 导联 ST 段弓背直立抬高，与 T 波融合成单向曲线，对应导联 ST 段压低。

心电图诊断：急性广泛前壁心肌梗死。

题卡 72 分析以下心电图（图19）的临床意义。

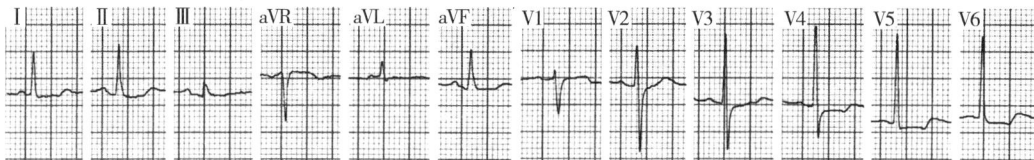

图 19

【参考答案】

心电图特点：I、II、aVF、$V_3 \sim V_6$ 等以 R 波为主的导联见 ST 段水平型压低 0.05 ~ 0.10mV，T 波低平。

心电图诊断：慢性冠状动脉供血不足 ST－T 改变。

题卡 73 分析以下心电图（图20）的临床意义。

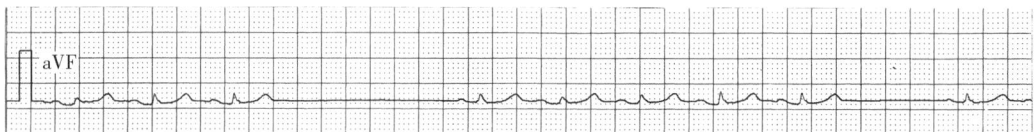

图 20

【参考答案】

心电图特点：在 P－P 间距规则的情况下，突然出现多个显著延长的 P－P 间距；长 P－P 间距与基本的窦性 P－P 间距之间无整倍数关系。

心电图诊断：窦性停搏。

题卡 74 分析以下心电图（图21）的临床意义。

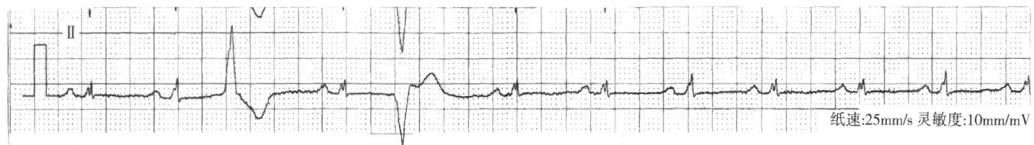

纸速:25mm/s 灵敏度:10mm/mV

图 21

【参考答案】

心电图特点：可见 2 个提早出现的宽大畸形的 QRS 波群，其前无相关 P 波，T 波方向与 QRS 主波方向相反，后随完全代偿间歇；此 2 个 QRS 波的联律间期相等，形态不同。

心电图诊断：多形性室性期前收缩。

题卡 75 分析以下心电图（图22）的临床意义。

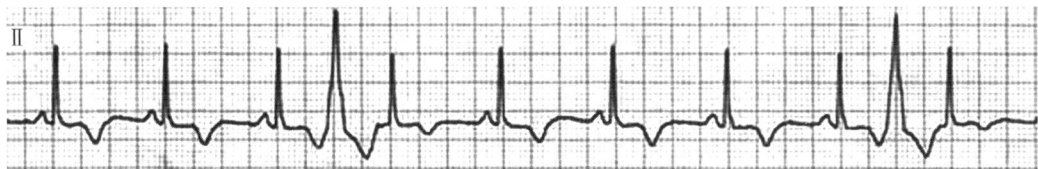

图22

【参考答案】

心电图特点：相邻的两个窦性激动中插入一个提早出现的宽大畸形的 QRS 波群，其前无相关 P 波，T 波方向与 QRS 主波方向相反，后不随代偿间隙。

心电图诊断：插入性室性期前收缩。

题卡 76 分析以下心电图（图23）的临床意义。

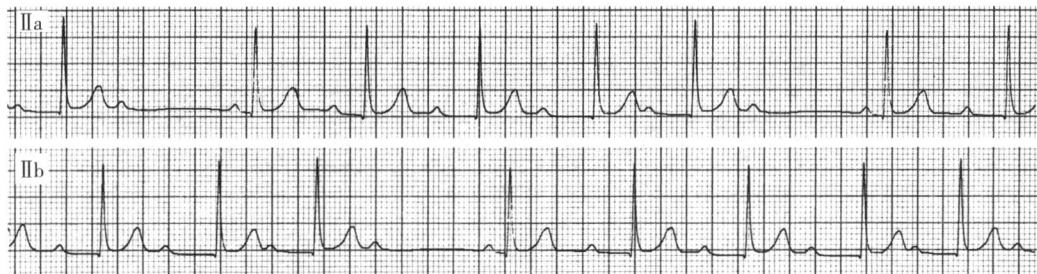

图23

【参考答案】

心电图特点：窦性 P 波规则出现；以 6 个 P 波为一文氏现象，每个周期中 P–R 间期逐渐延长，直至出现 QRS 波漏搏，房室传导比例为 6∶5；心室漏搏所致的最长 R–R 间歇，短于任何两个最短的 R–R 间距之和。

心电图诊断：二度 I 型房室传导阻滞（6∶5 房室传导）。

题卡 77 分析以下心电图（图24）的临床意义。

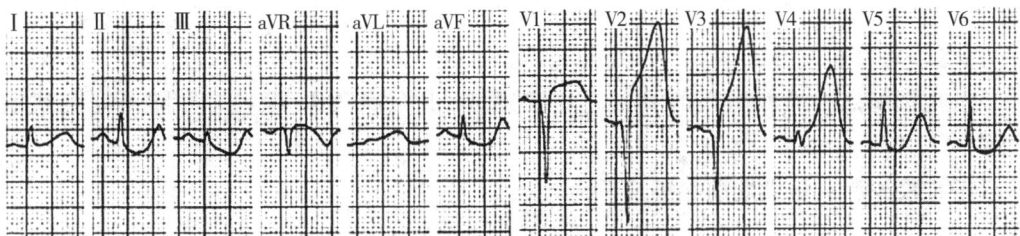

图24

【参考答案】

心电图特点： $V_1 \sim V_3$ 导联呈 QS 型； I 、aVL、$V_1 \sim V_4$ 导联 ST 段抬高，对应导联 ST 段压低。

心电图诊断： 急性心肌梗死（前壁、高侧壁）。

题卡 78 分析以下心电图（图25）的临床意义。

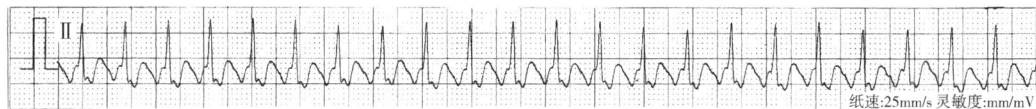

纸速:25mm/s 灵敏度:mm/mV

图 25

【参考答案】

心电图特点： P 波消失，代之以锯齿状的 F 波，F 波间无等电位线；QRS 波呈室上性，节律匀齐；房室传导比例为 2 : 1。

心电图诊断： 心房扑动（2 : 1 房室传导）。

题卡 79 分析以下心电图（图26）的临床意义。

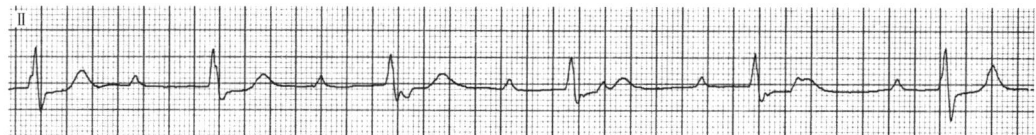

图 26

【参考答案】

心电图特点： P 波与 QRS 波群规则出现，无固定关系，呈现完全性房室分离；心房率 > 心室率，QRS 波呈室上性，频率 >40 次/分，呈交界性逸搏节律。

心电图诊断： 三度房室传导阻滞，交界性逸搏节律。

题卡 80 分析以下心电图（图27）的临床意义。

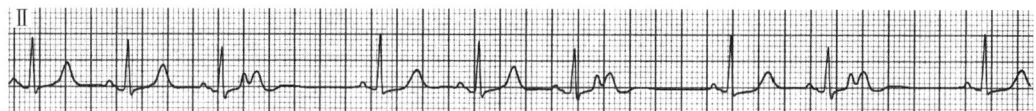

图 27

【参考答案】

心电图特点： 提前出现的 P′波，P′波异型；P′后无 QRS 波群；后随不完全代偿间歇。

心电图诊断： 房性期前收缩未下传。

题卡 81 分析以下心电图（图28）的临床意义。

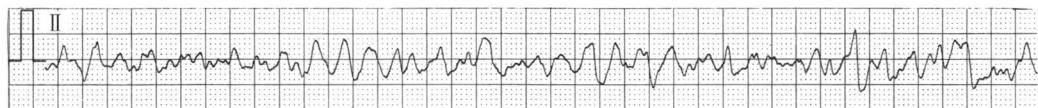

图28

【参考答案】

心电图特点：QRS – T 波群完全消失，代之以形状不一、大小不等、极不规则的心室颤动波，频率为 250～500 次/分。

心电图诊断：心室颤动。

题卡 82 分析以下心电图（图29）的临床意义。

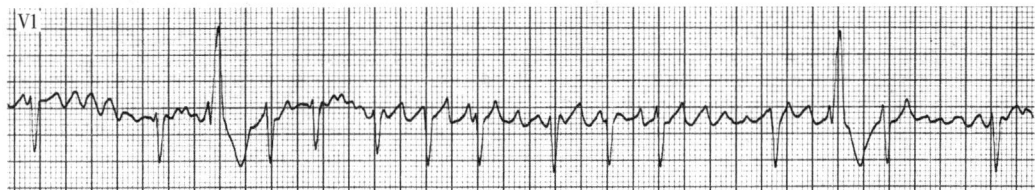

图29

【参考答案】

心电图特点：P 波消失，代之以大小不等、节律不匀的 f 波，QRS 波呈室上性，符合心房颤动的心电图特征表现。见长 R – R 周期后较早出现的 QRS 波宽大，呈右束支传导阻滞图形（Ashman 现象），起始向量和其前的 QRS 波一致，其后无类代偿间期，考虑伴有差异传导。

心电图诊断：房颤伴差传。

题卡 83 分析以下心电图（图30）的临床意义。

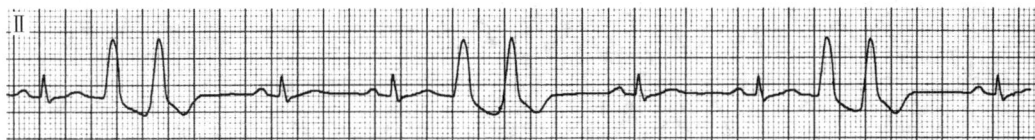

图30

【参考答案】

心电图特点：连续发生 2 个提前出现的宽大畸形的 QRS 波群，时限≥0.12s，其前无相关 P 波；T 波方向与 QRS 波群的主波方向相反。

心电图诊断：成对室性期前收缩。

题卡 84 患者，女，36 岁。患有风湿性心脏病 20 年。一周前感冒后出现心悸、咳喘来院就诊。门诊心电图显示如下（图 31），请做出心电图诊断。

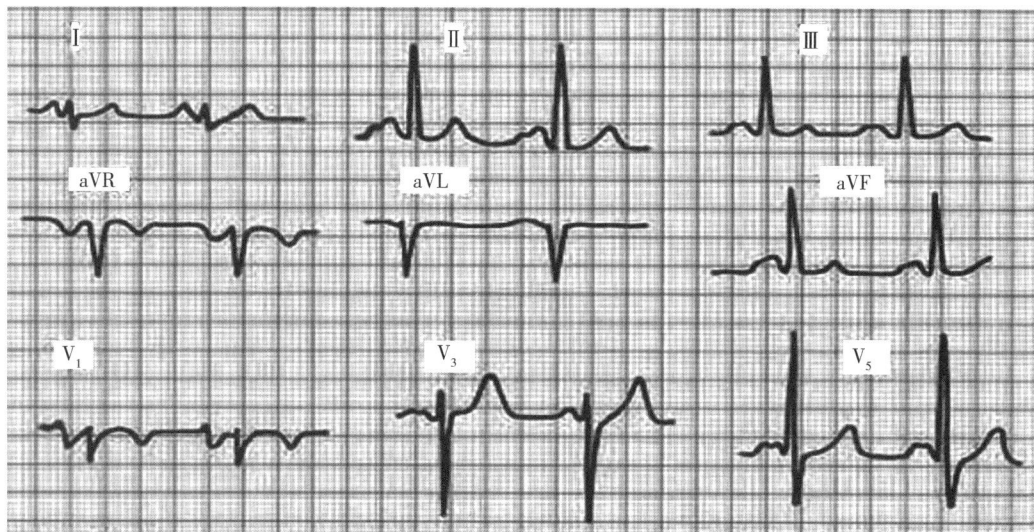

图 31

【参考答案】

心电图特点：P 波增宽，时限≥0.12s，P 波呈双峰，两峰间距≥0.04s；V_1 导联 P 波方向先正后负，负向部分明显增宽，V_1 导联 P 波终末电势（Ptfv$_1$）≤ - 0.04mm/s 或 Ptfv$_1$（绝对值）≥0.04mm/s。

心电图诊断：左心房肥大。

题卡 85 患者，男性，35 岁。因感冒出现心悸就诊。门诊缴费中突然意识丧失，倒地抽搐，急查心电图显示如下（图 32），请做出心电图诊断。

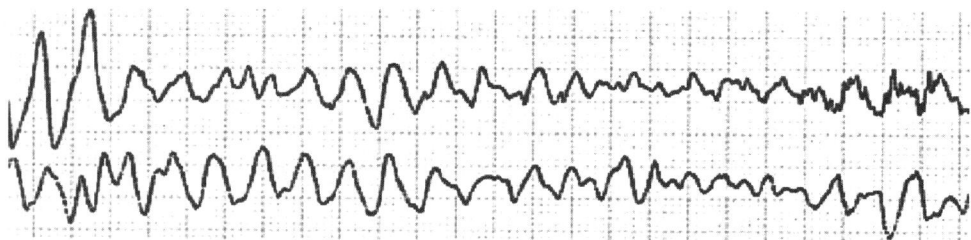

图 32

【参考答案】

心电图特点：QRS－T 波完全消失，被大小不等、极不匀齐的颤动波取代，频率为 200～500 次/分。

心电图诊断：心室颤动。

题卡 86 分析以下 X 线片（图 33）的临床意义。

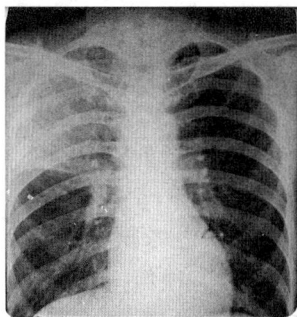

图 33

【参考答案】

影像学特点：胸部后前位 X 线表现为右肺上叶均匀片状致密影，内见含气支气管像，此期为大叶性肺炎实变期。

影像学诊断：右肺大叶性肺炎。

题卡 87 分析以下 X 线片（图 34）的临床意义。

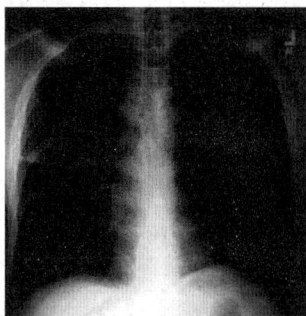

图 34

【参考答案】

影像学特点：胸部后前位 X 线摄片可见"哑铃"状改变。右上肺原发浸润灶呈肺段阴影；同侧肺门淋巴结增大；原发病灶与增大的肺门淋巴结之间可见条索影，即结核性淋巴管炎表现。

影像学诊断：原发型肺结核（原发综合征）。

题卡 88 分析以下 X 线片（图 35）的临床意义。

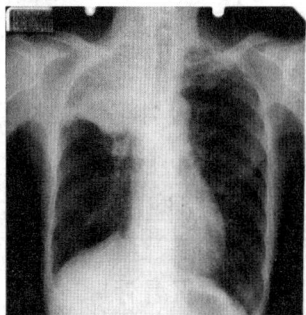

图 35

【参考答案】

影像学特点：胸部后前位 X 线表现为右肺门肿块，伴右上肺阻塞性肺不张。

影像学诊断：中央型肺癌。

题卡 89 分析以下 X 线片（图 36）的临床意义。

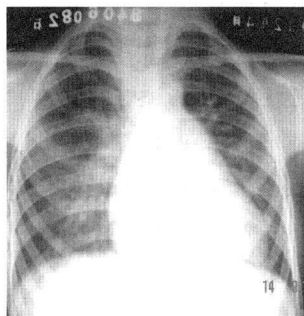

图 36

【参考答案】

影像学特点：胸部后前位 X 线表现为心腰突出，左房、右室大，心影呈梨形；肺门阴影增大、边缘模糊，上肺静脉扩张，肺纹理增多、增粗、模糊，呈肺淤血表现。

影像学诊断：二尖瓣狭窄（梨状心）。

题卡 90 分析以下 X 线片（图 37）的临床意义。

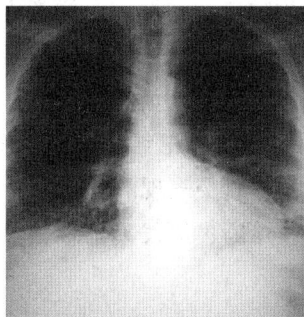

图 37

【参考答案】

影像学特点：胸部后前位 X 线表现为左室增大，升主动脉迂曲延长，心影呈靴形。

影像学诊断：主动脉瓣关闭不全（靴状心）。

题卡 91 分析以下 X 线片（图 38）的临床意义。

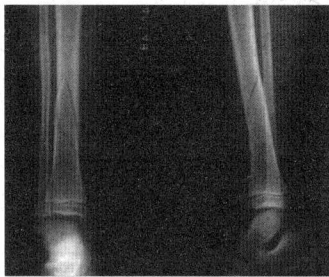

图 38

【参考答案】

影像学特点：胫骨正侧位 X 线表现为胫骨下段斜行透亮骨折线影，骨皮质断裂，骨小梁结构中断，断端略嵌插、移位，未见明显成角。

影像学诊断：胫骨骨折。

题卡 92 患者，女，82 岁。咳嗽，咯血，胸痛近半个月。胸部影像学检查如下（图 39 ~41），分析其临床意义。

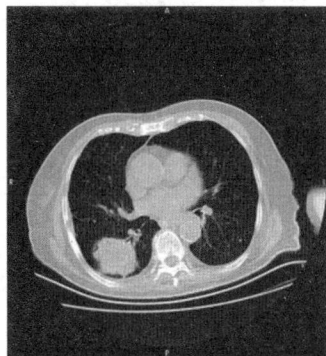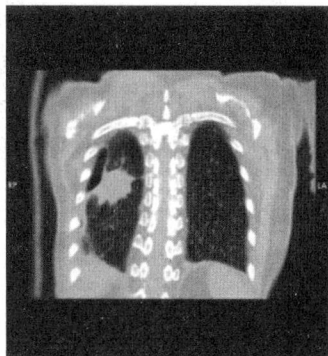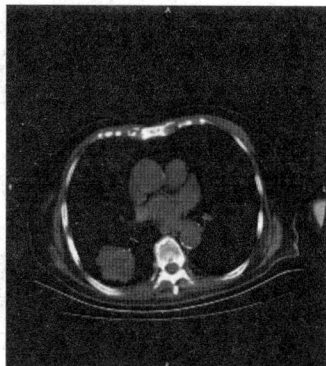

图 39   图 40   图 41

【参考答案】

影像学特点：右肺下叶背段可见团块状不规则高密度影，内可见小斑点状钙化灶，病灶边缘分叶及短小毛刺，边界较清楚，相邻胸膜凹陷。

影像学诊断：肺癌。

题卡 93 患者，男，35 岁。昨日腹部剧烈疼痛。胸部 CT 检查如下（图 42），分析其临床意义。

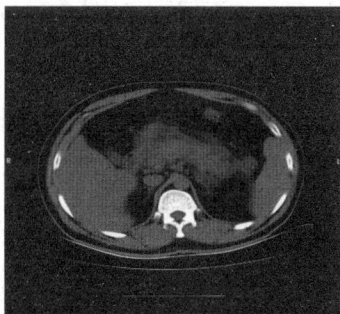

图 42

【参考答案】

影像学特点：胰腺体积肿大，以体、尾部肿大明显，周围可见多发絮状渗出物影，侵犯网膜囊。

影像学诊断：急性胰腺炎。

题卡 94 患者，女，22 岁，外伤史。头颅 CT 检查如下（图 43），分析其临床意义。

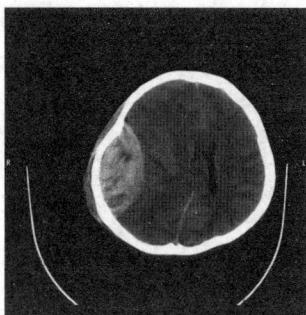

图 43

【参考答案】

影像学特点：右侧颞顶部颅骨内板下见混杂梭形的高密度影，相邻脑组织受压内移。

影像学诊断：急性硬膜外血肿。

题卡 95 患者，女，45岁，外伤史。头颅 CT 检查如下（图 44），分析其临床意义。

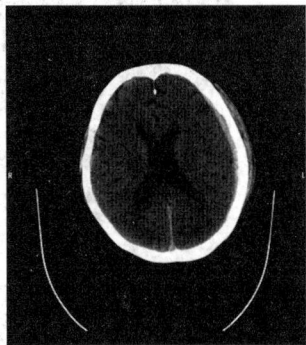

图 44

【参考答案】

影像学特点：左侧额颞顶部颅骨内板下可见新月形略高密度影，密度欠均匀。

影像学诊断：急性硬膜下血肿。

题卡 96 分析以下影像学（图 45）的临床意义。

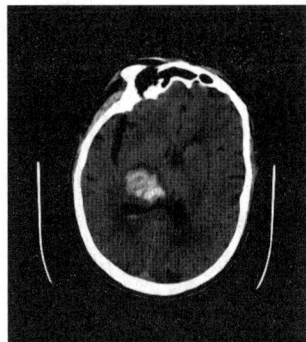

图 45

【参考答案】

影像学特点：右侧丘脑区不规则团块状高密度影，CT 值 50～70HU，周围呈轻度晕状低密度改变。

影像学诊断：脑出血（丘脑）。

题卡 97 分析以下影像学（图 46）的临床意义。

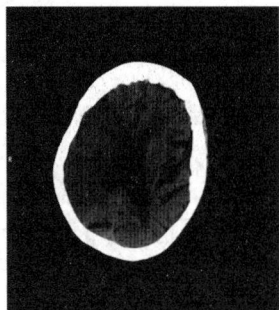

图 46

【参考答案】

影像学特点：右侧额、颞、顶叶见扇形略低密度灶，病灶密度欠均匀，形态不规则。

影像学诊断：脑梗死（右侧）。

题卡 98 分析以下影像学（图 47）的临床意义。

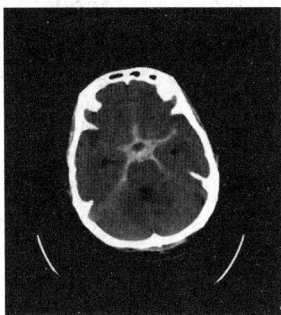

图 47

【参考答案】

影像学特点：双侧侧裂池、环池、桥前池、脚间池、鞍上池、前后纵裂、小脑幕可见高密度影。

影像学诊断：蛛网膜下腔出血。

第四单元　中医问诊答辩答题要点

题卡

> 患者,女,22岁。头痛2天。
>
> **答题要求**: 围绕以上主诉,叙述患者现病史及相关病史应询问的内容。
>
> **考点解析**
>
> 回答此类试题时,根据考试大纲要求,应围绕现病史,相关病史进行询问。
>
> 首先,考生分析现病史,从四个方面来考虑疾病,即"因、性、位、势"。①因,即发病的原因、诱因及缓急。②性,即疾病的性质,如上题就要考虑头痛的特点,是胀痛、刺痛还是隐痛。③位,虽然是头痛,中医根据经络部位的不同,又分为前额,颠顶,后头部,头两侧等不同的部位。④势,就是疾病发展的趋势,有没有伴随症状。何时会加重等。
>
> 其次,相关病史中要问及是否有反复发作史,有无服用药物,过敏史,或者遗传史,另外要做鉴别诊断。
>
> 最后,有针对性的询问相关问题。

考点链接

此类试题,没有固定的标准答案,对考生的临床问诊要求较高,需要根据主诉具体情况具体分析。考生可参考以下问诊内容,以及临床实习过程中,老师的问诊过程进行强化训练。

一、一般情况

一般情况包括姓名、性别、年龄、婚况、民族、职业、籍贯、工作单位、现住址等。

询问一般情况,一是便于与患者或家属进行联系和随访,对患者的诊治负责;二是可使医生获得与疾病有关的资料,为疾病的诊断提供一定的依据。

二、主诉

主诉是患者就诊时最感痛苦的症状、体征及持续时间。

主诉往往是疾病的主要矛盾所在,一般只有一两个症状,即是主症。通过主诉常可初步估计疾病的范畴和类别、病情的轻重缓急,是了解、分析和认识疾病的重要线索。

三、现病史

现病史是指患者从起病到此次就诊时疾病的发生、发展及其诊治的经过。

1. 发病情况 主要包括发病的时间，是突然发作，还是缓慢发生；发病的原因或诱因；最初的症状及其性质、部位，当时曾作何处理等。一般凡起病急、时间短者，多属实证；凡患病已久，反复发作，经久不愈者，多属虚证，或为虚实夹杂证。

2. 病变过程 按疾病发生的时间顺序进行询问。某一阶段出现哪些症状，症状的性质、程度；何时病情好转或加重；何时出现新的病情，病情有无变化规律等。通过询问病变过程，可以了解疾病邪正斗争情况，以及疾病的发展趋势。

3. 诊治经过 询问曾作过哪些检查，结果怎样；作过何种诊断，诊断的依据是什么；经过哪些治疗，治疗的效果及反应如何等。

4. 现在症状 现在症状是指患者就诊时感到的病痛及与病情相关的全身情况。通过问现在症状可了解到唯有患者自我能感觉到的症状，是问诊的主要内容。

四、既往史

既往史又称过去史，主要包括患者的既往健康状况和患病情况。

1. 既往健康状况 患者平素健康状况，可能与其现患疾病有一定的关系，故对分析判断现发疾病的病情具有重要的参考价值。如素体健壮，现患疾病多为实证；素体虚弱，现患疾病多为虚证或虚实夹杂证；素体阴虚，易感温燥之邪，多为热证；素体阳虚，易感寒湿之邪，多为寒证，或寒湿病证。

2. 既往患病情况 患者过去曾患过何种疾病，是否接受过预防接种，有无药物或其他物品的过敏史，做过何种手术治疗等。

五、个人生活史

个人生活史，主要包括生活经历、精神情志、饮食起居、婚姻生育、小儿出生前后情况等。

1. 生活经历 询问患者的出生地、居住地及经历地，应注意某些地方病或传染病的流行区域，以便判断所患疾病是否与此相关。

2. 精神情志 了解患者的社会生活环境，其性格特征，当前精神情志状况及其与疾病的关系等，有助于对疾病的诊断，并可提示医生对因精神情志刺激所导致的疾病采取适当的治疗措施。

3. 饮食起居 了解饮食嗜好，生活起居情况，对分析判断病情有一定的意义。

4. 婚姻生育 对成年男女患者，应注意询问其是否结婚，结婚年龄，配偶的健康状况，以及有无传染病或遗传性疾病。对育龄期女性应询问月经的初潮年龄、月经周期、行经天数、月经的色、质、量和带下的变化，以及绝经年龄和绝经前后的情况。已婚女性还应询问妊娠次数、生产胎数，以及有无流产、早产、难产等。

5. 小儿出生前后情况 新生儿（出生后至1个月）的疾病多与先天因素或分娩情况有关，故应着重询问妊娠期及产育期母亲的营养健康状况，有何疾病，曾服何药，分娩时是否难产、早产等，以了解小儿的先天情况。

六、家族史

家族史是指患者家庭成员（包括父母、兄弟姐妹、爱人、子女等）的健康和患病情况。询问家族史，对于遗传性疾病和一些传染性疾病的诊断有一定的意义。

温馨提示：问诊是一定要围绕主诉询问，不要什么都问，有些考生为了多拿分数，什么都问，有的考生由于紧张甚至问男患者月经情况、女患者是否遗精等不可能出现的情况，让考官想给分都难。此外，问得过多，反倒让考官以为考生的临床问诊能力较弱，所以要根据试题情况把握，具体问题具体分析。

第五单元　医师职业素养

本章涉及三个方面的内容，即医德医风、沟通能力、人文关怀。分别从道德层面、沟通能力层面、人际关系层面对一名执业医师的职业素养进行测评。具体测评多从临床实际关系考察相关内容。

特别提醒考生，此类问题多没有严格的标准答案，只有参考答案。参考答案并不是要全面，而是要合理。因此考生在作答时，应根据临床实际，切实的回答问题。

一、医德医风

执业医师在职业活动中，不仅在医疗技术上要逐渐达到精良，而且面对每位患者还需要有亲切的语言、和蔼的态度、高度的责任感和高尚的医学道德情操，只有这样才能使自己成为德才兼备的医学人才和担负起"救死扶伤，治病救人"的光荣使命，也才能成为一个受人民群众爱戴的医生。

试题1

患者患急性阑尾炎，进入我院急诊区候诊。初步判断为急性穿孔性阑尾炎，需马上行手术治疗，但是患者收入较低，且随身只带有少量现金无法支付押金，患者希望能够保守治疗。请问目前应如何处理？

【参考答案】

（1）救死扶伤，实行社会主义的人道主义精神。判断患者情况，如果目前必须手术，否则会有危险，可像科主任和医务处汇报，看是否可以先行手术，后再讨论关于费用的问题。

（2）与相关机构沟通，是否可以给予社会福利基金支持。

（3）适当减免患者的相关费用。

试题2

某医院中医师在临床开具处方中，需要用到三七粉治疗，三七粉有独立包装的3g一瓶的小包装，也有散包装需要患者自行称重的，前者较后者价格略贵，但是使用起来比较方便。医师应如何使用？

【参考答案】

（1）根据患者情况，由于三七粉的独立包装和散包装不存在质量上的差别。仅存在包装和服用是否方便，因此应如实告知患者，请患者根据自己情况进行选择。

（2）不得将贵的药物强加于患者，应根据患者实际情况来选择。

试题3

患者患神经内科罕见疑难病，辗转多家医院治疗均无好转，我院神经内科主任为国家级学术带头人，将其收入院后，深入研究，带领团队积极讨论病情，并给予患者多学科的会诊，并查阅国际相关文献，给予先进的诊疗方案，并取得良好的临床效果。

其体现的医德医风是什么？

【参考答案】

该学术团队严谨求实，奋发进取。钻研医术，精益求精。不断更新知识，提高技术水平。应作为临床医生学习的榜样。

试题4

肿瘤患者入院后，为了提高患者的免疫力，医生给患者用了一种比较贵的提高免疫力的药物，但没有同患者商量，患者出院结账时，需要自己付几千元的费用。这个案例出现的问题是什么？

【参考答案】

（1）患者具有知情权和同意权。

（2）医生为了提高患者免疫力给予药品时，应告知患者，在患者同意的情况下应用。

试题5

患者，男，35岁，客车司机。确诊为心梗入院，家庭负担较重，目前病情稳定，但仍有生命危险，患者希望医生为其保密，不把心梗的诊断及可能性告诉单位，否则会被辞退，正确的做法是什么？

【参考答案】

（1）与患者沟通，讲清病情及有可能存在的风险，要讲清楚事实。

（2）告知患者，可咨询相关劳动法律法规解决问题。

（3）建立良好的医患关系。

二、沟通能力

医患沟通，就是医患双方为了治疗患者的疾病，满足患者的健康需求，在诊治疾病过程中进行的一种交流。

（一）基本要求是尊重、诚信、同情、耐心

1. 一个技巧。倾听和介绍（解释）。多听患者或家属说几句，多向患者或家属说几句。

2. 二个掌握。掌握病情、治疗情况和检查结果；掌握医疗费用的使用情况。

3. 三个留意。留意对方的情绪状态、教育程度及其对沟通的感受；留意对方对病情的认知程度和对交流的期望值；留意自身的情绪反应，学会自我控制。

4. 四个避免。避免强求对方及时接受事实；避免使用易刺激对方情绪的词语和语气；避免过多使用对方不易听懂的专业词汇；避免刻意改变和压抑对方情绪，适时舒缓。

（二）沟通方法

1. 预防为主的沟通：在医疗活动过程中，只要发现可能出现问题的苗头，并把此类作为重点沟通对象，针对性的进行沟通。在晨会交班中，除交医疗问题外，可把当天值班中发现的不满意苗头作为常规内容进行交班，使下一班医护人员有的放矢的作好沟通工作。并记录在晨会记录本中。

2. 交换沟通对象：在某医生与患者或家属沟通困难时，可另换一位医生或主任与

其沟通。

3. 书面沟通：对丧失语言能力或某些特殊检查、治疗的患者可用书面沟通。

4. 先请示后沟通：当下级医生对某种疾病的解释不肯定时，先请示上级医生，然后再沟通。

5. 协调统一沟通：诊断不明或疾病恶化时，在沟通前，医－医之间，医－护之间，护－护之间要相互讨论，统一认识后，由上级医师对家属进行解释，以避免各自的解释矛盾使家属产生不信任和疑虑的心理。

例题 1

男医生在临床检查或者治疗过程中，不可避免地会接触到女性患者的乳房以及阴部等私密部位，请问在临床检查过程中，应该需要注意什么？

【参考答案】

（1）需同时有女护士在现场。

（2）给予语言沟通，告知将进行检查，并给予配合。

（3）检查过程中，应不断地交流。

例题 2

当患者结肠活检结果是结肠癌后，你需要和患者或者家属交待病情，应如何交待？

【参考答案】

（1）尽量安排正式的约见。

（2）要"一点点"地给予信息。

（3）解读患者的非语言线索并做出回应。

例题 3

患者在疫情期间感染疾病，需隔离进行治疗，由于对疾病的恐惧，多次拒绝隔离治疗，应如何沟通？

【参考答案】

（1）消除患者恐惧心理，给予信心，建立对医师的信任。

（2）告知其传染病的风险以及相关法规。

（3）争取患者家属的配合。

三、人文关怀

例题 1　患者 86 岁，多脏器功能衰竭，弥留之际，患者家属要求不再做任何有创的技术操作，应如何处理？

【参考答案】

（1）与家属沟通后，明确并确认家属的要求并签字。

（2）给予患者临终关怀，与家属沟通后，给予适当的治疗。

例题 2　急性脑卒中患者诊治，"Time Is Brain"的口号意味着脑细胞的凋零、死亡与时间密切相关，按普通急诊常规去挂号、就诊、交费、化验、拍片、取药、诊治，时间大多花在流程上而非救治上，患者安全无法保证，应如何体现人文关怀？

【参考答案】

（1）迅速开通绿色通道。

（2）争取一切可以争取的时间为患者治疗。

（3）与患者家属沟通，使家属知情并减少恐惧感。

例题 3

一位男性青年检查出 HIV 抗体阳性，但他要求医生不要将结果告诉其妻子。应如何处理？

【参考答案】

（1）医生不应该保密，并让患者主动和妻子讲清楚。

（2）医生应该向防疫部门上报，让其妻子知情，请采取相应防范措施。

【考点分析】

保守患者的隐私包括 5 个方面：

①患者不愿向外透露的诊疗信息，如一些特殊疾病；

②患者不愿向外透露的生理缺陷；

③患者不愿外人观察的行为，如私生活及医学生理状态；

④患者不愿外人知道的决定，如人工流产等；

⑤患者不愿外人干扰的生活习惯。

对于一般性疾病，医生在尊重患者知情权的前提下，告诉患者是为了在诊疗时取得患者的配合。但对于一些重症疾病的诊断结果及不良预后等医疗信息，可以先告知家属，以免对患者造成急性、恶性刺激。

第六单元　模考训练

第一部分　操作性模考

题组号：1组

题目

请考生在模形或者演示人身上进行实际操作，并叙述操作过程。

题号	题干
1	叙述并指出少府、复溜、夹脊的定位
2	演示肺下界移动度的检查方法
3	演示并叙述浅表淋巴结检查的顺序和方法
4	演示脊柱损伤搬运的方法

参考答案

题号	参考答案	答题要点
1	少府：在手掌面，第4、5掌骨之间，握拳时当小指与无名指指端之间 复溜：太溪穴上2寸，当跟腱的前缘 夹脊：在背腰部，当第1胸椎至第5腰椎棘突下两侧，后正中线旁开0.5寸，一侧17穴，左右共34穴	1. 定位部位 2. 解剖定位 3. 骨度分寸定位
2	叩诊时可在锁骨中线、腋中线及肩胛线上，先叩得肺下界 嘱患者深吸气后屏住呼吸，重新叩出肺下界，用笔标记之；再嘱患者深呼气后屏住呼吸，叩出肺下界，用笔标记之 两个标记之间的距离即为肺下界移动度	1. 回答出定位：锁骨中线、腋中线及肩胛线上 2. 肺部叩诊音：清音 3. 下界移动度：深吸气后屏住呼吸再叩，两个标记之间的距离
3	检查顺序：耳前、耳后、乳突区、枕骨下区、颌下、颏下、颈后三角、颈前三角、锁骨上窝、腋窝、滑车上、腹股沟、腘窝等 检查方法：触诊是检查淋巴结的主要方法。检查者将示、中、环三指并拢，其指腹平放于被检查部位的皮肤上由浅入深滑动触诊，滑动时应取相互垂直的多个方向或转动式滑动 肿大淋巴结描述：部位、数目、大小、质地、移动度、表面是否光滑、有无粘连、局部皮肤有无红肿、压痛和波动，是否有瘢痕、溃疡和瘘管等	1. 按照顺序依次回答出浅表淋巴结的顺序 2. 检查方法：触诊，三指并拢，滑动触诊 3. 肿大淋巴结触诊表述

题号	参考答案	答题要点
4	（1）先使伤者两下肢伸直，两手相握放在身前。担架放在伤员一侧，三人同时用手平抬伤员头颈、躯干及下肢，使伤员成一整体平直托至担架上。注意不要使躯干扭转，特别注意勿使伤者呈屈曲体位时搬运 （2）颈椎损伤的伤员，要另有一人专门托扶头部，并沿纵轴向上略加牵引。躺到木板上后，用砂袋或折好的衣物放在颈两侧加以固定	1. 患者体位 2. 担架位置 3. 救援人员位置 4. 颈椎损伤伤员搬运过程：平直不扭转 5. 注意事项

题 组号：2 组

❓ 题目

请考生在模形或者演示人身上进行实际操作，并叙述操作过程。

题号	题干
1	叙述并指出大陵、太溪、大椎的定位
2	演示脊柱弯曲度检查方法
3	演示振水音的检查方法
4	演示口对鼻人工呼吸

🔍 参考答案

题号	参考答案	答题要点
1	大陵：在腕前区，腕掌侧远端横纹中，掌长肌腱与桡侧腕屈肌腱之间 太溪：内踝高点与跟腱后缘连线的中点凹陷处 大椎：在脊柱区，第7颈椎棘突下凹陷中，后正中线上	1. 定位部位 2. 解剖定位 3. 骨度分寸定位
2	检查时被检查者取直立位或坐位，观察脊柱有无过度前凸、后凸及侧凸等。用手指沿脊柱棘突以适当的压力从上向下划压，观察出现的充血性红线是否弯曲	1. 检查患者时采取的体位 2. 检查过程：手指、从上向下 3. 检查目的：是否弯曲
3	被检查者取仰卧位。检查者将听诊器体件置于其上腹部，或用一耳凑近此处，然后用稍弯曲的手指连续迅速冲击被检查者上腹部，如听到胃内气体与液体相撞击而发出的声音，为振水音。也可用两手左右摇晃被检查者上腹部来听振水音	1. 检查患者时采取的体位 2. 检查过程：上腹部，冲击 3. 振水音：听到胃内气体与液体相撞击而发出的声音
4	①开放气道 ②吹气时要捏紧患者口唇，而操作者口唇要密合于患者鼻孔的四周后吹气，每次吹气应持续2秒以上，待患者胸部扩张后放松鼻孔，让患者胸部及肺部自行回缩将气体排出	1. 口对鼻人工呼气的原因 2. 开放气道 3. 持续时间 4. 标准：胸部必须扩张

题组号：3 组

题目

请考生在模形或者演示人身上进行实际操作，并叙述操作过程。

题号	题干
1	叙述并指出列缺、百会、太冲的定位
2	演示主动脉瓣膜听诊区的诊断方法
3	演示肝 – 颈静脉回流征
4	演示颈部无创伤的开放气道

参考答案

题号	参考答案	答题要点
1	列缺：桡骨茎突上方，腕横纹上 1.5 寸，当肱桡肌与拇长展肌腱之间 百会：后发际正中直上 7 寸，或当头部正中线与两耳尖连线的交点处 太冲：足背，第 1、2 跖骨结合部之前凹陷中	1. 定位部位 2. 解剖定位 3. 骨度分寸定位
2	主动脉瓣区有 2 个听诊区： ①主动脉瓣区：位于胸骨右缘第 2 肋间隙，主动脉瓣狭窄时收缩期杂音在此区最响 ②主动脉瓣第二听诊区：位于胸骨左缘第 3、4 肋间隙，主动脉瓣关闭不全时舒张期杂音在此区最响	1. 2 个听诊区 2. 每个听诊区的杂音
3	令患者半卧位（上身抬高 45°），观察平静呼吸时的颈静脉充盈度，然后用右手掌以固定的压力按压患者右上腹肝区，如见患者颈静脉充盈度增加，称为肝 – 颈静脉回流征阳性，亦称为腹 – 颈静脉回流征阳性，提示肝脏淤血，是右心功能不全的重要早期征象之一	1. 患者的演示体位 2. 观察前后对比的颈动脉充盈度 3. 检查时用右手按右上腹区
4	开放气道是有效实施人工呼吸的前提 应用仰头举颏法或仰头抬颈法（仰头抬颈法仅用于颈部损伤的患者） 仰头举颏法：一手压迫患者前额保持其头部后仰位，另一手抬起患者下颏处，将下颏向前方抬起，协助头部后仰，打开气道 仰头抬颈法：右手置于患者颈项部并抬起颈部，另一手小鱼际放在额头加压，使得头部充分后仰，打开气道	1. 抬颈部使患者下颌和耳垂连线与床面垂直 2. 仰头，举颏 3. 仰头，抬颈 4. 分别适用于创伤和无创伤

题组号：4 组

题目

请考生在模形或者演示人身上进行实际操作，并叙述操作过程。

题号	题干
1	叙述并指出少商、中极、阳陵泉定位
2	演示双手触诊法触诊肝脏
3	演示胆囊点压痛及反跳痛的检查方法
4.	演示伤口换药

参考答案

题号	参考答案	答题要点
1	少商：在手指，拇指末节桡侧，指甲根脚侧上方 0.1 寸 中极：在下腹部，脐中下 4 寸，前正中线上 阳陵泉：在小腿外侧，腓骨头前下方凹陷处	1. 定位部位 2. 解剖定位 3. 骨度分寸定位
2	触诊时被检查者取仰卧位，两侧膝关节屈曲，使腹壁放松，同时嘱患者做慢而深的腹式呼吸以使肝脏上下移动。检查者立于患者右侧。双手触诊时检查者右手平放于被检查者右侧腹壁腹直肌外侧，腕关节自然伸直，手指并拢，示指与中指指端指向肋缘，或示指桡侧对着肋缘；左手自被检查者右腰部后方向上托起肝脏，拇指固定在右肋缘。嘱被检查者行缓慢而自然的腹式深呼吸。检查者自髂前上棘连线水平开始，在右锁骨中线处自下而上逐渐向右季肋缘移动，触诊的手应与被检查者的呼吸运动密切配合，即呼气时腹壁松弛，触诊手指主动下按，而吸气时手指上抬的速度一定要落后于腹壁上抬的速度，同时左手向上推，使得右手指更易触到吸气时下移的肝下缘。触肝左叶时应由脐平面前正中线逐渐移向剑突下	1. 选择被检查者体位 2. 双手所在检查的部位 3. 检查者进行移动触诊 4. 嘱患者配合 5. 触及肝脏下缘
3	被检查者取仰卧位。检查者以左手掌放在被检查者的右肋缘部，将拇指放在腹直肌外缘与肋弓交界处（胆囊点），并随被检查者呼气而按压腹壁，然后嘱患者缓慢深吸气，在吸气过程中有炎症的胆囊下移时碰到用力按压的拇指，即可引起疼痛，此为胆囊触痛；如因剧烈疼痛而致吸气终止，称 Murphy 征阳性，见于急性胆囊炎	1. 选择被检查者体位 2. 胆囊点的部位 3. 压痛及反跳痛 4. 嘱患者配合
4	①移去外层敷料，将污敷料内面向上，放在弯盘内 ②用镊子或血管钳轻轻揭去内层敷料，如分泌物干结粘着，可用生理盐水润湿后揭下 ③一只镊子或血管钳直接用于接触伤口，另一镊子或血管钳专用于传递换药碗中物品 ④以 75% 乙醇棉球消毒伤口周围皮肤，用生理盐水棉球轻拭去伤口内脓液或分泌物，拭净后根据不同伤口选择用药或适当安放引流物 ⑤用无菌敷料覆盖并固定，贴胶布方向应与肢体或躯干长轴垂直	1. 外科无菌意识 2. 换药步骤 3. 消毒伤口擦涂的方向

题 组号：5 组

题目

请考生在模形或者演示人身上进行实际操作，并叙述操作过程。

题号	题干
1	叙述并演示掌根揉法
2	演示脾脏触诊
3	演示脱非一次性隔离衣
4	演示手术区皮肤消毒

参考答案

题号	参考答案	答题要点
1	肘关节微屈，腕关节放松并略背伸，手指自然弯曲，也可双掌重叠，以掌根部附着于施术部位。以肘关节为支点，前臂做主动运动，带动腕及手掌连同前臂做小幅度的回旋揉动，并带动该处的皮下组织一起运动	1. 腕关节背伸 2. 掌根部附着 3. 肘关节支点 4. 带动前臂及腕 5. 回旋揉动
2	被检查者仰卧，两腿稍屈曲。检查者左手自被检查者前方绕过，手掌置于被检查者左腰部第 7～10 肋处，尽可能固定胸廓；右手掌平放于上腹部，与左肋弓大致成垂直方向，以稍微弯曲的手指末端轻压向腹部深处，并随被检查者的腹式呼吸运动由下向上逐渐接近左肋弓，有节奏地进行触诊检查，直到触及脾缘或左肋缘为止	1. 选择被检查者体位 2. 双手所在检查的部位 3. 检查者进行触诊 4. 嘱患者配合：腹式呼吸 5. 触及脾
3	解开腰带，在腰间打一活结，收起腰带。脱下一次性手套，扔到指定的容器。分别解开衣领、后背部系带，抓起衣袖分别将衣袖拉下，然后脱下隔离衣。左手抓住隔离衣的衣领，右手将隔离衣两边对齐内面向外翻折，确保隔离衣洁净面内向包裹住，防治发生清洁面污染，用夹子夹住衣领，挂在制定的安全位置	1. 分别清洁面、污染面 2. 脱下手套后，解开衣领 3. 左手主衣领，右手向外翻折
4	①洗手后先用2.5%碘酊棉球或小纱布团以切口为中心向周围皮肤顺序涂擦，涂擦某一部位时方向保持一致，严禁做往返涂擦动作 ②消毒范围应包括手术切口周围半径15cm的区域，不同手术部位的皮肤消毒范围不同 ③重复涂擦3遍，第2～3遍涂擦的范围均不能超出上一遍的范围 ④使用过的消毒纱布或大棉球应该按照要求处理	1. 切口消毒 2. 切口范围 3. 消毒方向、顺序 4. 特殊部位消毒：如果涉及感染伤口、会阴、肛门等处，应从外周向感染伤口或会阴、肛门处涂擦

题 组号：6组

题目

请考生在模形或者演示人身上进行实际操作，并叙述操作过程。

题号	题干
1	叙述并演示隔姜灸方法
2	演示肺部呼吸音的听诊方法
3	演示止血带止血的方法
4	演示跟腱反射

参考答案

题号	参考答案	答题要点
1	①切取生姜片，每片直径2～3cm，厚0.2～0.3cm，中间以针刺数孔 ②选取适宜体位，充分暴露待灸腧穴 ③放置姜片和艾炷，点燃艾炷 ④如患者感觉局部灼痛不可耐受，术者可用镊子将姜片一侧夹住端起，稍待片刻，重新放下再灸 ⑤更换艾炷和姜片：艾炷燃尽，除去艾灰，更换艾炷依前法再灸。施灸数壮后，姜片焦干萎缩时，应置换新的姜片 ⑥掌握灸量：一般每穴灸6～9壮，至局部皮肤潮红而不起泡为度。灸毕去除姜片及艾灰	1. 取姜片 2. 患者体位 3. 点燃 4. 更换

题号	参考答案	答题要点
2	肺部听诊时，患者取坐位或者仰卧位，嘱患者张口做匀匀呼吸，必要时深呼吸或者咳嗽后听诊。听诊顺序由肺尖开始，自上而下分别检查前胸、侧胸和背部。听诊时要上下、左右对称部位进行对比。	1. 体位 2. 听诊顺序 3. 对比
3	①止血带应放在伤口的近心端。上臂和大腿都应扎在上1/3的部位 ②取橡皮管以左手拇指、示指、中指持止血带头端，另一手拉紧止血带绕肢体缠2~3圈，并将橡皮管末端压在紧缠的橡皮管下固定。扎止血带前，先要用毛巾或其他布片、棉絮作垫，止血带不要直接扎在皮肤上 ③要扎得松紧合适，一般以不能摸到远端动脉搏动或出血停止为度 ④每隔1小时放松2~3分钟，避免肢体缺血坏死	1. 止血部位 2. 止血加压 3. 止血带包扎 4. 注意事项
4	被检查者仰卧位，髋、膝关节稍屈曲，下肢外展、外旋位；检查者用左手托其足掌，使足呈过伸位。或让被检查者跪于椅上或床上，下肢膝关节呈直角屈曲。检查者右手拿叩诊锤叩击跟腱。正常反应为腓肠肌收缩，足向跖面屈曲	1. 患者体位 2. 叩击跟腱 3. 腓肠肌收缩

题组号：7组

题目

请考生在模形或者演示人身上进行实际操作，并叙述操作过程。

题号	题干
1	叙述并演示肩髃、期门、悬钟定位
2	演示 Brudzinski 征的检查方法
3	演示移动性浊音
4	演示口对口人工呼吸

参考答案

题号	参考答案	答题要点
1	肩髃：在三角肌区，肩峰外侧缘前段与肱骨大结节两股间凹陷中 期门：乳头直下，第6肋间隙，前正中线旁开4寸 悬钟：在小腿外侧、外踝尖上3寸，腓骨前缘	1. 定位部位 2. 解剖定位 3. 骨度分寸定位
2	嘱被检查者仰卧位，双下肢自然伸直。检查者右手置于其胸前，左手托其枕部被动向前屈颈。如有双侧髋关节、膝关节反射性屈曲，为阳性	1. 选择被检查者体位 2. 双手所在检查的部位 3. 枕部被动屈颈 4. 阳性反应
3	被检查者仰卧位，检查者自腹中部脐平面开始向患者左侧叩诊，发现浊音时板指固定不动，嘱患者右侧卧位，再度叩诊，如呈鼓音，表明浊音移动。同样方法向右侧叩诊，叩得浊音后嘱患者左侧卧位，以核实浊音是否移动。当腹腔内游离腹水在1000ml以上时，即可查出移动性浊音	1. 选择被检查者体位 2. 叩诊的部位以及叩诊音 3. 移动浊音 4. 阳性反应

续表

题号	参考答案	答题要点
4	①患者仰卧，术者位于患者一侧，低头观察患者胸廓无呼吸起伏动作，口鼻亦无气息吐出，颈动脉搏动消失，判断其呼吸心跳停止，呼叫同事抢救的同时，迅速松开其领口和裤带，并抽去枕头，用纱布或手帕清除患者口鼻分泌物及异物，保持呼吸道通畅 ②一手抬起患者颈部，使其头部后仰，另一手压迫患者前额保持其头部后仰位置，使患者下颌和耳垂连线与床面垂直；一手将患者的下颌向上提起，另一手以拇指和示指捏紧患者的鼻孔。术者深吸气后，将口唇紧贴患者口唇，把患者嘴完全包住，深而快地向患者口内吹气，时间应持续 2 秒以上，直至患者胸廓向上抬起。此时，立刻脱离接触，面向患者胸部再吸空气，以便再行下次人工呼吸。与此同时，使患者的口张开。并松开捏鼻的手，观察胸部恢复状况，并有气体从患者口中排出。然后再进行第二次人工呼吸。 ③开始时先迅速连续吹入 2 次，然后吹气频率维持在每分钟 8～12 次，潮气量 500～600ml	1. 观察患者 2. 仰头打开气道 3. 口对口吹起 4. 标准

题 组号：8 组

? 题目

请考生在模形或者演示人身上进行实际操作，并叙述操作过程。

题号	题干
1	叙述并演示秩边、丰隆穴的定位
2	叙述并演示集合反射的检查方法
3	演示脊柱活动度的检查方法
4	演示普通伤口换药

🔍 参考答案

题号	参考答案	答题要点
1	秩边：在平第 4 骶后孔，骶正中嵴旁开 3 寸 丰隆：在小腿外侧，外踝尖上 8 寸，条口穴外 1 寸，胫骨前嵴外 2 横指处	1. 定位部位 2. 解剖定位 3. 骨度分寸定位
2	集合反射：检查者嘱患者注视 1m 以外的目标（通常是检查者的食指尖），然后将目标逐渐移近眼球（距眼球 5～10cm）。若正常人，此时可见双眼内聚，瞳孔缩小，即集合反射	1. 检查时是从外向内 2. 逐渐接近眼球 3. 集合反射
3	检查时让被检查者做脊柱运动，以观察脊柱的活动情况。如检查颈段活动时，检查者用手固定被检查者双肩，让其做颈部的前屈、后伸、侧弯、旋转等动作；检查腰段活动时，检查者用手固定被检查者骨盆，让其做腰部的前屈、后伸、侧弯、旋转等动作。若已有外伤性骨折或关节脱位时，应避免做脊柱运动，以防止损伤脊髓	1. 检查部位 2. 活动的顺序 3. 活动的动作

续表

题号	参考答案	答题要点
4	①移去外层敷料，将污敷料内面向上，放在弯盘内 ②用镊子或血管钳轻轻揭去内层敷料，如分泌物干结粘着，可用生理盐水润湿后揭下 ③一只镊子或血管钳直接用于接触伤口，另一镊子或血管钳专用于传递换药碗中物品 ④以75%乙醇棉球消毒伤口周围皮肤，用生理盐水棉球轻拭去伤口内脓液或分泌物，拭净后根据不同伤口选择用药或适当安放引流物 ⑤用无菌敷料覆盖并固定，贴胶布方向应与肢体或躯干长轴垂直	1. 重视无菌操作 2. 接触伤口与换药需用不同的镊子 3. 贴胶布的方向

题 组号：9组

题目

请考生在模形或者演示人身上进行实际操作，并叙述操作过程。

题号	题干
1	叙述并演示舒张进针法的操作
2	演示间接测量血压法
3	叙述并演示中医脉诊及指法的操作
4	演示穿隔离衣

参考答案

题号	参考答案	答题要点
1	用左手食、中指二指或拇、食指二指将所刺腧穴部位的皮肤向两侧撑开，使皮肤绷紧，右手持针，使针从左手食、中指二指或拇、食指二指的中间刺入。此法主要用于皮肤松弛部位的腧穴	1. 进针所用手指 2. 舒张进针，绷紧皮肤 3. 刺入
2	①被检查者休息5分钟，采取坐位或者仰卧位，裸露右上臂，甚至并外展45°，肘部位置与心右房同一水平，让患者脱下该侧衣袖，露出手臂 ②将袖带平展的束缚，袖带下缘距肘窝横纹2~3cm，松紧适宜。检查者先触知肱动脉搏动，一手将听诊器放置于肱动脉处，一手将橡皮球旋紧，向袖带内充气，听诊直至肱动脉消失，再打气升高20~30mmHg，开始缓慢放气（2~6mmHg），听到第一声为收缩压，继续放弃，声音消失为舒张压 ③通过双眼平视水银柱，根据听诊读出结果，间隔1~2分钟重复测量，取两次平均数 ④测量完毕，将袖带解下，平整地等放入血压计盒内，将血压计汞柱向右侧倾斜45°，使管中水银完全进入水银槽后，关闭汞柱开关和血压计	1. 患者体位 2. 测量部位 3. 使用血压计，听诊 4. 袖带位置 5. 听诊并记录数值 6. 收血压计

续表

题号	参考答案	答题要点
3	诊脉指法主要包括有选指、布指、运指三部分 ①选指。医生用左手或右手的食指、中指和无名指三个手指指目诊察，指目是指尖和指腹交界棱起之处，是手指触觉较灵敏的部位。诊脉者的手指指端要平齐即三指平齐，手指略呈弓形，与受诊者体表呈45°左右为宜，这样的角度可以使指目紧贴于脉搏搏动处 ②布指。中指定关，医生先以中指按在掌后高骨内侧动脉处，然后食指按在关前（腕侧）定寸，无名指按在关后（肘侧）定尺。布指的疏密要与患者手臂长短及医生手指粗细相适应，如患者的手臂长或医者手指较细者，布指宜疏，反之宜密。定寸时可选取太渊穴所在位置（腕横纹上），定尺时可考虑寸到关的距离确定关到尺的长度以明确尺的位置。寸关尺不是一个点，而是一段脉管的诊察范围 ③运指。医生运用指力的轻重、挪移及布指变化以体察脉象。常用的指法有举、按、寻、循、总按和单诊等，注意诊察患者的脉位（浮沉、长短）、脉次（至数与均匀度）、脉形（大小、软硬、紧张度等）、脉势（强弱与流利度等）及左右手寸关尺各部表现	1. 选指 2. 布指：先定关，关前，关后 3. 运指：举、按、寻、循、总按和单诊
4	①穿隔离衣前要戴好帽子、口罩，取下手表，卷袖过肘，洗手 ②手持衣领从衣钩上取下隔离衣，将清洁面朝向自己将衣服向外折，露出肩袖内口，一手持衣领，另一手伸入袖内并向上抖，注意勿触及面部。一手将衣领向上拉，使另一手露出来。依法穿好另一袖。两手持衣领顺边缘由前向后扣好领扣，然后扣好袖口或系上袖带。从腰部向下约5cm处自一侧衣缝将隔离衣后身向前拉，见到衣边捏住，依法将另一边捏住，两手在背后将两侧衣边对齐，向一侧按折叠，以一手按住，另一手将腰带拉至背后压住折叠处，在背后交叉，回到前面打一活结，系好腰带 ③如隔离衣衣袖过长，可将肩部纽扣扣上	

题组号：10 组

？ 题目

请考生在模形或者演示人身上进行实际操作，并叙述操作过程。

题号	题干
1	叙述并演示震颤法的操作
2	演示踝阵挛
3	演示甲状腺后面触诊
4	演示戴无菌手套的方法

🔍 参考答案

题号	参考答案	答题要点
1	针刺入一定深度后，右手持针柄，用小幅度、快频率的提插、捻转手法，使针身轻微震颤的方法称震颤法。本法可促使针下得气，增强针刺感应	1. 快速刺入，小幅度、快频率的提插、捻转 2. 针身震颤

题号	参考答案	答题要点
2	被检查者取仰卧位。检查者用左手托检查者一侧的腘窝，使其髋、膝关节稍屈曲。另一手持检查者足掌前端，迅速用力将其足推向背屈状态，并保持适度的推力。踝阵挛的阳性表现为腓肠肌节律性、连续性收缩时，足部出现交替性屈伸运动	1. 检查体位 2. 检查方法：迅速用力将其足推向背屈状态，并保持适度的推力 3. 阳性表现
3	一手食、中指施压于一侧甲状软骨，将气管推向对侧，另一手拇指再对侧胸锁乳突肌后缘向前推挤甲状腺，食、中指再其前缘触诊甲状腺，配合吞咽动作，重复检查 同样方法检查另一侧	1. 施压一侧 2. 推向对侧 3. 触诊 4. 配合吞咽
4	打开手套包，取出手套，左手捏住手套反折处，右手对准手套5指插入戴好。已戴手套的右手，除拇指外4指插入另一手套反折处，左手顺势戴好手套，两手分别把反折部翻至手术衣袖口上	1. 无菌区域 2. 右手先插入戴好，插入左手反折 3. 戴好左手

第二部分 答辩试题模考

题组号：1组

？ 题目

题号	题干
1	患者，男，54岁。皮肤红斑伴潮热盗汗3个月。围绕以上主诉，叙述患者现病史及相关病史应询问的内容
2	针灸治疗偏头痛的治法、主穴
3	试述肺炎链球菌肺炎的并发症
4	心电图显示：提前出现的P'波，P'波异型；P'后无QRS波群；后随不完全代偿间歇
5	孔某，女，56岁，干部。全身浮肿1年，经多方治疗，未见明显疗效。刻下症见：全身浮肿，面色苍白，胸闷心慌，喘促难以平卧，腹部胀大，下肢肿甚，按之渗液，小便短少。眼睑面目轻度浮肿，双肺呼吸音清，心率94次/分，律齐。肝脾肋未及，腰骶部轻度凹陷性水肿，双下肢凹陷性浮肿。舌淡胖，苔白微腻，脉沉细弦涩。辅助检查：尿常规：尿蛋白（+++）；24小时尿蛋白定量4.2g。生化：血清白蛋白26g/L，血肌酐106μmmol/L。请作出中医病证诊断及西医疾病诊断

🔍 参考答案

题号	参考答案	答题要点
1	①皮肤红斑的情况？红斑原因，是否与服药有关？是否天气变化？开始发病的部位、颜色，是否高出皮肤，皮肤色泽、润燥、形质等。 ②出现红斑后，是否有疼痛？是否有其他部位的变化？ ③是否经过系统的诊断？是否自行服用药物？ ④潮热的情况？定时发热的时间、体温，是否出汗，是否有口渴等。 ⑤盗汗的原因，盗汗的汗量。 ⑥是否服用其他药物，个人病史，是否有疾病史等，会影响红斑的如结核等疾病？	1. 围绕主诉问诊，现病史、既往史、个人史等 2. 现病史：描述情况、病因、疾病发展趋势，以及伴随症状

续表

题号	参考答案	答题要点
2	治法：疏泄肝胆，通经止痛。取足厥阴、手足少阳经穴及局部穴为主 主穴：率谷、阿是穴、风池、外关、足临泣、太冲	1. 治法 2. 选经 3. 主穴
3	感染性休克、胸膜炎及脓胸、肌炎、肺外并发症（如心瓣膜炎、关节炎、脑膜炎等）	链球菌感染的发病部位、情况、易感染等
4	房性期前收缩	提前出线明显的异常 P 波，其余没变化 定位：心房 搏动异常：期前收缩
5	中医病证诊断：水肿，肾阳衰微证 西医疾病诊断：肾病综合征	

题组号：2 组

题目

题号	题干
1	回答下关、列缺、承山的主治病证
2	X 线表现：心影增大呈二尖瓣型，左心房及右心室增大，左心耳部凸出，肺动脉段突出，主动脉结及左心室变小。分析其临床意义
3	张某，男，60 岁，已婚，工人。1996 年 4 月 10 日初诊。2 年前诊断为冠心病。心前区经常疼痛，每月发作 10 余次，每次疼痛 1～2 分钟，含服硝酸甘油可以暂时缓解。近半年来，发作更频，胸部刺痛不移，夜间发作频繁，含服硝酸甘油或速效救心丸均能缓解，常觉胸闷，夜寐不安。辅助检查：心电图：窦性心律，心率 85 次/分，律齐，$V_1～V_5$ 导联 ST 段压低约 0.15mV。心肌酶、肌红蛋白、肌钙蛋白 I 或肌钙蛋白 T 等指标均正常。请作出中医病证诊断及西医疾病诊断
4	患者，男性，68 岁，ALP 370U/L。分析其临床意义
5	患者，女，54 岁。失眠伴出汗 2 个月。围绕以上主诉，叙述患者现病史及相关病史应询问的内容

参考答案

题号	参考答案	答题要点
1	下关主治：①牙关不利、三叉神经痛、齿痛、口眼歪斜等面口病证；②耳聋、耳鸣、聤耳等耳部疾患 列缺主治：①咳嗽、气喘、咽喉肿痛等肺系病证；②头痛、齿痛、项强、歪斜等头项部疾患 承山主治：①腰腿拘急、疼痛；②痔疾，便秘	1. 所在腧穴的经络 2. 所在腧穴的部位 3. 特殊治疗 　如：承山可以治疗痔
2	二尖瓣狭窄	左心房、心室增大。肺动脉段突出
3	中医病证诊断：胸痹，血瘀心脉证 西医疾病诊断：冠状动脉粥样硬化性心脏病（心绞痛）	

题号	参考答案	答题要点
4	①胆道阻塞：各种肝内、外胆管阻塞性疾病 ②急、慢性肝炎 ③肝胆系统以外疾病如纤维性骨炎、佝偻病、骨软化症、成骨细胞瘤等	
5	①失眠的特点：是否入睡困难，还是睡后容易醒，彻夜不眠，容易惊醒？ ②失眠进展，是否有梦？是否于其他因素相关，如近来工作压力较多等？ ③伴随症状，出汗是自汗还是盗汗，是否伴有心悸，汗后是否自觉乏力，夜里是否出汗，醒了是否还继续出汗？ ④个人史？月经期，是否绝经？等 ⑤既往史，是否服用相关药物？是否服用某些导致失眠的药物？等	1. 围绕主诉问诊，现病史、既往史、个人史等 2. 现病史：描述情况、病因、疾病发展趋势，以及伴随症状

题组号：3组

题目

题号	题干
1	患者腰部急性扭伤，针灸的治法和主穴
2	试述肝硬化的并发症
3	请围绕心电图作出诊断
4	黄某，女，60岁，已婚，工人。头痛时发时止10余年，遇失眠、情绪激动等发作。此次发作由于劳累引发，头痛头晕，头重如裹，困倦乏力，胸闷，腹胀痞满，少食多痰，时有恶心呕吐，肢体沉重。查体：T 36.4℃，P 88次/分，R 18次/分，BP 165/105mmHg。面色潮红，双肺呼吸音清，心率88次/分，律齐，各瓣膜听诊区未闻及杂音。肝脾未触及。舌胖苔白腻，脉濡滑。辅助检查：头颅CT、头颅MRI、心电图均未见异常。请作出中医病证诊断及西医疾病诊断
5	患者，男，35。脘腹部胀满2日。围绕以上主诉，叙述患者现病史及相关病史应询问的内容

参考答案

题号	参考答案	答题要点
1	治法：祛瘀消肿，舒筋通络 主穴：阿是穴、肾俞、腰痛穴、委中	1. 治法 2. 具体穴位，除了阿是穴，其他配合腰部局部腧穴，以及远端的委中

题号	参考答案	答题要点
2	①急性上消化道出血：最常见，是肝硬化患者的主要死因。常表现为呕血与黑便，大量出血可引起出血性休克，并诱发腹水和肝性脑病 ②肝性脑病：是晚期肝硬化最严重的并发症，也是最常见的死亡原因之一 ③原发性肝癌 ④感染：易并发各种感染如支气管炎、胆道感染、自发性腹膜炎、结核性腹膜炎、胆囊炎等 ⑤其他：门脉高压性胃病、肝肾综合征、电解质和酸碱平衡紊乱、肝肺综合征、门静脉血栓形成等	1. 门脉压力增大：出血、血栓形成 2. 代谢产物增加：肝脑、感染性血症其他疾病等
3	每一个窦性搏动后均出现一个提前出现的、宽大畸形的 QRS 波群，连续发生 3 次以上。QRS 波时限≥0.12s，其前无相关 P 波；T 波方向与 QRS 波群的主波方向相反；后跟随一个完全代偿间歇。室性期前收缩二联律	1. 宽大畸形的 QRS 波群 2. 3 次及以上 3. 室性 4. 期前收缩 5. 二联律
4	中医病证诊断：头痛，痰浊内盛证 西医疾病诊断：高血压病	
5	①是否与饮食有关？是否饮酒，是否有不易消化的食物，或者食物禁忌？ ②发病的部位？发病的时间，在饮食前或者饮食后？ ③按摩或者热敷后是否减轻？是否伴有大便的问题？ ④个人史：是否有胃部不适，是否用药等	1. 围绕主诉问诊，现病史、既往史、个人史等 2. 现病史：描述情况、病因、疾病发展趋势，以及伴随症状

题 组号：4 组

? 题目

题号	题干
1	回答神阙、足三里、天宗的主治病证
2	试述慢性肺源性心脏病的并发症
3	患者，男性，50 岁，血清总蛋白 56g/L，白蛋白 25g/L，A/G 0.8。分析其临床意义
4	赵某，男，65 岁，已婚，工人。因 2 天前天气炎热，在室外工作大量汗出，饮水不足而发病。2 天来尿频、尿急，尿道灼热疼痛，小便混浊如米泔样，置之容器中沉淀有絮状，心烦口渴。查体：下腹部压痛，肋腰点压痛、肾区叩击痛。舌质红，苔黄腻，脉濡而数。辅助检查：血常规：WBC 12.8×10^9/L，N 76%。尿常规：尿中有大量红细胞、白细胞；尿培养细菌阳性。答题要求：请作出中医病证诊断及西医疾病诊断
5	患者，男，55，多食、多饮、消瘦近 1 个月。围绕以上主诉，叙述患者现病史及相关病史应询问的内容

参考答案

题号	参考答案	答题要点
1	神阙：①虚脱、中风脱证等元阳暴脱；②腹痛、腹胀、腹泻、痢疾、便秘、脱肛等肠腑病证；③水肿，小便不利 足三里：①胃痛、呕吐、噎膈、腹胀、腹泻、痢疾、便秘等胃肠病证；②下肢痿痹；③癫狂等神志病证；④乳痈、肠痈等外科疾患；⑤虚劳诸证，为强壮保健要穴 天宗：①肩胛疼痛、肩背部损伤等局部病证；②气喘	1. 所在腧穴的经络 2. 所在腧穴的部位 3. 特殊治疗
2	①肺性脑病 ②酸碱平衡失调及电解质紊乱、呼吸性酸中毒等 ③心律失常：多表现为房性早搏及阵发性室上性心动过速，也可有房性扑动及心房颤动 ④休克：可有心源性休克、失血性休克 ⑤消化道出血 ⑥功能性肾功能衰竭、弥散性血管内凝血等	1. 代谢紊乱 2. 吸氧量减少导致一系列的心功能、肾功能以及消化功能的变化
3	①肝脏疾病：肝炎、肝硬化、肝癌等慢性肝病 ②肝外因素：a. 见于蛋白质摄入不足或消化不良。b. 蛋白质丢失过多，如肾病综合征、大面积烧伤等。c. 消耗增加，如恶性肿瘤、甲状腺功能亢进症、重症结核等	肝脏的合成功能的变化
4	中医病证诊断：淋证，膏淋（实证） 西医疾病诊断：尿路感染	
5	①相关诱因，平时的饮食习惯？饮食量多少？是否喜食用冷饮？或者甜食摄入是否较多？食入后是否消化？饮水量多少？小便是否增多？ ②是否伴有口中异味？是否尿中有泡沫。体重变化情况？ ③是否有相关的检查？如空腹血糖。是否伴有发热？或者其因素的疾病？ ④个人史？既往史情况	1. 围绕主诉问诊，现病史、既往史、个人史等 2. 现病史：描述情况、病因、疾病发展趋势，以及伴随症状

题组号：5组

题目

题号	题干
1	试述针刺治疗时发生滞针的处理
2	试述高血压急症的治疗
3	患者，男，35岁，尿液检查尿蛋白定量620mg/24h。分析其临床意义
4	李某，女，59岁，教师。于10年前开始偶尔在饮酒或浓茶、咖啡后出现心慌，无其他不适，1~2分钟后自行缓解。10年来心慌症状有逐渐加重的趋势，但一直未予治疗。近1个月来，由于工作持续劳累，经常加班，导致症状明显增多，几乎每日发作，有时候持续1~2个小时不能缓解。心慌气短，活动尤甚，眩晕乏力，面色无华。辅助检查：心电图：房颤律，心室率80次/分。24小时动态心电图：发作性频发快速性房颤。答题要求：请作出中医病证诊断及西医疾病诊断
5	患者，女，24岁，头痛3日。围绕以上主诉，叙述患者现病史及相关病史应询问的内容

参考答案

题号	参考答案	答题要点
1	若患者精神紧张，局部肌肉过度收缩时，可稍延长留针时间，或于滞针腧穴附近进行循按或叩弹针柄，或在附近再刺一针，以宣散气血，而缓解肌肉的紧张。若行针不当，或单向捻针而致者，可向相反方向将针捻回，并用刮柄、弹柄法，使缠绕的肌纤维回释，即可消除滞针	1. 放松紧张情绪 2. 循按或者弹针 3. 反向捻转
2	①迅速降压：常用降压药物有硝普钠等 ②制止抽搐：可用地西泮 10～20mg 肌内注射或静脉注射 ③降低颅内压：甘露醇快速静脉滴注	
3	①肾脏疾病，如肾小球肾炎、肾病综合征、肾盂肾炎、肾结核、肾肿瘤等 ②继发性肾损害，如糖尿病肾病、狼疮肾等 ③肾外疾病，如发热、高血压、妊娠、中毒、心功能不全等	尿蛋白定量多考虑肾性疾病、继发疾病
4	中医病证诊断：心悸，气血不足证 西医疾病诊断：心律失常（心房颤动）	
5	①现病史：头痛的原因？是否与睡眠、着凉等因素有关？头痛的部位：头顶，头两侧，前额头痛？头痛的性质：胀痛，刺痛，冷痛，如裹？疼痛发作的时间：早上，晚上？加重的因素？ ②缓解方式：睡眠、遇热、服用药物 ③既往史：是否有过刺激？服用咖啡等？ ④个人史：女性的月经情况与此是否有关？月经的情况，是否因痛经引起等	1. 围绕主诉问诊，现病史、既往史、个人史等 2. 现病史：描述情况、病因、疾病发展趋势，以及伴随症状

题组号：6组

题目

题号	题干
1	试述灸法治疗后皮肤灼伤及起疱的处理
2	试述急性心肌梗死的临床表现
3	患者，女，36 岁，售货员。体检腹部超声发现左侧卵巢有占位病变。检查 CEA、CA125，结果 CEA 正常，CA125 为 98U/ml。分析其可能的临床意义
4	常某，女，50 岁，公司职员。2012 年 11 月就诊。近 2 年来工作劳累，精神紧张，饮食不规律。近 1 年来经常胃脘部疼痛，饥饿时明显，刺痛为主，疼痛部位固定，偶有夜间疼醒，进食后能够缓解。近 1 周疼痛每天发作，大便黑色。辅助检查：胃镜：十二指肠球部，有约 1cm×1cm 溃疡，表面苔厚而污秽，周围黏膜肿胀，无黏膜皱襞集中。答题要求：请作出中医病证诊断及西医疾病诊断
5	患者，女，45 岁。大便秘结 3 日一次。围绕以上主诉，叙述患者现病史及相关病史应询问的内容

参考答案

题号	参考答案	答题要点
1	施灸后，局部皮肤出现微红灼热，属于正常现象，无需处理。如因施灸过量，时间过长，局部出现小水疱，只要注意不擦破，可任其自然吸收。如水疱较大，可用消毒的毫针刺破水疱，放出水液，或用注射针抽出水液，再涂以龙胆紫，并以纱布包敷。如用化脓灸者，在灸疮化脓期间，要注意适当休息，加强营养，保持局部清洁，并可用敷料保护灸疮，以防污染，待其自然愈合。如处理不当，灸疮脓液呈黄绿色或有渗血现象者，可用消炎药膏或玉红膏涂敷	1. 小水疱：挑破、消毒 2. 化脓：敷料以及消毒
2	①主要症状：疼痛、全身症状（发热，伴有心动过速、白细胞增高和红细胞沉降率增快等）、胃肠道症状、心律失常、低血压和休克、心力衰竭 ②心脏体征：心浊音界可轻度至中度增大，心率大多增快，少数减慢，心尖区第一心音减弱，听诊时房性奔马律，心尖区可出现粗糙的收缩期杂音 ③其他：可有与心律失常、休克或心力衰竭有关的其他体征	1. 症状 2. 体征 3. 检查
3	卵巢肿瘤可能性较大，建议病理检查明确诊断	
4	中医病证诊断：胃痛，血络瘀阻证 西医疾病诊断：消化性溃疡（十二指肠球部溃疡）	
5	①大便的频率？大便的次数及排便间隔的时间。引起便秘的原因，服用辛辣或者甜腻的食物 ②大便的形态？质地硬或者软，干湿合适，排便情况，是否有脓血、黏液、未消化的食物 ③排便感异常？是否有异常的感觉，伴有肛门灼热、下坠或里急后重等	1. 围绕主诉问诊，现病史、既往史、个人史等 2. 现病史：描述情况、病因、疾病发展趋势，以及伴随症状

题 组号：7组

题目

题号	题干
1	针灸治疗心悸的治法、主穴
2	试述急性胰腺炎的病因
3	请分析心电图的诊断
4	陈某，女，37岁。长期在外就餐，自觉非常劳累。1周前自觉低热，纳差，近2日发现目睛黄染而就诊。诊时症见：身目俱黄，其色不甚鲜明，无发热，头重身困，胸脘痞满，纳差，恶心呕吐，厌食油腻，腹胀便溏，小便短黄。查体：双侧巩膜明显黄染，皮肤黄染。肝脾未及，右上腹叩击痛阳性。舌质淡，苔黄厚腻，脉滑。辅助检查：肝功能：ALT 214IU/L，TBIL：64 μmol/L。病毒学检查：甲型肝炎病毒抗体阳性。腹部B超：肝体积略大。答题要求：请作出中医病证诊断及西医疾病诊断
5	患者，男，65岁。近3个月夜尿3～5次。围绕以上主诉，叙述患者现病史及相关病史应询问的内容

参考答案

题号	参考答案	答题要点
1	治法：宁心安神，定悸止惊。以手厥阴及手少阴经穴及相应脏腑俞募穴为主 主穴：内关、神门、郄门、心俞、巨阙	1. 治法 2. 选经 3. 取穴
2	①胆汁或十二指肠液反流入胰管 ②胰管梗阻 ③十二指肠乳头部位的病变：如邻近十二指肠乳头部位的憩室炎、球部溃疡伴炎症等 ④其他：如创伤和手术、某些感染（如腮腺炎及伤寒等）、某些药物（如肾上腺皮质激素）、高血钙及高脂血症等，也是诱发急性胰腺炎的因素	诱发病因前三项必答；第四项答1~2个
3	心电图诊断：一度房室传导阻滞	心电图特点：窦性P波规则出现，后随QRS波；P－R间期0.36s
4	中医病证诊断：黄疸（阳黄），湿重于热证 西医疾病诊断：急性甲型肝炎	
5	①小便的尿量、尿次、尿色，以及排尿感的异常？小便尿量多少，夜尿次数增多，颜色是否黄，每次排尿是否通畅 ②是否排尿不畅？尿失禁等情况 ③是否伴有砂石？出血？夹杂膏脂等？ ④是否伴有腰酸软，五心烦热等症状？或者因受凉加重？或者水肿等	1. 围绕主诉问诊，现病史、既往史、个人史等 2. 现病史：描述情况、病因、疾病发展趋势，以及伴随症状

题组号：8组

题目

题号	题干
1	回答太阳、丰隆、膈俞的主治病证
2	试述急性膀胱炎的临床表现
3	请分析心电图的诊断
4	李某，女，47岁，干部。疲劳、头晕3年，加重1周。近3年来经常自觉头晕，易于疲劳，每于月经后加重，月经量多，平素纳差倦怠，食后腹胀，便溏。1周前再值月经，加之此前父亲去世过度悲痛与劳累，月经量非常多，血色淡。神疲倦怠，食少纳差，腹胀便溏，懒言嗜卧，心悸失眠。辅助检查：血常规：RBC：3.0×10^{12}/L，Hb90g/L。血清铁浓度$2.98\mu mol$/L，总铁结合力$90\mu mol$/L，转铁蛋白饱和度10%。答题要求：请作出中医病证诊断及西医疾病诊断
5	患者，女，36岁。尿频、尿急、尿痛3日。围绕以上主诉，叙述患者现病史及相关病史应询问的内容

参考答案

题号	参考答案	答题要点
1	太阳：①头痛；②目疾；③面瘫 丰隆：①头痛，眩晕；②癫狂；③咳嗽痰多等痰饮病证；④下肢痿痹；⑤腹胀，便秘 膈俞：①呕吐、呃逆、气喘、吐血等上逆之证；②贫血；③瘾疹，皮肤瘙痒；④潮热，盗汗；⑤血瘀诸证	1. 所在经络 2. 所在部位 3. 特殊治疗
2	①泌尿系统症状：膀胱刺激征、腰痛和/或下腹部痛、肋脊角及输尿管点压痛、肾区压痛和叩痛 ②全身感染症状：寒战、发热、头痛、恶心、呕吐、食欲不振等	1. 膀胱刺激征 2. 感染
3	急性广泛前壁心肌梗死	主要看胸导联的变化
4	中医病证诊断：虚劳，气血亏虚证 西医疾病诊断：缺铁性贫血	
5	①发病原因？是否与饮水、温度年龄等相关？ ②尿频的次数，每日几次，尿量、颜色（是否深黄、甚至红色）及排尿感异常？ ③是否存在感染，发热，或者夹杂砂石、血块等？ ④是否伴有乏力、困倦、情绪变化等？ ⑤个人史，月经情况？是否与经期有关？ ⑥既往史，服用药物情况？	1. 围绕主诉问诊，现病史、既往史、个人史等 2. 现病史：描述情况、病因、疾病发展趋势，以及伴随症状

题 组号：9 组

? 题目

题号	题干
1	回答四神聪、足三里、中脘的主治病证
2	试述糖尿病的诊断标准
3	请分析 X – ray 图的诊断
4	段某，女，58 岁。主因口干舌燥，烦渴多饮 3 年。平素喜吃甜食，3 年来无明显诱因出现口干舌燥、烦渴多饮，每天饮水至少 5L，未曾诊治。症见尿频量多，浑浊如脂，尿有甜味，腰膝酸软，无力，头晕耳鸣，口干唇燥，皮肤干燥，瘙痒，舌红少苔，脉细数。辅助检查：尿常规：尿糖阳性。空腹血糖：12.3mmol/L。血清糖化血红蛋白：10.2g/dl。答题要求：请作出中医病证诊断及西医疾病诊断
5	患者，女，32 岁。月经淋沥不尽 3 个月。围绕以上主诉，叙述患者现病史及相关病史应询问的内容

参考答案

题号	参考答案	答题要点
1	四神聪：①头疼、眩晕、失眠健忘等情志疾病；②目疾 足三里：①胃痛、呕吐、噎膈、腹胀、腹泻、痢疾、便秘等胃肠病证；②下肢痿痹；③癫狂等神志病；④乳痈、肠痈等外科疾患；⑤虚劳诸证，为强壮保健要穴 中脘：①胃痛、腹胀、纳呆、呕吐、吞酸、呃逆、小儿疳积等脾胃病证；②水肿；③黄疸；④癫狂，脏躁	1. 所在经络 2. 所在部位 3. 特殊治疗
2	FPG≥7.0 mmol/L（≥126mg/dl），OGTT2hPG 或随机血糖≥11.1mmol/L（≥200mg/dl）。无症状的患者必须有两次血糖异常才能做出诊断	基本定义
3	影像学特点：胫骨正侧位 X 线表现为胫骨下段斜行透亮骨折线影，骨皮质断裂，骨小梁结构中断，断端略嵌插、移位，未见明显成角 影像学诊断：胫骨骨折	明显的骨折线
4	中医病证诊断：消渴——下消，肾阴亏虚证 西医疾病诊断：2 型糖尿病	
5	①末次月经情况？行经周期、月经量、颜色。 ②月经非经期出血，崩还是漏，量的多少？月经颜色，质地稀稠、有无血块等。 ③是否伴有情绪异常？或者体重变化？ ④既往是否有过此类症状？ ⑤个人史，月经初潮时间，月经行经周期、色量、行经天数、有无血块等	1. 围绕主诉问诊，现病史、既往史、个人史等 2. 现病史：描述情况、病因、疾病发展趋势，以及伴随症状

题 组号：10 组

题目

题号	题干
1	针灸治疗落枕的治法、主穴
2	试述有机磷农药中毒的烟碱样症状临床表现
3	分析以下影像学的临床意义
4	李某，女，36 岁。近半年来精神郁闷，心烦易怒。4 个月前，偶感双乳房有肿块，月经前及行经期间两侧乳房胀痛，偶有刺痛，且乳房肿块随乳房情志波动而增大，精神郁闷，胸闷气短。查体：双侧乳房上方可触及如鸡蛋大囊性肿块，质软、活动、无压痛、皮色不变，与胸部无粘连，乳头无异常分泌物。舌淡苔白，脉细弦。辅助检查：钼靶 X 线片：乳腺内可见多个大小不等的肿块样阴影；密度高于乳腺腺体，边界尚光整。无明确异常钙化影，可见"透明晕圈"征。答题要求：请作出中医病证诊断及西医疾病诊断
5	患儿，男，2.5 岁。夜啼 1 个月。围绕以上主诉，叙述患者现病史及相关病史应询问的内容

参考答案 .

题号	参考答案	答题要点
1	治法：舒筋通络，活血止痛。以局部阿是穴及手太阳、足少阳经穴为主 主穴：外劳宫、阿是穴、天柱	1. 治法 2. 取经 3. 选穴
2	烟碱样症状：主要由于横纹肌和交感神经节功能异常所致，骨骼肌兴奋，出现肌纤维震颤，全身肌肉强直性痉挛，严重者可转为抑制，出现肌肉无力、瘫痪，最后可因呼吸肌麻痹而死亡	
3	影像学特点：右侧丘脑区不规则团块状高密度影，CT 值 50～70HU，周围呈轻度晕状低密度改变 影像学诊断：脑出血（丘脑）	低密度改变为出血
4	中医病证诊断：乳癖，肝郁痰凝证 西医疾病诊断：乳腺囊性增生病	
5	①患者夜啼的频率？夜啼的声音高低？每次夜啼的时间长度？是否伴有多梦，或者行为的异常？ ②患儿发育情况，出生情况，喂养方式，小儿营养及发育情况？ ③发病的原因，着凉，受惊，或者暴食？是否服用过药物或其他治疗等。 ④伴大小便情况？睡眠情况？肤色情况？	1. 围绕主诉问诊，现病史、既往史、个人史等 2. 现病史：描述情况、病因、疾病发展趋势，以及伴随症状